図で説く
整形外科疾患
外来診療のヒント

ハイブリッド
CD-ROM付

寺山和雄
信州大学名誉教授

堀尾重治
前・九州厚生年金病院放射線室　技師長

医学書院

図で説く整形外科疾患—外来診療のヒント
［ハイブリッド CD-ROM 付］

発　　行	2005 年 11 月 1 日　第 1 版第 1 刷Ⓒ
	2010 年 8 月 1 日　第 1 版第 4 刷
著　　者	寺山和雄・堀尾重治
発行者	株式会社　医学書院
	代表取締役　金原　優
	〒113-8719　東京都文京区本郷 1-28-23
	電話　03-3817-5600（社内案内）
印刷・製本	アイワード

本書の複製権・翻訳権・上映権・譲渡権・公衆送信権（送信可能化権を含む）
は㈱医学書院が保有します．

ISBN 978-4-260-00103-8

JCOPY 〈㈳出版者著作権管理機構　委託出版物〉
本書の無断複写は著作権法上での例外を除き禁じられています．
複写される場合は，そのつど事前に，㈳出版者著作権管理機構
（電話 03-3513-6969，FAX 03-3513-6979，info@jcopy.or.jp）の
許諾を得てください．

序

　患者さんに病気について説明することがますます重要視されるようになったが，やさしくわかりやすく説明することは難しい．医師がよく説明したつもりでいても，患者さんが納得できたとは限らない．患者さんが，医師から聞いた説明内容を家族に伝えることができなかった事例を紹介する．

　股関節症のある高齢女性の患者さんに，この病気の原因，経過や治療の見通しを詳しく説明したが，翌週に旦那さんと一緒に再診した．旦那さんは患者さんから聞いた病気の説明がまったくわからないので，もう一度説明して欲しいという．再度，詳しく説明した上で，場合によっては手術が必要になるかも知れないと伝えた．翌々週に，今度は息子さんとお嫁さんも一緒に来院し，再三にわたって説明させられた．本当に納得してもらうためには説明の工夫が必要と痛感させられた．

　どんな病気でも患者さんが自分の病気を理解することから治療が始まる．病気の説明は治療全体の過半の役割を担っていると信じている．言葉だけの説明ではなく，書いたものを使って説明すること，そしてできる限り図解することが必要と考えた．教科書の該当頁を使って説明を試みたこともあったが，役立つ頁はごく少なかった．X線写真の病変部を指で指し示しながら説明しても，患者さんがその内容を家族に伝えることは不可能であろう．X線所見の要点をへたな画として紙に書いて渡すことも必要であった．このような経験から，患者さんに説明するための図解資料を作成しようと思った．筆者の一人，寺山はホームページを開設して，頻度の高い整形外科疾患の一部の図解説明を掲載してきた．開設後5年間で40万のアクセス件数に達しているが，これは患者さんへの説明資料の需要がきわめて高いことを示す事実である．

　しかし私は図を描くことが苦手なので，ホームページは途中で頓挫していた．2002年8月のある日，医学書院から堀尾重治著「骨・関節X線写真の撮りかたと見かた 第6版」の書評を依頼された．計445頁を堀尾重治先生お一人で執筆され，計664枚の図もすべて先生ご自身が描かれたことに驚いた．掲載された細密画はX線写真そのものよりもわかりやすい情報が集約されていた．医学書院岩野文男氏は「標準整形外科学」および「骨・関節X線写真の撮りかたと見かた」の編集を担当されていた．岩野氏の取り持ちで，寺山・堀尾共著で本書を出版する準備が始まった．

　編集の基本方針として，①日常診療で頻度が高い疾患の解説をするが，そのためには「標準整形外科学」第8版に掲載された"主訴，主症状から想定すべき疾患一覧表"を改編して転載すること．②わかりやすい図をいれること．③各疾患の説明を1-2頁以内とすること．④CD-ROM版付きとして，外来診察室でディスプレイ表示するなど日常の診療で活用していただける形態とすることなどである．さらに，できる限り平易な言葉を使う方針としたが，一般の人々が読んで理解できるほどにはなっていない．あくまでも本書は医師が患者さんへ説明するための資料である．看護スタッフ，理学療法士，作業療法士，ケースワーカーなどのコメディカルスタッフは患者さんから気軽に質問される立場にある．また病気の概要を理解した放射線技師はよりよいX線写真を撮影できるものである．本書はこれらのスタッフにも役立つものと考えている．

　最終的に「図で説く整形外科疾患－外来診療のヒント［ハイブリッドCD-ROM付］」という書名に決まったが，医療担当者および患者さんへの有用なヒントを提供できれば幸いである．

　なお準備段階では本書は「新企画HINTS」と仮称されてきた．堀尾のH，岩野のI，前医学書院常務取締役中村秀穂のN，寺山のT，編集担当菅陽子のSを並べたものである．医学書院の担当各位に深く感謝する．

2005年9月

寺山和雄
堀尾重治

本書の使い方

【疾患一覧表】

　肩こり，頸（くび，首も使われているが本書では頸を使う）の痛みの疾患一覧表の一部を示して説明する．好発年齢のバーの色によって疾患の大まかな頻度が示されている．肩こりを訴えてきた患者さんの年齢の列を下にたどって，カラーバーに突き当たった疾患を頻度の高い順に検討すればよい．診断のヒント欄には2-5行で各疾患の要点を説明してある．掲載頁には各疾患について1-2頁の図解説明が記述されている．機能解剖などの頁には患者さんが病気を理解するために必要な図解が示されている．

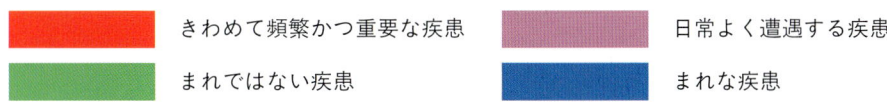

きわめて頻繁かつ重要な疾患　　日常よく遭遇する疾患
まれではない疾患　　　　　　　まれな疾患

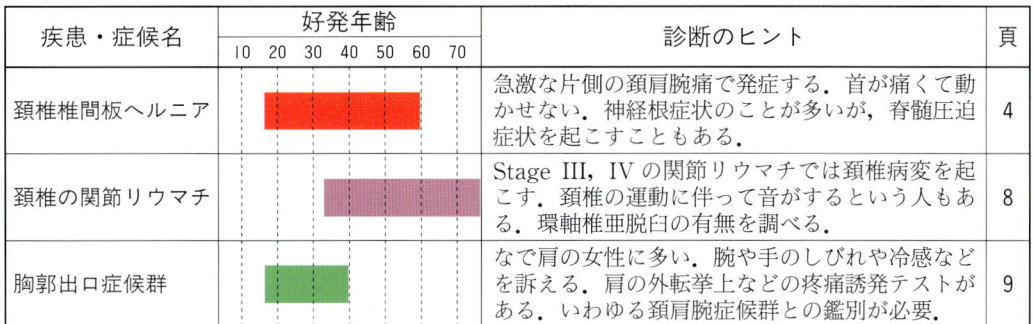

① 肩こり，頸の痛み，腕の痛み，肩甲間部痛

疾患・症候名	好発年齢 10 20 30 40 50 60 70	診断のヒント	頁
頸椎椎間板ヘルニア	███████	急激な片側の頸肩腕痛で発症する．首が痛くて動かせない．神経根症状のことが多いが，脊髄圧迫症状を起こすこともある．	4
頸椎の関節リウマチ	███████	Stage III, IV の関節リウマチでは頸椎病変を起こす．頸椎の運動に伴って音がするという人もある．環軸椎亜脱臼の有無を調べる．	8
胸郭出口症候群	████	なで肩の女性に多い．腕や手のしびれや冷感などを訴える．肩の外転挙上などの疼痛誘発テストがある．いわゆる頸肩腕症候群との鑑別が必要．	9

掲載頁欄に＊がついている疾患は図解頁がない ↲

　日常しばしば遭遇する疾患の頻度や好発年齢についての統計的資料は整っていない．本書に掲載した疾患一覧表の頻度と好発年齢も統計的資料に基づくものではなく，50年間にわたる筆者らの臨床経験から割り出した大よその目安を示したものである．厳密なものではないので，これに合致していない症例もある．しかしこの一覧表は『標準整形外科学』の初版以来26年間にわたって広く利用されてきた事実が有用性を証明している．

　外国語表記の疾患名，特に人名の発音をカタカナ表記にすることは難しい．しかし患者さんに説明する目的にはカタカナ表記がより重要であるので，本書ではカタカナを原則（索引には外国語綴りを掲載）とした．

【各疾患の頁について】

　各疾患の頁は【症状と経過】，【病態】，【治療】に大別されている．「病態」という言葉はあちこちで使われ始めたが，まだはっきりと定義されているわけではない．本書では病気の原因，病理などを含めて，「どんな病気？」という患者さんの疑問に答えられる内容を盛り込んだつもりである．

【付録 CD-ROM について】

　付録の CD-ROM には本書の内容すべてを PDF（portable document file）に変換して収録してある．CD-ROM を挿入して，クリックするだけで，Adobe® Reader® で表示される．一覧表中の各疾患名から当該頁へリンクされているし，目次から一覧表もリンクされている．また「しおり」機能により一覧表あるいは目次に戻れ，他の疾患へも簡単に移動できる．

目次

序	iii	⑧ 肘の痛みと変形	79
本書の使い方	v	⑨ 手関節部の痛みと変形	91
① 肩こり，頚の痛み，腕の痛み，肩甲間部痛	1	⑩ 手指の痛みと変形	105
② 腰痛，下肢のしびれ・痛み，坐骨神経痛	15	⑪ 股関節の痛みと歩行障害	117
③ 頚部・脊柱の変形と運動制限	35	⑫ 膝関節部の痛みと歩行障害	133
④ 背部痛，胸壁痛	43	⑬ 下腿の痛み	151
⑤ 脊髄麻痺	47	⑭ 足関節部，踵部の疼痛と歩行障害	157
⑥ 手指のしびれと麻痺	59	⑮ 足・足ゆび（趾）の疼痛	167
⑦ 肩の痛み	65	索引	179
		CD-ROM 操作ガイド	187

ほっと一息

ごしたい，てきない，坐骨神経痛	24	人の身体の重みと関節にかかる力	150
診察机の向き	34	失ったものをかぞえるな 残ったものを生かそう	166
椎間板や軟骨のクッション効果	53	"自分の家族の一人と思って患者さんに対応せよ"といわれるが，果たして正しいか？	178
深呼吸をしましょう	78		
患者さんは丸椅子，なぜ？	104		
関節の潤滑と関節のアイドリングの勧め	132		

1 肩こり，頚の痛み，腕の痛み，肩甲間部痛

疾患・症候名	好発年齢 10 20 30 40 50 60 70	診断のヒント	頁
いわゆる頚肩腕症候群（肩こり）	20-50	パソコンでキーを打ち続ける人，流れ作業で手を使う人に多い．器質的変化の確認が困難．肩こりは単なる疲労から，重要な病気の初期症状のこともある．作業姿勢，作業継続時間をチェックする．	2
頚部脊椎症	40-60	頚肩腕痛や手指のしびれが初発症状のことが多い．手指の巧緻運動障害や歩行不安定などが徐々に進行する．X線像で椎間板狭小化や骨棘を認める．	3
頚椎椎間板ヘルニア	20-50	急激な片側の頚肩腕痛で発症する．首が痛くて動かせない．神経根症状のことが多いが，脊髄圧迫症状を起こすこともある．	4
いわゆる寝違え	20-40	朝起きたときに首が痛くて，回せなくなる．頚椎椎間板ヘルニアと似ているが，自然に軽快する．椎間関節の障害とも考えられる．	5
むち打ち損傷による頚椎捻挫	20-50	追突事故で頚椎がむちのように屈伸されて発症する．明らかなX線変化がみられず，自然に軽快することが多い．頑固な頚肩腕痛を訴えることもある．めまい，耳鳴り，吐き気などバレー・リエウ症候群を伴う．	6
頚椎後縦靱帯骨化症	40-60	症状は頚部脊椎症と類似しているが，脊髄圧迫症状を起こす傾向がより強い．椎体後方の骨化陰影に注意，疑わしい例にはCT，MR画像検査を行う．	7
頚椎の関節リウマチ	30-60	Stage III，IVの関節リウマチでは頚椎病変を起こす．頚椎の運動に伴って音がするという人もある．環軸椎亜脱臼の有無を調べる．	8
胸郭出口症候群	20-40	なで肩の女性に多い．腕や手のしびれや冷感などを訴える．肩の外転挙上などの疼痛誘発テストがある．いわゆる頚肩腕症候群との鑑別が必要．	9
転移性頚椎腫瘍，パンコースト腫瘍，破壊性脊椎関節症	40-60	頚肩腕痛が持続し，保存療法ではなかなか治らないときは本症も念頭におく．パンコースト腫瘍も考える．破壊性脊椎関節症は長期透析患者に合併する．	10
先天性筋性斜頚，炎症性斜頚，痙性斜頚	0-10, 30-40	先天性筋性斜頚は痛みを訴えない．幼児が風邪を引いた後などに斜頚位をとる．環軸椎回旋固定，リンパ性斜頚ともいう．痙性斜頚は中枢神経の障害による．	11
頚椎の機能解剖		頭の重みを支え，目耳口鼻を目的の方向に動かしている頚椎は大変な作業をし続けている．	12
頚部のセッティング訓練とストレッチング		むち打ち損傷などで安静を保っている間に頚部支持筋が衰える．この衰えを防止したり，もともとひ弱で寝違えを起こしやすい人には頚部支持筋の訓練が必要である．肩こりを緩和するためには肩甲骨についている筋肉のストレッチングが重要である．	13
頚部の休息と作業姿勢		頚痛，肩こり，腕痛には頚部の休息と作業姿勢の工夫が重要である．	14
上記以外に考慮すべき疾患		頚髄腫瘍，上位頚椎奇形，化膿性脊椎炎，頚椎結核，強直性脊椎炎，帯状疱疹，脊髄空洞症	

いわゆる頚肩腕症候群（肩こり）

【症状と経過】

頚痛，肩こり，腕や手のしびれを訴える人は非常に多く，病気か単なる疲労との区別が難しい場合もある．原因となる器質的な変化の確認が困難な症例に対して包括的な診断名として「頚肩腕症候群」が用いられている．パソコンでキーを打ち続ける人，流れ作業で手を使う人，なで肩・巻き肩の女性に多い．胸郭出口症候群と類似しているが，胸郭出口症候群では特有な疼痛誘発テストが陽性になる．

▶肩こり

頚すじ，頚のつけ根から肩甲部の筋肉が重だるく張った感じとなり，ときに鈍痛を伴う状態．主観的にはきわめて不快な感覚で，あらゆる年齢層に認められるが，若干女性に多い．訴えとしては非常に多く，単なる疲労から重大な疾患の一症状までさまざまである．疲労を通り越した症状がある場合に頚肩腕症候群と診断される．英語の場合は"stiff shoulder"と言っても通じないので，"neck stiffness"の方が通じる．

【病 態】

上肢は肩甲骨につながっており，肩甲骨は肋骨の上に乗っかっている．しかし骨としてのつながりは鎖骨のみで，肋骨の上に浮いている状態である．僧帽筋をはじめとして，頚から肩甲骨に付いている筋肉が肩・腕の重みをすべて支えている（図1-1）．ゆえに肩・腕の重みはすべて頚にかかっている．起立した姿勢では，腕の重みで肩甲骨が下垂して，神経も引っ張られる．人が2本足で立ち，手を使うようになった宿命として肩こりが起こりやすい構造になっている（図1-2）．

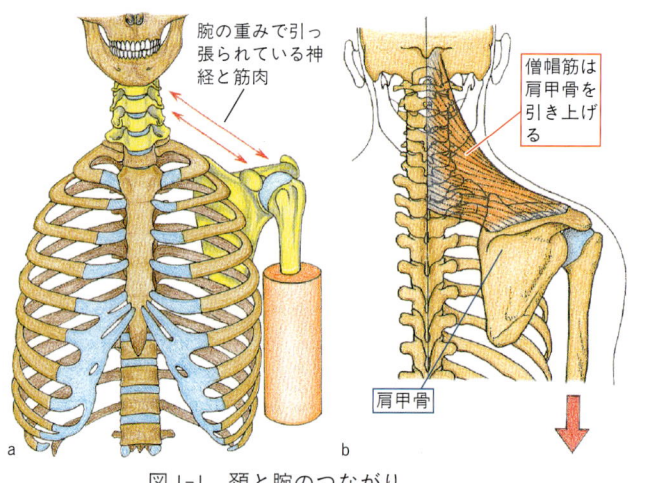
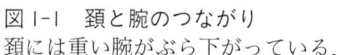

図1-1 頚と腕のつながり
頚には重い腕がぶら下がっている．

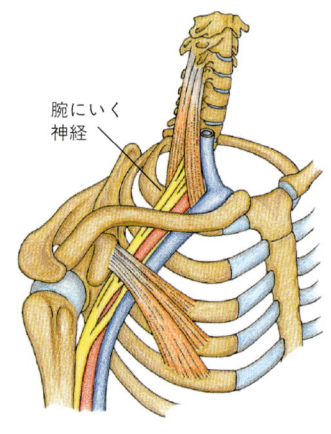

図1-2 腕への神経
腕への神経は頚から出ている．肩が下がると神経が引っ張られる．

【治療と対策（13, 14頁参照）】

①作業机と作業者の体との距離が遠すぎないように留意する．
②肘や手首を台の上に置いて仕事ができるように工夫する．
③こまめに休む工夫をする．
④肩甲骨持ち上げや両腕挙上体操をよく行うことが重要である．

頸部脊椎症

【症状と経過】

中高年者が肩こりや頸の張り，痛み，手指のしびれを訴える場合には，頸椎の加齢変化である頸部脊椎症によることが多い．頸を動かしたときに腕や手指の決まった部位にひびく痛みを感じる．箸が使いにくい，字が書きにくいなどの手指の巧緻運動が障害される．以上は神経根の圧迫による症状であるが，さらに歩行不安定などの脊髄圧迫症状が徐々に進行することもある．

【病　態】

上下の頸椎椎体は椎間板で結合されているが，加齢により椎間板が狭くなり，前方，側方，後方に骨棘ができる．後方にできた骨棘が増大すれば脊髄圧迫の原因となる(図1-3,6)．頸椎では，下位椎体側方に隆起している骨突起が上位椎体と接触して関節に似た結合(ルシュカ関節)をなしている．この関節にも骨棘が形成され，神経の出口である椎間孔の前壁を狭くする(図1-4)．さらに椎間関節にできた骨棘は椎間孔の後壁を狭くする．椎間孔が狭くなると，神経根が圧迫され腕や手指に放散する痛みや麻痺の原因となる(図1-5,6)．第4/5頸椎間では上腕外側，第5/6頸椎間では前腕橈側から母指，第6/7頸椎間では中指，第7頸椎/第1胸椎間では小指にと，放散する部位によって狭小化のレベルを特定できる．

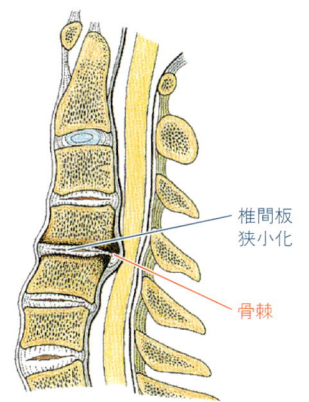

図1-3　頸部脊椎症側面像：椎間板の狭小化と骨棘

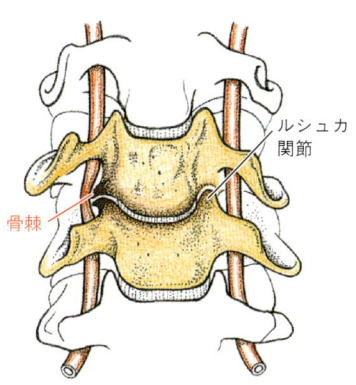

図1-4　頸部脊椎症正面像：ルシュカ関節と骨棘

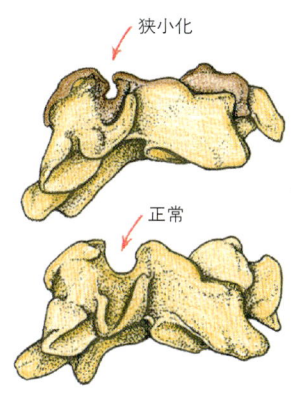

図1-5　正常の椎間孔と骨棘で狭められた椎間孔

【治　療】

①頭の重みが頸椎にかかり通しでは，椎間板や椎間孔はより狭くなり，症状が増悪するので頸部の負担を軽くする休息と作業姿勢が重要である(14頁参照)．一時的に強い神経根症状があっても保存的に改善することが多い．

②我慢できない痛みが続き，日常動作に障害がある場合には手術が行われる．

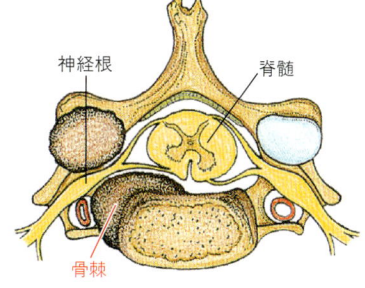

図1-6　頸部脊椎症横断面：神経根圧迫と脊髄圧迫

手術は前方あるいは後方から神経の圧迫を除去して，脊椎を固定する．前方除圧・固定術は頸の前方を切開して，1-2椎間の椎体前方を亜全摘した上で圧迫を除去し，骨移植して脊椎を固定する．後方除圧・固定術は頸の後方を切開し，椎弓を切除ないし拡大して，固定する．

頚椎椎間板ヘルニア

【症状と経過】
　20-50歳台の若い人に多い．肩こりや軽い頚の痛みが先行して，頚がおかしいなと感じていた矢先に，急に頚の激痛で発症することが多い．片側の肩，腕や手指に放散する痛みを伴う．頚が痛くてまったく動かせなくなる．咳やくしゃみでも痛みが増強するので，深刻な表情となる．外傷を契機にして発症する場合もあるが，受傷直後だけではなく，数時間ないし1-2日経ってから発症することも多い．まれに両下肢の麻痺を伴う．

【病態】
　腰椎の椎間板ヘルニアと同様に線維輪が断裂して髄核が脱出する．後側方に脱出することが多く，まれには正中後方に脱出する．通常1本の神経根を圧迫して特定の部位に放散する痛みを発生する（図1-7,8,9）．正中後方に脱出すれば脊髄を圧迫する（図1-10）．第5/6頚椎間と第6/7頚椎間に発症することが多い．X線像では椎間板の狭小化がみられないのが普通である．

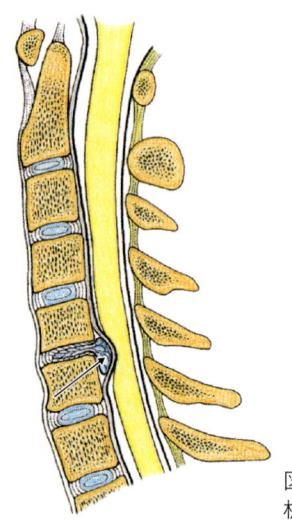

図1-7　頚椎椎間板ヘルニア側面

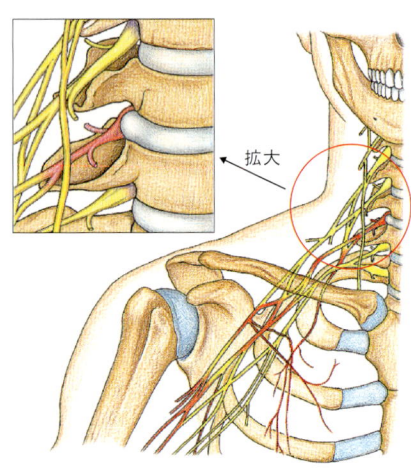

図1-8　頚椎椎間板ヘルニアによる神経根圧迫

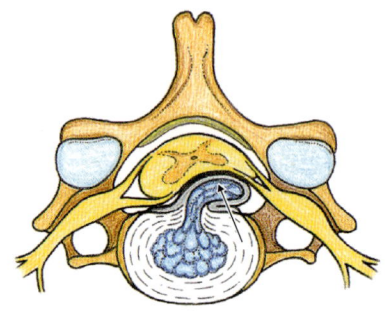

図1-9　頚椎椎間板ヘルニア横断面
多くは後側方に発生．

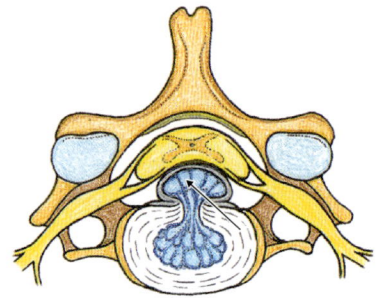

図1-10　頚椎椎間板ヘルニア横断面
まれに正中に発生．

【治療】
①激しい痛みがある時期には安静臥床が第一である．牽引や各種のネックカラーも用いられる．
②我慢できない痛みが続いたり，手指や下肢の麻痺症状を伴ったりした場合は手術の対象となる．前方から椎間板を切除して，骨移植によって椎体間を固定する．

いわゆる寝違え

【症状と経過】

『国語大辞典』(小学館)によると、寝違えは"睡眠中の無理な姿勢のために筋を痛めて、目がさめたあと頸が自由に曲がらなかったり、腕が上がらなかったりする状態"と説明されている。すなわち寝違えは一般用語であって、医学用語ではないが、臨床的にはしばしば遭遇する病態である。英語の"acute stiff neck"に対応して「急性頚部痛・可動制限」とも訳すことができるが「寝違え」のほうがわかりやすい。朝の起きがけに急に頸を動かせなくなるのが特徴である。左右のどちらかへの回旋が特に困難となる。深酒をして不自然な姿勢で寝込んだ、前日まで根を詰めた仕事をしたといったことが誘因となる。30-40歳台に比較的多い。症状が軽く、数日で自然に治癒する例が多いが、頸をまったく動かせず、なかなか治りにくい例もある。頸椎椎間板ヘルニアとの鑑別が重要である。寝違えでは苦悶表情とならないのが普通であるが(図1-11 a)、手指に放散する痛みがあり、かつ苦しそうな表情をしているときはヘルニアの可能性が高い(図1-11 b)。

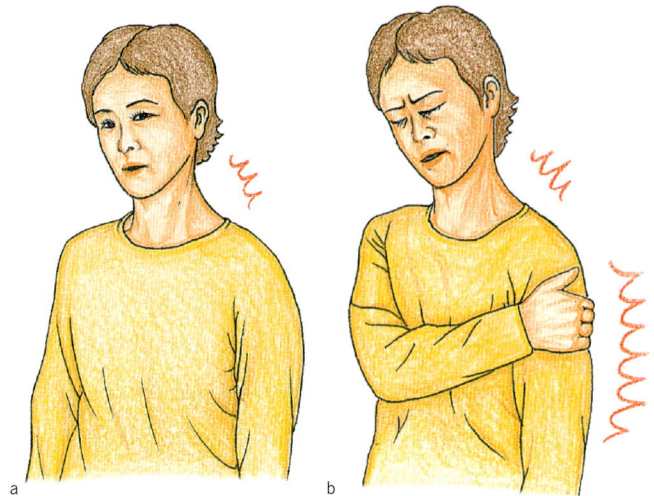

図1-11 頸の痛みと表情
a:寝違えでは明るい表情。
b:頸椎ヘルニアでは苦悶表情。

【病態】

椎間関節の軽度の嚙み込み異常(derangement)が起こっていると考えられているが、確証はない。痛みに対する頸部軟部組織の過緊張によって可動制限を起こす。

【治療】

①病態を理解させ、安心させる。痛みを感じる方向には無理に回旋させない。できれば寝ころんで休むか、ヘッドレストに頭を乗せて休む。消炎鎮痛薬や筋弛緩薬、芍薬甘草湯(漢方薬)の内服、パップ剤貼付などを行う。マニプレーションをして瞬時に治すという整骨師の施術法があり、整形外科医が治せなかったものを一発で治したと得意がることがある。しかし自然治癒する病気であり、破壊性の脊椎病変がある場合は非常に危険を伴うので、この施術は一般的には勧められない。

②寝違えを繰り返して起こす人は、頸の筋肉を鍛える予防対策が必要である。自分の手で頸の動きを押さえておいて、頸の筋肉に力を入れて5秒間保ち、筋肉の力を緩めて5秒間休むことを繰り返すセッティング訓練である。額を手のひらで押し、頭が動かないように頸の筋肉に力を入れて手を押し返す。これを後ろや左右の方向にも行う。朝、昼、夕方たとえばそれぞれ5回ずつ実行する(13頁参照)。

むち打ち損傷による頚椎捻挫

【症状と経過】

追突された瞬間に頚椎は強く後屈を強制され，続いて反動によって前屈が強制される．重い頭が付いた頚椎が鞭のように振られるので，むち打ち損傷といわれる．自分が追突した場合には前屈が先に強制され，続いて後屈が強制される(図1-12,13)．受傷直後には症状が少なく，翌日から頚の痛みが現れ，後頭部，肩から上肢，肩甲間部に痛み，張り，こりが拡がる(図1-14)．受傷後数日経ってから症状が現れたり，いったん軽快していた症状がぶり返すことがある．

【病態】

むち打ち損傷では頚椎の通常可動域を超えて前後屈が強制されるから，頚椎のつなぎ目の軟部組織に微小損傷が起こる．引き続いて損傷された軟部組織周辺に浮腫が発生し，各種の症状を誘発する．軟部組織は自然に修復されるが，修復後の瘢痕が大きいと不快な症状を残す．皮膚の傷は2週間で抜糸できるが，傷をぐいっと押し開ければ傷は開いてしまう．傷の修復時期に傷をこすったりして刺激すれば，傷がもり上がって大きな瘢痕を残す．頚椎軟部損傷の修復も同様で，初期の安静が保てなければ，瘢痕が大きくなり，周辺と癒着する．これらが頚椎周囲の頚部交感神経叢を刺激して，バレー・リエウ症候群を起こす．頭痛，頭重，めまい，吐き気，耳鳴り，目がしょぼしょぼする，胸部圧迫感，やる気なさなどの症状を含むが，患者さんは正しく訴えることができないので，医師が個々に確かめる必要がある．

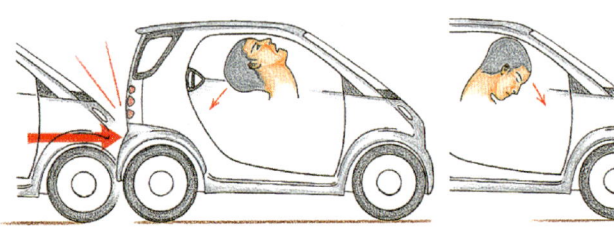

図1-12 追突されたときの頚の動き

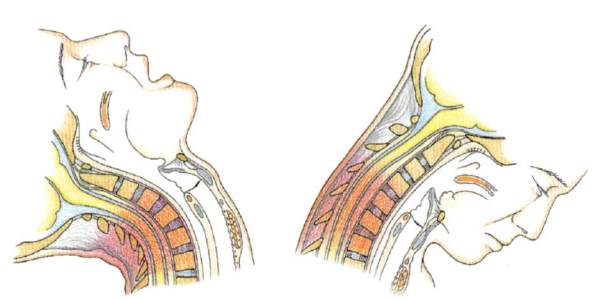

図1-13 頚椎過伸展・過屈曲損傷

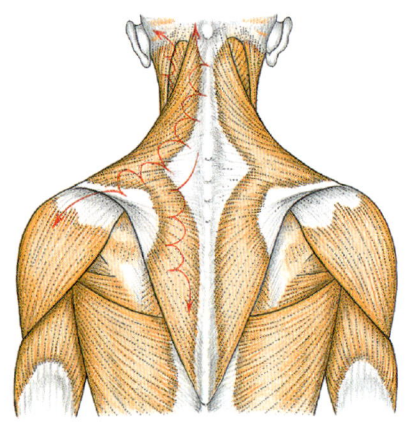

図1-14 頚椎捻挫の症状の拡がり
痛み，張り，こりは後頭部，肩甲間部，腕に拡がる(赤らせん)．

【治療】

①ほとんどの症例に約1週間の安静を必要とし，受傷の翌朝に起き上がるときに，自分の手で頭を支えなければならない程度であれば，2-3週間の安静臥床が必要であると寺山は指導している．
②ネックカラーは頚の動きを制限できるが，頚にかかる頭の重みを軽減できない．症状が強いときは10分でも横になって休むのがよい(14頁参照)．
③臥位のままで頚椎支持筋のセッティング訓練を行う(13頁参照)．

頚椎後縦靱帯骨化症

【症状と経過】

　肩こり，頚部痛，腕や手指のしびれなど頚部脊椎症と区別できない症状で始まる．症状は徐々に進行し，両手と両足の麻痺症状が現れる．すなわち箸がうまく使えない，字を書くときにふるえる，手指の感覚も鈍くなる．また歩行時に足が持ち上がらない，ふらついて片脚で立っていられない，階段の登り降りに手すりに頼るなど下肢の痙性麻痺症状も出現する．排尿開始遅延，尿線の勢い低下，残尿感など膀胱機能障害も徐々に起こっているが，本人が自覚していないことがあるので，問診で確かめる必要がある．頚椎の軽い外傷を契機にして急に四肢麻痺が発症することもある．

【病態】

　背骨の前方の円板状の骨を椎体という．椎体の前方と後方には縦に走っているすじがあり，前方を前縦靱帯，後方を後縦靱帯という．この靱帯が肥厚してその一部が骨になるのが靱帯骨化である．後縦靱帯は脊髄のすぐ前方に位置しているので，これが肥大して骨化する後縦靱帯骨化は脊髄を圧迫して神経麻痺症状を起こす（図1-15，16）．骨化が1-2椎体に限局した限局型，数椎体レベルに連続した連続型に大別される．骨化の厚みが脊柱管前後径の40%を超えると脊髄麻痺症状出現の頻度が高くなる．一方，限局型や脊柱管の広い高位頚椎に発生し，麻痺を起こさない例もある．

　家系内発生例が多いことから，遺伝的素因が関与していると考えられている．男性に多く，肥満体質や糖代謝の境界型障害と合併する傾向がある．靱帯骨化傾向は全脊柱に現れ，腰椎の前縦靱帯骨化が特徴的な強直性脊椎骨増殖症（腰痛の章，26頁参照）の部分現症として後縦靱帯骨化症が出現すると考えられている．

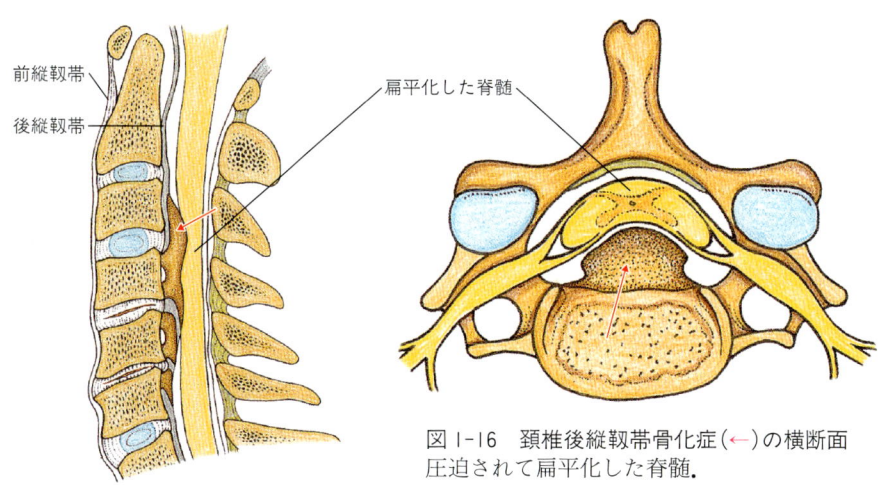

図1-16　頚椎後縦靱帯骨化症（←）の横断面
圧迫されて扁平化した脊髄．

図1-15　頚椎後縦靱帯骨化症（←）の側面

【治療】

　軽度の麻痺は安静・持続牽引などで軽快することもある．手術を勧められても，手術に踏み切れない患者が多いのが現状であるが，症状が進行する場合には手術に踏み切らざるをえない．前方から骨化巣を前方に移動させて除圧固定する方法と後方から椎弓を切除したり，脊柱管を拡大固定する方法がある．

頚椎の関節リウマチ

【症状と経過】

　関節リウマチでは常に後頭部や項部(うなじ)の痛みに注意しなければならない．頚部の不安定感があって，お辞儀をしたり，うがいをしたりすることが困難となる．頚を動かすときに音がする．関節リウマチによる関節痛に加えて，手指のしびれが増強したり，動きがにぶくなったりする．これらは頚髄や神経根の圧迫症状である．

【病　態】

▶環軸椎亜脱臼

　関節リウマチに多い病変で，環椎が軸椎の前方に亜脱臼する．頚椎側面像で環椎後面と歯突起との間はほぼ接触状態にあるのが正常であるが，この間隔が 5 mm 以上に開けば亜脱臼が起こっているとみなされる．10 mm 以上もずれれば，歯突起が上位頚髄を圧迫する．前屈位と後屈位での X 線撮影が必要である．外側環軸関節が破壊されることにより，軸椎が頭蓋底のほうに突出することもある(図 1-17 a,b)．

▶中・下位頚椎病変

　多椎間にわたって椎間板が狭くなる．椎間関節も破壊されるので，椎体間のすべりが起こり，階段状となる(図 1-18)．

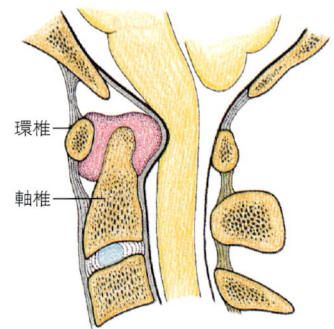

図 1-17 a　環軸椎亜脱臼

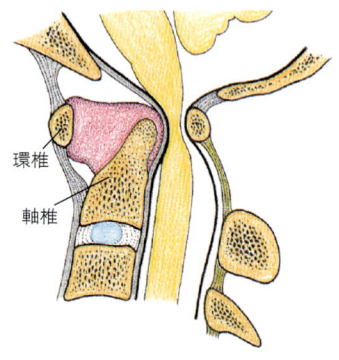

図 1-17 b　環軸椎脱臼

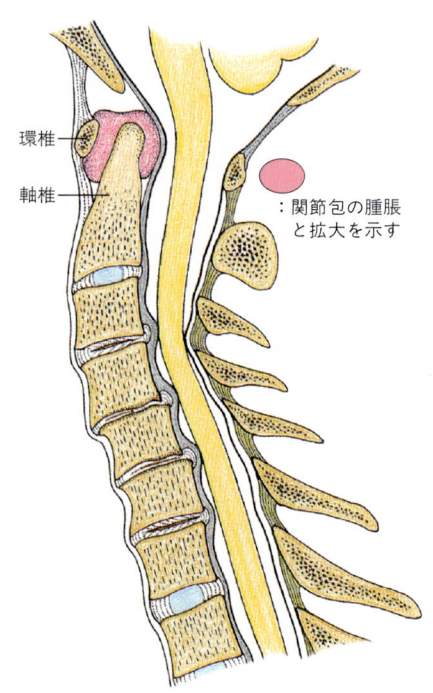

図 1-18　リウマチによる頚椎の変化
上位頚椎と中・下位頚椎の病変．

【治　療】

①関節リウマチに対する基本的治療を進め，炎症病変を改善するのが第一である．ネックカラーを着用する．
②亜脱臼が進行して，痛みや不安定感の強い場合は手術をして，環軸椎間を固定する．

胸郭出口症候群

【症状と経過】

頚痛，肩こり，腕や手のしびれや冷感を訴える点は「いわゆる頚肩腕症候群」と同じである．頚が長く，なで肩・巻き肩の女性に多く，パソコンでキーを打ち続けたり，流れ作業で手を使ったりする作業が誘因となる．いろいろな誘発テストで神経や血管の圧迫症状が胸郭出口部に起因していることを確認されれば，胸郭出口症候群と診断される．ライトテスト(図1-19)は両肩を外転・挙上させたときに手指のしびれと橈骨動脈の拍動が弱まることを確認するテストである．この姿勢で両手指の屈伸を3分間続けさせると，手指のしびれと血行障害がさらに誘発される(ルーステスト)．

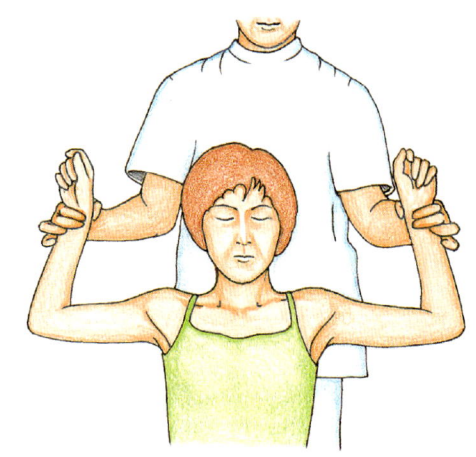

図1-19 ライトテスト

【病態】

頚椎から出て腕にいく神経と鎖骨下動静脈はもともと狭い組織間隙を通っている．これらの間隙が胸郭からの神経・血管の出口に相当するので，この部位での神経・血管圧迫症状が胸郭出口症候群と総称される．その代表的なものが中斜角筋と前斜角筋との間や鎖骨と第1肋骨の間であり，前者が前斜角筋症候群，後者が肋鎖症候群である．頚が長くなで肩の体型では前斜角筋が相対的に緊張したり，腕とともに鎖骨が引き下がった状態になっている．腕を浮かした作業の継続によって鎖骨を引き上げている前斜角筋が過緊張状態となる(図1-20)．腕を外転・挙上すると，平たい鎖骨が回旋し，肋鎖間隙が狭められる(図1-21)．また第7頚椎に短い肋骨類似の突起(頚肋)が出ていて，これが神経圧迫の原因となることもある．

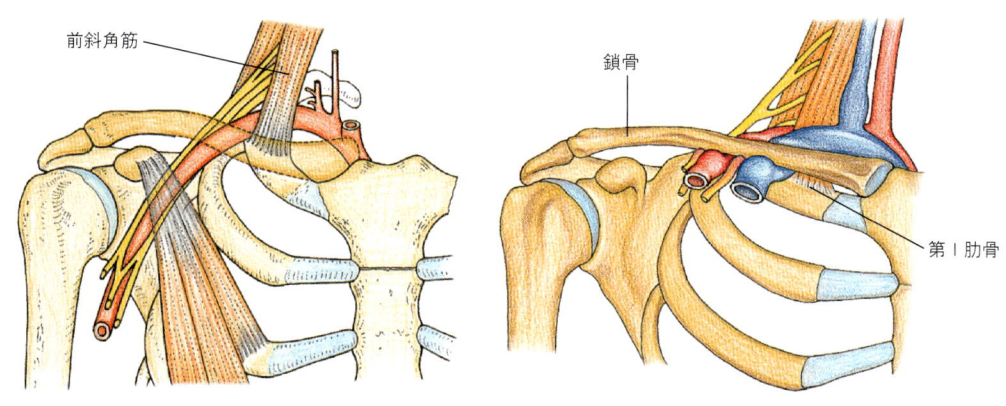

図1-20 前斜角筋による圧迫　　　図1-21 肋鎖間隙での圧迫

【治療】

①腕を宙に浮かせた作業を軽減する対策をとり，肩甲骨挙上体操を続ける(14頁参照)．
②激しい症状が続く場合は，第1肋骨切除術や前斜角筋腱切離術を行う．

転移性頚椎腫瘍，パンコースト腫瘍，破壊性脊椎関節症

【転移性頚椎腫瘍】

頑固な頚肩腕痛が続き，保存療法で改善傾向がみられない場合は，本症を念頭において診断を進める．単純X線像でも骨破像を検出できるが，疑わしい例には積極的にMRI検査を行う．

【パンコースト腫瘍】

肺尖部に発生した肺がんが胸壁に浸潤して，頑固な頚肩腕痛の原因となっていることがある．下位頚椎から出る神経を侵すことにより，最初のうちは腕の内側が痛くなり，腕の痛みやしびれを起こす．背骨の横の交感神経が侵されると，肺がん側の目が細くなる，瞳孔が小さくなる，汗が出なくなるといった症状，すなわちホルネル症候群が出現する．肺尖部の肺がんは鎖骨などの陰影が重なるので，見逃されやすい疾患とされている(**図1-22,23,24**)．頚肩腕痛を訴える患者に対しては本症の存在を念頭において診察しなければならない．

1932年H. Pancoastが特殊な症状を呈し，見逃されやすい肺がんの一型を報告した．

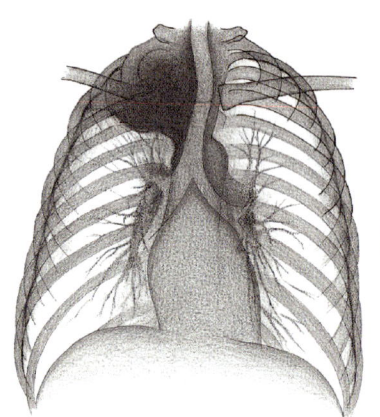

図1-22 胸部X線検査で発見されたパンコースト腫瘍

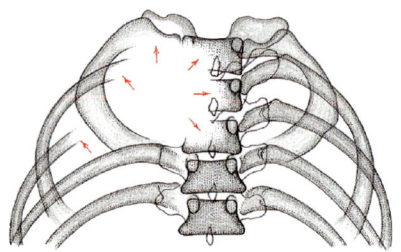

図1-23 パンコースト腫瘍による骨破壊

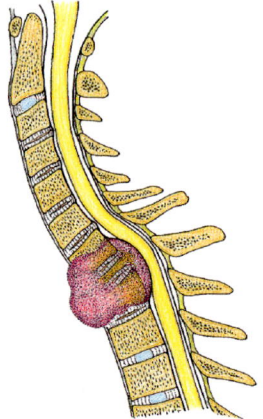

図1-24 パンコースト腫瘍側面像

【破壊性脊椎関節症】

長期透析患者にアミロイドが蓄積して脊椎や関節に破壊が起こる．頚椎は好発部位で，5年間以上の透析患者20-30%に認められる．頚肩腕痛，頚椎の不安定感を訴える．椎間板を挟んだ椎体の辺縁に骨破壊像が現れ，椎体全体の破壊が進行する．上位の椎体が前方あるいは後方へすべり込んだり，後弯変形を起こす(**図1-25**)．治療は頚椎カラーを着用する．安静によって組織破壊の進行が停止して，安定化する例もある．進行例には手術的に固定する．

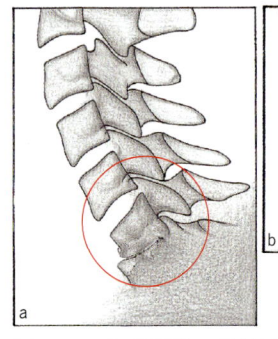
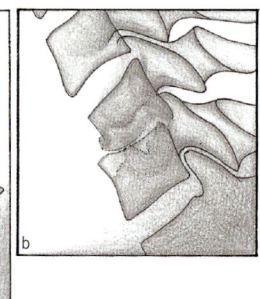

図1-25 下位頚椎の破壊性脊椎関節症
肩の陰影と重なって見逃されやすいが，拡大すれば明瞭である．

先天性筋性斜頚, 炎症性斜頚, 痙性斜頚

【先天性筋性斜頚】

かつては多数の乳児にみられた疾患であったが、母親の体格増大や少子化と周産期医療の進歩などにより、最近は著しく減少した。頭部が患側へ側屈し、顔面が反対側に回旋している。患側の胸鎖乳突筋が索状に緊張し、鎖骨停止部近くに腫瘤を触れる。患児は元気で痛みを訴えることはない（図1-26）。自然経過で改善されることが多い。

【炎症性斜頚, 環軸椎回旋固定】

幼稚園児から小学校低学年児に多い。頭部が患側へ側屈し、顔面が反対側に回旋していることは筋性斜頚と同じであるが、患児が悩ましい表情をしているのが特徴である（図1-27）。発症前に風邪を引いたとか、のどを腫らしたなどの炎症の前駆症状があることが多い。これらの炎症によって側頚部の筋緊張が高まる結果、斜頚位を呈すると考えられている。

幼児期の斜頚の中に環椎と軸椎間の亜脱臼に起因する例があり、環軸椎回旋固定といわれる。口を大きく開けてX線撮影を行うと、軸椎歯突起の両側に写る環椎が左右対称でない所見で診断される（図1-28）。炎症や外傷に続発するとされているが、炎症性斜頚と環軸椎回旋固定との区別はX線所見のいかんによる。

炎症性斜頚, 環軸椎回旋固定ともに自然に軽快する。痛みがあって元気がない時期は安静に寝かせる。痛みが軽快すれば、起き出して、斜頚位も自然に消失するので無理に牽引する必要はない。扁桃腺炎などの炎症所見が明らかな場合は消炎鎮痛薬を服用させる。

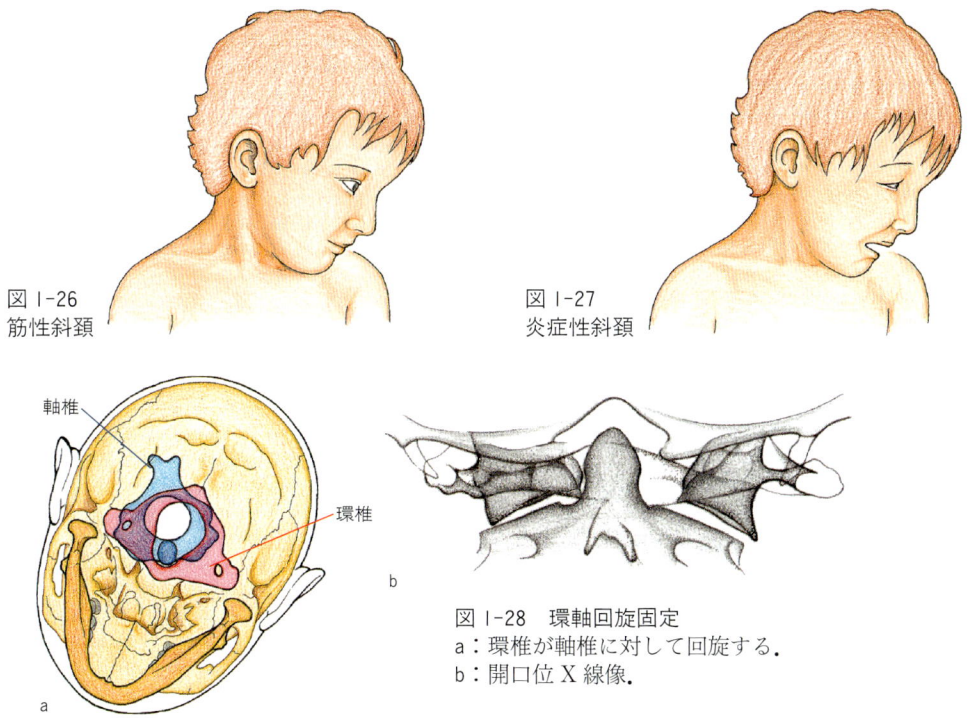

図1-26 筋性斜頚

図1-27 炎症性斜頚

図1-28 環軸回旋固定
a：環椎が軸椎に対して回旋する。
b：開口位X線像。

【痙性斜頚】

成人にみられる斜頚で、頚がひくひくと不随意に一方に回旋運動を繰り返す。中枢神経の異常による項頚部筋の痙縮で、心因性の要因も関与している。神経外科、神経内科、精神科などのアプローチが必要である。

頚椎の機能解剖

【頚の役割】(図1-29)

- 重い頭を起こして支えている．頭の重心は頚の付け根より前方にあるので，頚の後方の筋肉が緊張しなければ頭を起こしていられない．眠くなるとこの緊張が緩んでこっくりが起こる．
- 頭の位置をかえて，目，耳，口などの方向を微妙に調節する．
- 脳に出入りする血管が通っている．
- 脳に出入りする情報を伝達する脊髄が通っている．
- 発達した人間の手に多量に分布する神経の起点となっている．
- 肩腕の重みを吊り下げている筋肉の付け根である．

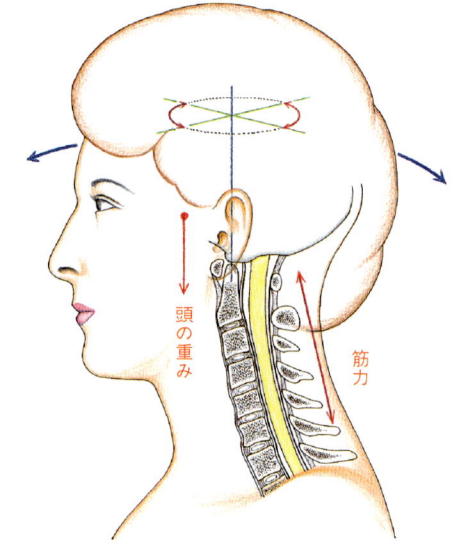

図1-29　頚の役割

【頚の骨と関節】(図1-30)

　頚椎柱は7つの頚椎によって構成され，軽度前方凸の配列をしている．椎体間には椎間板が介在し，左右両側には椎間関節があり，屈曲，伸展および回旋運動が行われる．さらに椎体の後外側面が頭側に突出し鉤状突起と呼ばれるが，上位の椎体との間に**ルシュカ関節**を形成している．この関節は頚椎に特有で，この部に形成された骨棘によって神経根が圧迫される．

　第1・第2頚椎は上位頚椎と呼ばれ特異な形態をなしている．第1頚椎はリング状で環椎といわれ，第2頚椎は環椎内に軸状突起を出しているので軸椎ともいわれ，両者の環軸結合によって頭部の回旋運動の大半が行われている．

【脊髄と神経根】(図1-31)

　脊髄の入っている部分を脊柱管という．頚髄は8つの髄節からなっており，それぞれ神経根を出している．神経根は椎間孔を通って脊椎外に出て，腕神経叢を形成する．椎骨動静脈が横突起孔を通って頭蓋底に達している．

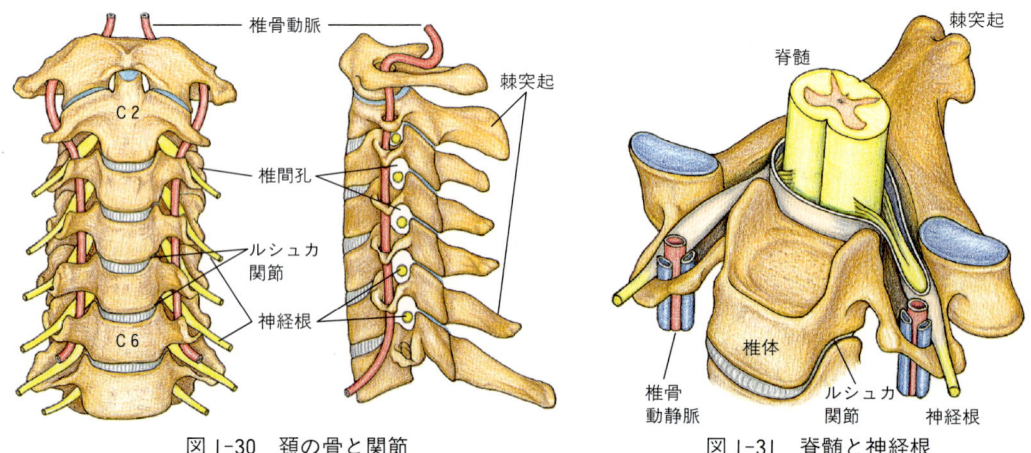

図1-30　頚の骨と関節　　　図1-31　脊髄と神経根

頚部のセッティング訓練とストレッチング

【セッティング訓練】

むち打ち損傷などで安静を保っている間に頚部支持筋が衰えるので，頚は動かさずに筋力維持をはかる．寝違えを起こしやすい人も普段からこの訓練を行う．

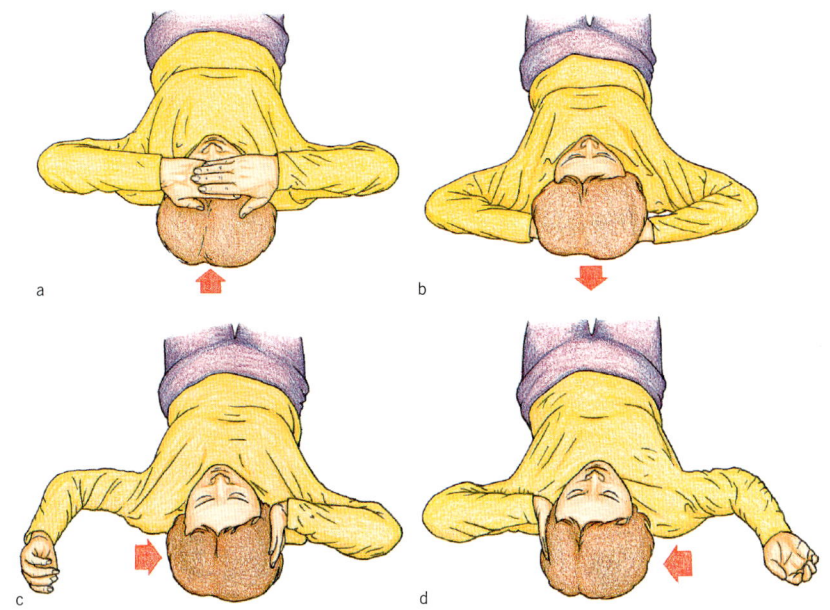

図 1-32　頚部支持筋のセッティング訓練　頭を自分の手で押さえておいて，前屈(a)，後屈(b)，右屈(c)，左屈(d)方向に頚の力を入れる．

【ストレッチング】

肩こりを緩和するためには，肩甲骨についている筋肉のストレッチングが重要である．ストレッチした状態を10-20秒保つことが必要である．

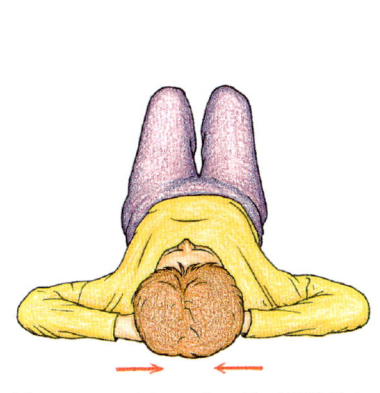

図 1-33　ストレッチング　肩甲骨を背骨の中央に引きつける．

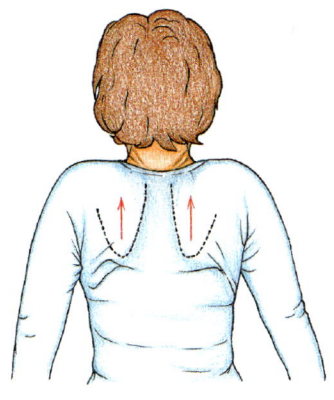

図 1-34　ストレッチング　肩甲骨を耳のほうに引き上げる．

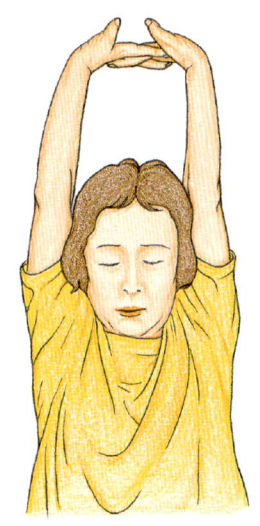

図 1-35　ストレッチング　両手の指を組み合わせ，手の平を前方に向けて，両肩を挙上する．肩関節を内旋位にすることが重要．

頚部の休息と作業姿勢

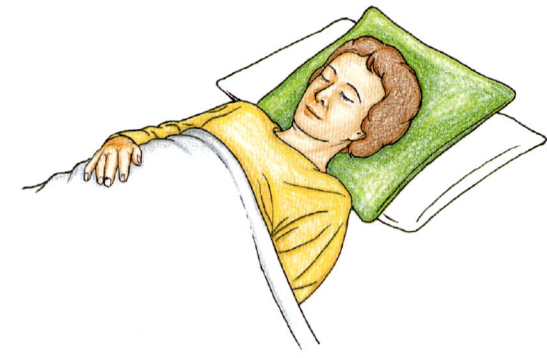
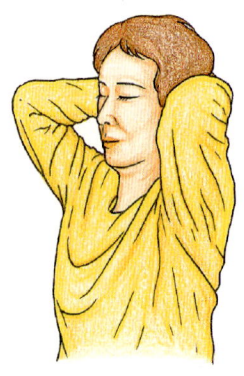

a：こまめに休む．

b：頭の後ろに回した両手に頭を委ねる．

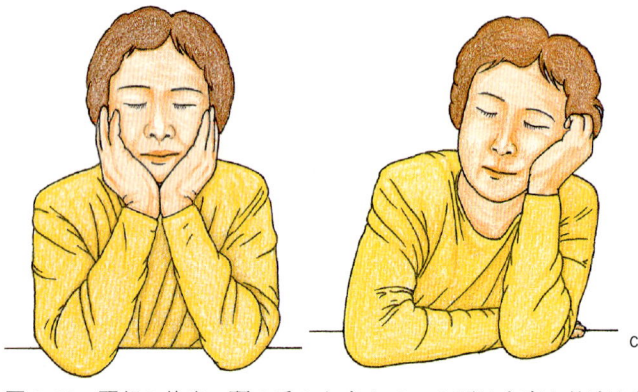

c：頬杖をつく．

図 I-36 頚部の休息　頭の重みを支えている頚は大変な仕事を続けている．頚をこまめに休ませることが重要である．

【 作業姿勢の工夫 】

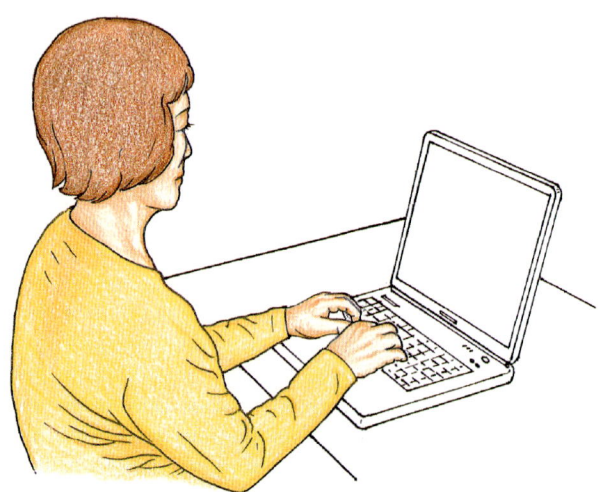
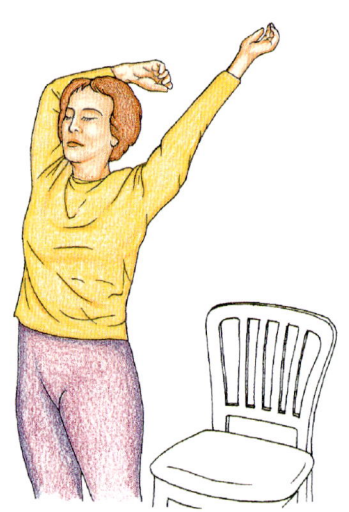

図 I-37 作業姿勢の工夫　コンピューターのディスプレイは目線の下にくるように，両手は机の上に置き，宙に浮かせない．

図 I-38 作業姿勢の工夫　1時間に1度は立ち上がって深呼吸を2回行う．

② 腰痛，下肢のしびれ・痛み，坐骨神経痛

疾患・症候名	好発年齢（10 20 30 40 50 60 70）	診断のヒント	頁
いわゆる腰痛症	20-60	調べても原因がわからない腰痛の一群．慢性の筋疲労，姿勢異常．急性の椎間関節捻挫もぎっくり腰の一種であるが，病変を確認できない．心因背景，内臓疾患，股関節疾患などに注意．	16
腰椎椎間板ヘルニア	20-60	ぎっくり腰の主要原因．最初は腰痛，間もなく片側性の下肢にひびく痛みを訴える．ときに歩行困難，下肢の感覚運動障害．症状が軽快したと思っていたら増悪したり，再発したりする．	17, 18
変形性脊椎症	50-70	脊椎加齢変化で，X線像の変化は必ずしも病気ではない．椎間板や椎間関節の狭小化，骨棘形成などの所見．労作で腰痛が起こる．臨床症状は腰部脊柱管狭窄症と同じである．	19
腰部脊柱管狭窄症	50-70	高齢者の腰痛・坐骨神経痛の原因．立っていたり，歩いたりすると，腰痛や両下肢のしびれが出る．腰掛けたり，前かがみで小休止すると症状は軽快し，歩き出すと再び症状が現れる．	20
骨粗鬆症	50-70	女性に多発．骨粗鬆症だけでは疼痛がない．ちょっとしたことで脊椎圧迫骨折を起こし，寝がえりが困難となる．円背，腰背痛を残す．	21, 22
脊椎分離症，分離性脊椎すべり症，変性脊椎すべり症	10-20／40-70	激しいスポーツを続ける青少年の腰痛の原因として，脊椎分離症や分離性脊椎すべり症の可能性がある．中高年以後では分離症なしにすべり症が発生し，腰部脊柱管狭窄症の原因となる．起床時や前屈作業の後に腰痛と下肢痛が起こる．	23, 24
転移性脊椎腫瘍	40-70	腰痛が持続的に進行するときは本症を念頭におく．起きあがりが困難，夜間痛が起こる．原発巣不明な例もある．他部位の手術既往を確かめる．	25
強直性脊椎骨増殖症	50-70	前縦靱帯骨化像が特徴．後縦靱帯骨化を伴って神経症状を呈することもある．強直性脊椎炎とは異なり，加齢変化の一型であり，股関節周囲の靱帯骨化を合併する．	26
化膿性脊椎炎	40-70	発熱を伴う腰背痛では本症を考える．糖尿病や重症肝障害に合併して発生することが多い．腰椎近傍への鍼（はり）や注射の既往にも注意．	27
結核性脊椎炎 腸腰筋膿瘍	20-60	腰痛のみならず，脊柱が一本の棒のように動かなくなる脊柱不撓性があれば本症を疑う．結核の既往を聞き，ツベルクリン反応を調べる．びまん性の骨萎縮と椎間板狭小化．	27
強直性脊椎炎	20-50	初発症状は腰仙部痛．仙腸関節の強直がまず起こり，末期では竹様脊柱と形容される脊柱の強直がみられる．HLA-B 27陽性．	26
馬尾腫瘍	20-60	激しい腰痛，下肢痛が進行性である．しばしば椎間板ヘルニアと間違えられる．MR画像検査が有効．	25
終糸緊張症候群，脊髄係留症候群	10	小児の腰痛や下肢痛を成長痛と片づけてはならない．子どもがじっとしていない，夜尿が続くなどがあれば注意すべきである．X線像で潜在性二分脊椎を認めることが多い．	28
腰椎の機能解剖	腰椎は5つの椎体と椎間板から成り立っている．重い上半身を支えるために大型である．		29
腰椎にかかる力	体重と背筋力の総和がかかっている．肥満は腰痛のもとである．		30
腰を守る作業動作	作業台に近づいて立つ．脇を締めて物を持つ．膝を伸ばす力で持ち上げる．		31
腰椎を支える筋肉	背筋と腹筋の解剖．腹帯の効用．		32
腰痛緩和体操	背筋・腰椎支持機構のストレッチと安全な筋力増強訓練．		33
上記以外に考慮すべき疾患	腰痛の一次的要因が股関節疾患の場合もある．原発性骨腫瘍，多発性骨髄腫，骨軟化症，外傷後遺症，梨状筋症候群．その他各種の疾患が腰痛の原因になる．		

いわゆる腰痛症

【症状と経過】

「ぎっくり腰」は急に腰がぎくっと痛くなった状態の総称で，さまざまな病態がある．ドイツ語では'Hexenshuß（魔女の一突き）'，'Drachenshuß（ドラゴンの一突き）'というが，英語圏ではこれらに該当する表現はない．

いつとはなしに徐々に発症し，慢性に経過する腰痛もある．また症状が良くなったり悪くなったりを繰り返す例もある．

腰の筋肉が骨盤に付着している部位に痛みを感じることが多い．物を拾い上げる動作，洗顔やうがい動作が困難となる．腰痛だけでなく，下肢にひびく痛みやしびれを伴う場合は腰の神経に何らかの障害があることを意味している．

【病　態】

皮下の浅い部位から深部の骨までさまざまな部位に痛みの原因がある．急に痛くなったか，徐々に痛くなったか，痛みの部位は比較的に表層か深部かなどを吟味し，できるだけ特定の病名診断を付ける（図 2-1）．どうしても病名が付けられない場合に限って「いわゆる腰痛症」とする．ぎっくり腰の多くは椎間板ヘルニアであるが，すべてではない．高齢女性のぎっくり腰は背骨の圧迫骨折の可能性が高い．

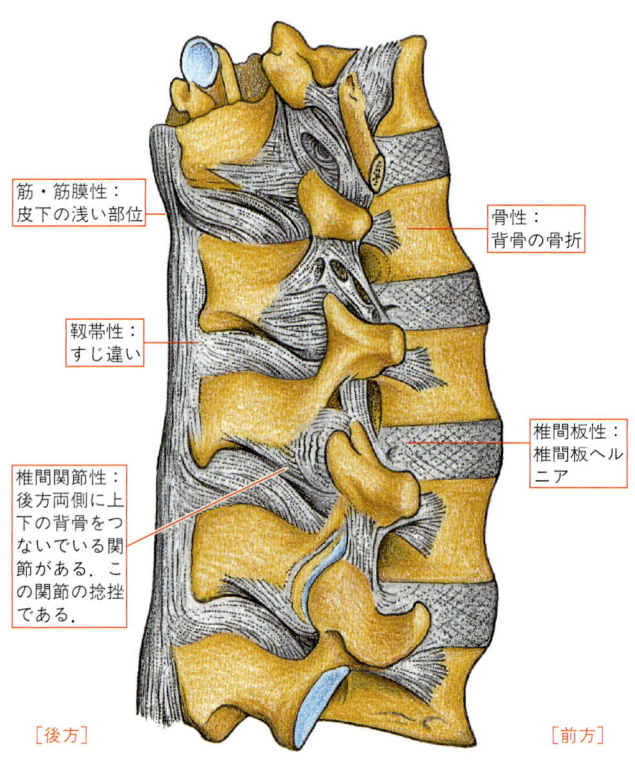

図 2-1　側面からみた腰椎の骨，椎間板と靱帯

【治　療】

筋・筋膜性腰痛，靱帯性腰痛，椎間関節性腰痛は自然に軽快するものが多い．痛みを感じる動作を避けることが大切である．消炎鎮痛薬の服用や湿布剤も有効．治癒傾向がない場合は深部の異常について詳しく調べる．

腰椎椎間板ヘルニア　①椎間板の構造

【椎間板の構造と機能】

　脊柱は椎体という骨が連結しているが，連結部には椎間板という円板状の軟骨が挟まっている．中心部の髄核には水飴のような粘性体が入っている．周辺の線維輪は多重の交錯した線維層からなる，巧妙で強固な織物である．髄核は粘性物質が入ったボールベアリングの役割を担っていて，背骨を屈伸するときに上下の椎体がベアリングを中心として回転運動をする．

　椎間板は容易にはつぶれない．骨と一緒につぶすと骨のほうが折れる．背骨の後方には後縦靱帯というすじが張っているが，この靱帯は正中部で厚く，周辺部で薄い．圧縮変形した椎間板にねじりがかかると，後外側方向の線維が切れやすい．薄い後縦靱帯を押し上げて椎間板が膨隆するのが，ヘルニアの初期変化である．進行すれば後縦靱帯を突き破る（図2-2）．

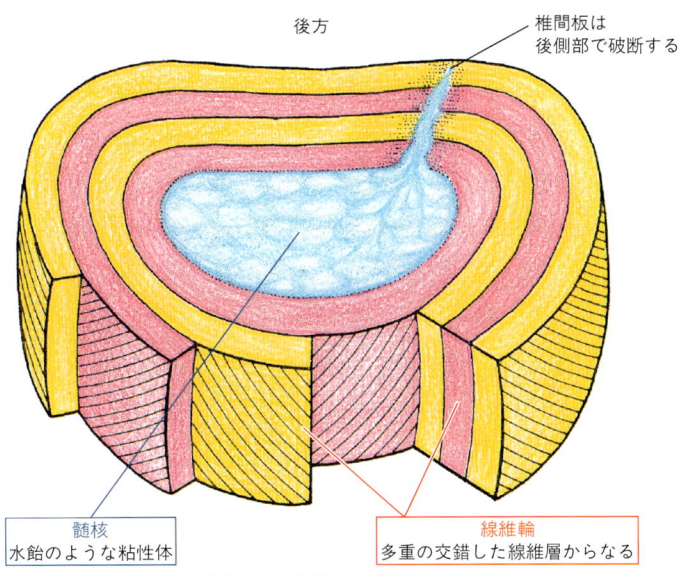

図2-2　椎間板の構造

【椎間板ヘルニアの発症】

　前かがみで仕事をしていて，何かを持ち上げて立ち上がろうとしたときにぎくっとなる．とくに物を横へ移動しようとして，体をひねるときが危険である．

　線維輪の後方で左右どちらかに寄った部位が弱点になっている．この部位の線維輪が破れて，髄核の圧力によって椎間板が突出する．

　ヘルニア発症当初は腰痛のみであるが，突出した椎間板が神経根を圧迫して，片側性の神経痛を起こす（図2-3）．

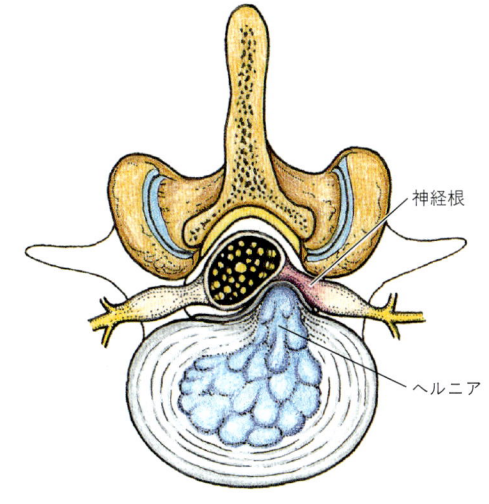

図2-3　椎間板ヘルニア横断面図

腰椎椎間板ヘルニア　②症状と治療

【症状と経過】

"腰がぎくっとなった"と急性に発症することが多いが，徐々に発症する例もある．最初は腰痛が強くて，腰は曲がったままで動けないことが多い．腰痛に引き続いて片側のあし（脚）に痛みがひびくようになる．片あしのみにひびくのが普通である．顔を洗おうとして前屈したり，うがいをしようとして後屈するのがつらい．膝を伸ばした状態で下肢を挙上すると，下肢放散痛が増強して挙上できない．これは下肢伸展挙上制限（ラセーグ徴候）といって，症状強弱の目安となる．

【病　態】

突出したヘルニアが神経根を圧迫して下肢にひびく痛みを起こす（**図 2-4,5**）．ヘルニアは自然に縮小したり一部吸収されて，神経への圧迫が解除される傾向がある．しかし一度ヘルニアが出ると，その通り道は弱くなるので，再発しやすい．31頁「腰を守る作業動作」参照．

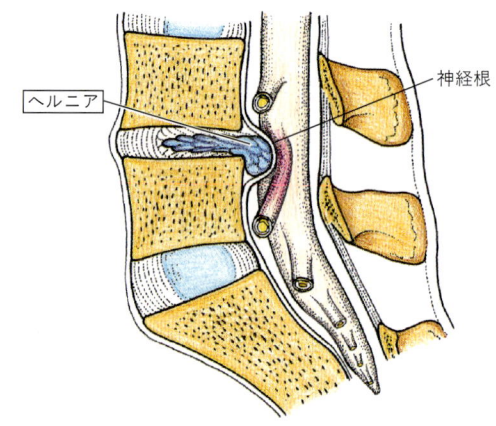
図 2-4　椎間板ヘルニア側面図

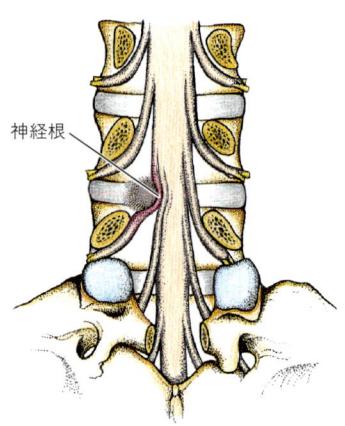
図 2-5　椎間板ヘルニア正面図

【自宅での応急対策と治療の基本】

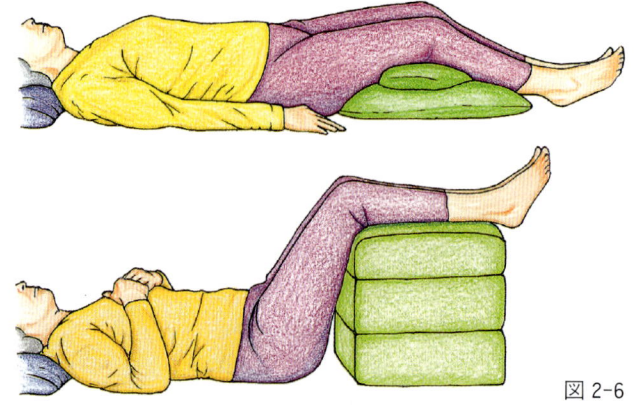

図 2-6　椎間板ヘルニアに対する応急処置

①ぎっくり腰を起こして激痛があるときは，自分が一番楽な姿勢で安静を保つ．どんな格好でもよいが，一般に**図 2-6**のような姿勢が楽である．痛い動作を避けるのが基本である．

②コルセットの着用，③消炎鎮痛薬や座薬の使用，④硬膜外や神経根への局所麻酔薬の注入などの保存療法をまず行う．

⑤保存療法を行っても耐えきれない痛みが続く場合には手術を考える．施設によって差があるが，手術の適応となる症例は全ヘルニア症例の数％である．

変形性脊椎症

【症状と経過】

変形性脊椎症自体は脊椎の加齢変化で，必ずしも病気ではない．次の腰部脊柱管狭窄症の原因となって腰痛や坐骨神経痛を起こす．しかしX線像上の変化と症状とは並行せず，無症状の例も多い．

【病　態】

椎間板の変性により椎間板の高さが減少し，椎間関節の軟骨が変性して椎間関節裂隙が狭くなる．椎体辺縁や椎間関節に骨棘が形成される．高齢者では手指が節くれ立ってくるが，それと類似の変化が脊椎に起こると考えてよい．椎間板狭小化と骨棘の程度によってgrade 0からgrade 3に分類されている（図2-7）．

腰椎前後像でも椎間板狭小化や傾斜化が判断でき，椎体側方に骨棘がみられる（図2-8）．変性した椎間板が後方に膨隆し，脊髄造影像やMR画像では脊柱管狭窄の所見を呈する（図2-9）．しかしこの所見も臨床症状に直結するわけではない．

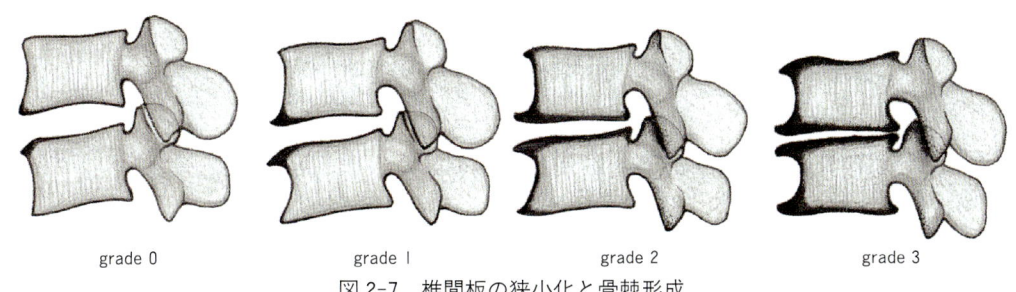

grade 0　　　grade 1　　　grade 2　　　grade 3

図2-7　椎間板の狭小化と骨棘形成

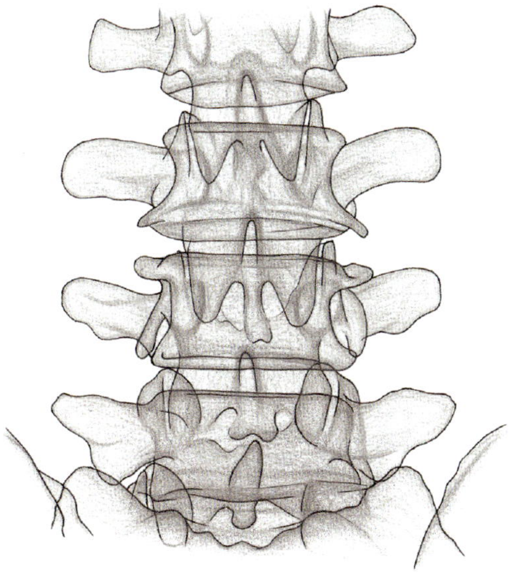

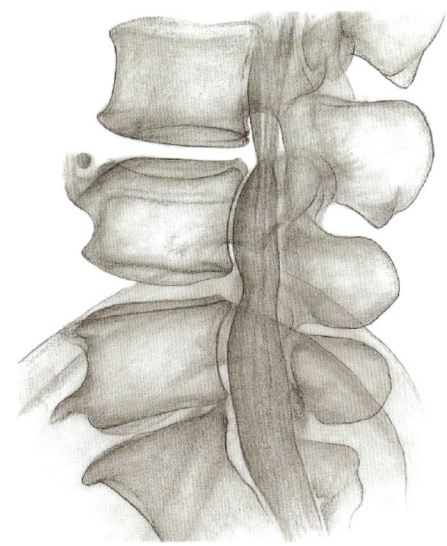

図2-8　変形性脊椎症のX線前後像　　　図2-9　変形性脊椎症の脊髄造影側面像

【治　療】

変形性脊椎症自体は治療対象にならない．しかし腰痛や坐骨神経痛を起こしやすい状態になっているので，無理な仕事やスポーツなどを避けることが重要となる．

腰部脊柱管狭窄症

【症状と経過】

60歳を過ぎると，長く立っていたり歩いたりすると，腰が痛くなり，足のしびれや下肢の痛みが出ることが多い．腰掛けたり，しゃがんで休むと，しびれや痛みが軽くなってまた少し歩ける．しかしまたしばらく歩くと，再びしびれや痛みが現れる．これを間欠性跛行という（図2-10）．

症状が両足に徐々に起こることが多いのが，椎間板ヘルニアと異なる特色である．腰部脊柱管狭窄症という難しい病名が付けられているが，坐骨神経痛と考えてよい．

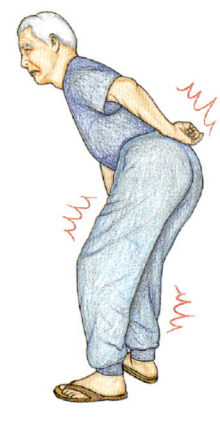

図2-10 腰部脊柱管狭窄症の症状

【病　態】

前方からは老化変性した椎間板が後方へ膨隆（図2-11の→）し，後方からは椎間関節の節くれ立ち（図2-12の→）により，神経の入っている背骨の管（脊柱管）が狭くなって，神経が圧迫される（図2-11, 12）．後屈位では神経への圧迫が強く，前屈位では軽くなる（図2-13）．故に，"高年者が無理に腰を伸ばして，姿勢をよく"というのは正しくない．

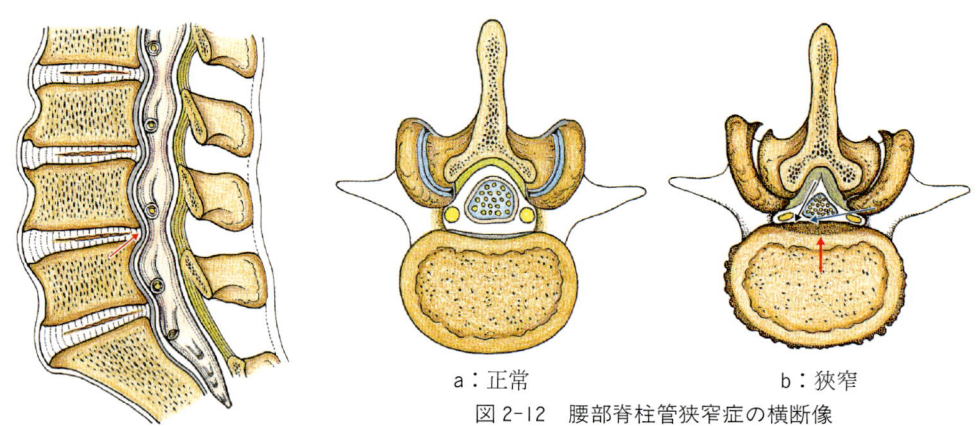

a：正常　　　　　b：狭窄

図2-12　腰部脊柱管狭窄症の横断像

図2-11　腰部脊柱管狭窄症の側面像

【治　療】

①痛みやしびれを感じたら，すぐ腰掛けて休む．いつも歩く範囲に腰掛けられる箱などを置いておく．シルバーカーを使う．
②高年者は"今日中にここまで"という仕事の切れ目を決める傾向があるが，自分の体調に合わせて仕事を決める．
③無理に腰を伸ばすと神経の出口が狭くなって，痛みが強くなる．腰は曲がっていても痛くないほうがよい．
④腰痛緩和体操を行う．
⑤消炎鎮痛薬を用いる．
⑥激しい症状が続く場合には手術を行う．

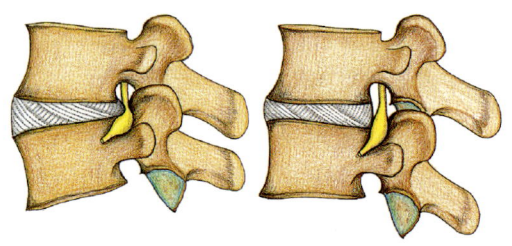

a：後屈時　　　b：前屈時

図2-13　前後屈時の神経圧迫の違い　腰を伸ばすと神経がより圧迫され(a)，腰を前に曲げる(b)と圧迫が緩くなる．

骨粗鬆症　①病態

病態

　年をとれば誰でも骨が薄くなるが，その程度が強い場合に骨粗鬆症という．年をとると髪の毛が白くなったり，禿げたりするのと同様に，骨粗鬆傾向は正常の老化現象であって，とくにこわいものではない．個々の骨は硬い骨の外郭（皮質骨）と，内部に縦横に網目をなした骨（海綿骨，骨梁）が詰まっている（図2-14）．この詰まっている骨梁の密度を骨密度といい，皮質骨を含めた骨の総量を骨の量，すなわち骨量という．成長途上に骨量は増加し，20歳頃に最大となる．骨量は40歳頃までは一定に維持されるが，その後，年とともに徐々に減少する（図2-15）．この減少傾向は閉経期後の女性に顕著である．内部の骨梁のうちで，体重を支える役割が低い横に走る骨梁から薄くなり，縦の骨梁だけとなる．皮質骨は内側から吸収され，最外壁が薄く最後まで残る．いろいろな測定装置によって骨量（骨密度）が測定されている．しかし単純X線像によっても診断は容易である．

▶ **腰椎側面像**

　①椎体の陰影希薄化（原板では骨は白く写るが，この白さが薄くなる．②横の骨梁が消え，縦の骨梁が目立つ．③皮質骨が薄くなる（図2-15）．④椎体の前方がつぶれて楔形となる．⑤椎体中央部がつぶれて魚椎状になる（図2-16）．多数の椎体がつぶれると背骨が円くなる（図2-17）．

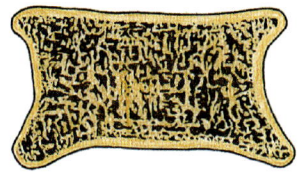

図2-14　正常の脊椎　内部に縦横に密な編み目をなした骨がいっぱい詰まっている．

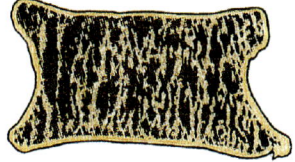

図2-15　骨粗鬆症の脊椎　内部の骨がまばらとなり，「鬆（す）が入った大根」のようになる．

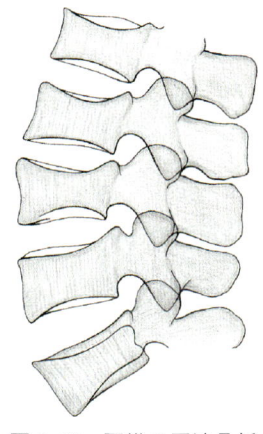

図2-16　腰椎の圧迫骨折　楔状や魚椎状になる．

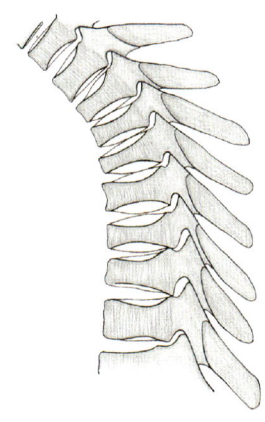

図2-17　多数の圧迫骨折　円背となる．

▶ **大腿骨近位端**

　骨端部をよくみると縦横に走る内部のすじがみられるが，これを骨梁という．圧縮骨梁と引っ張り骨梁の組み合わせで応力伝達・分散を担っている．骨粗鬆症では引っ張り骨梁（＊）が先に消失し，荷重伝達により重要な圧縮骨梁（☆）が残る．皮質骨も内側から吸収され，外側の薄い層だけが残る．骨粗鬆症の程度は重要な合併症である大腿骨頸部骨折，転子部骨折の危険度評価として有用である（図2-18）．

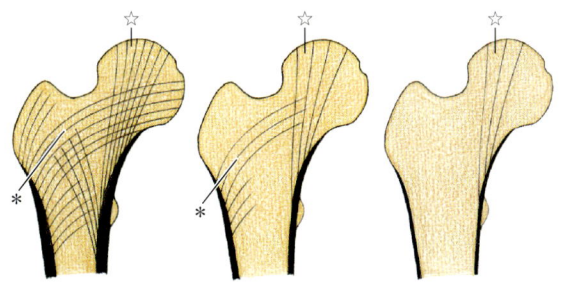

a：正常　　b：軽度萎縮　　c：高度萎縮

図2-18　大腿骨近位端の骨萎縮

骨粗鬆症 ②骨折がこわい

【骨粗鬆症は正常の加齢変化で誰にでも起こる】

背部痛や腰痛を訴えるが，骨折がなければそれほどこわいものではない．強く咳をしたくらいのことでも容易に脊椎や肋骨の骨折を起こす．転倒すれば脊椎，股の付け根，手首，肩の骨折となり，ものすごい痛みをきたす(図2-19)．

【骨折しやすい部位】

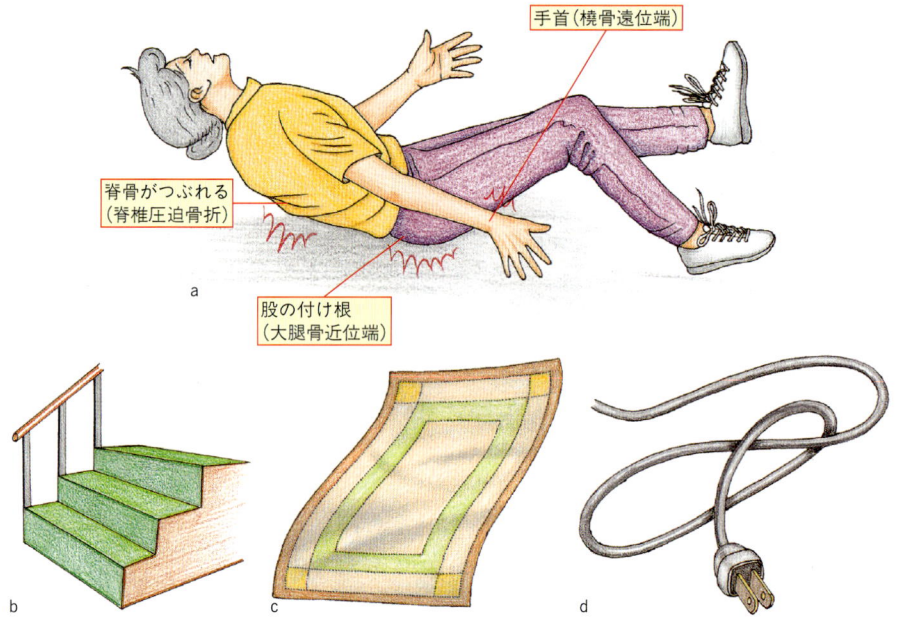

図2-19　骨折しやすい部位(a)と予防(b〜d)［米国整形外科学会のパンフレットより改変］
手すりをつけ，カーペットのしわを伸ばし，コードは壁ぎわに．

脊椎圧迫骨折緊急対策

　背骨の骨折はものすごく痛くて，寝返りができなくなる．介助者が不用意に助け起こそうとすれば，より激痛をきたす．お嫁さんが骨折したお姑さんをぐいっと起こしてやろうとすれば，ものすごい痛みを与えてしまう．お姑さんはお嫁さんを叱りつけ，助けようとしたお嫁さんはむっとなって，喧嘩のもとになる．"高齢女性のぎっくり腰は嫁と姑の喧嘩のもと"と覚える．固めのベッドに寝かせて，掴まれる柵などを作ることがコツである．患者さんはこれに掴まって，手に力を入れれば，体幹筋も緊張して寝返りも容易となる．

【治療】

脊椎圧迫骨折は安静のみで，骨折自体は数週間で変形を残したまま治癒し，激しい痛みは軽快する．股の付け根の骨折はより重大である．大腿骨頚部骨折では人工骨頭置換術，転子部骨折では手術による内固定が必要となることが多い．

【転倒の予防対策】

①寝床に入ってから電気を消す．②立ち上がって方向転換するときに転倒しやすいので掴まれるものを用意する．③布団の角に注意する．④玄関など段差のある場所には手すりを付ける．⑤大勢の人が集まるところには近づかない．⑥台所や風呂場などの濡れた床面はよく確認して歩く．

脊椎分離症，分離性脊椎すべり症，変性脊椎すべり症

【脊椎分離症】

激しいスポーツを行う少年・少女が腰痛を訴えるときは脊椎分離症を想定する．腰椎Ｘ線斜位像では上関節突起，下関節突起および椎弓根の陰影がスコッチ犬を思わせるが，上下の関節突起間に亀裂が起これば，「スコッチ犬の首輪」といわれる像を呈する．上下の関節突起間はもともと細い部分であるが，スポーツなどによる応力が加わってストレス骨折を起こした状態が脊椎分離症である．第4，5腰椎に多い（図2-20 a, b）．

▶治　療

発症後早期であれば，安静によってこの骨折部の癒合は期待できる．しかし活発な少年期に6カ月間もスポーツを禁じると，仲間から取り残されることによる心理的ストレスを与えるので，柔軟な対応が必要である．腰を激しく屈伸したり，捻転する動作を禁じ，足首，膝，上肢の訓練に集中させる．約1カ月間の経過をみて，腰痛を感じない程度にスポーツ活動に復帰させているのが現状である．

【分離性脊椎すべり症】

2つの脊椎は椎間板と両側の椎間関節で結合され，椎体前面・後面ともそろっているのが正常である．ところが上の椎体が下の椎体の前方にすべり出すことがあり，これを脊椎すべり症という．脊椎分離症に加えて椎間板での安定性の低下によって発症するのが分離性脊椎すべり症で，第5腰椎に多い（図2-21）．

腰痛，腰の不安定感を訴え，すべりが高度になれば下肢痛の原因となる．腰を背側からみると，腰椎下部が凹んでみえる．棘突起間の段差のために起こる所見で，階段状変形といわれる．

▶治　療

コルセットや消炎鎮痛薬などの保存的治療によって臨床症状が改善することが多い．高度のすべりがあって症状が継続する例には脊椎固定術が行われる．

【変性脊椎すべり症】

脊椎分離症がないのに椎体が前方にすべり出した状態を変性脊椎すべり症という．中年以後

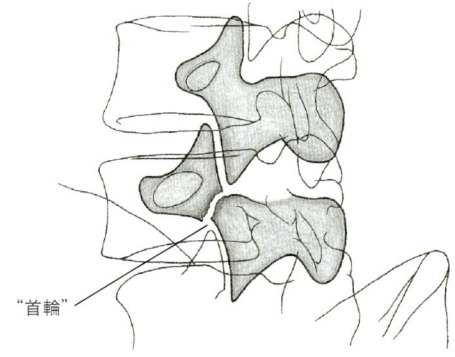

図 2-20 a　脊椎分離症のＸ線斜位像

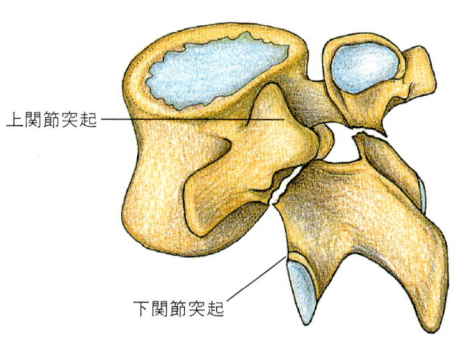

図 2-20 b　脊椎分離症の説明図

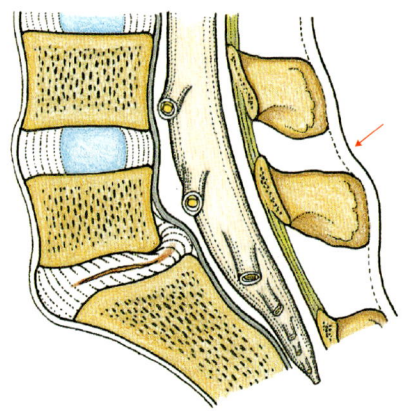

図 2-21　分離性脊椎すべり症　階段状変形（←）

の女性に多く，第4腰椎が第5腰椎の前方にすべることが圧倒的に多い（図2-22）．もともと椎間関節の方向が水平化しているという解剖学的危険因子が内在し，椎間板変性が進んですべりが起こると考えられている．しかしなぜ女性に多発し，なぜ第4腰椎に好発するかはわかっていない．

無症状で経過する例，腰痛のみを訴える例もあるが，すべり部では脊柱管が狭くなるので，腰部脊柱管狭窄症の症状を呈する例が多い．

▶ 治 療

腰部脊柱管狭窄症に準ずる．

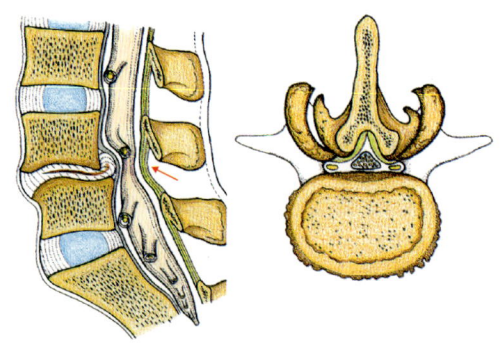

a：側面像　　　　b：横断像

図2-22　変性脊椎すべり症
すべりが起こったレベルでは脊柱管が狭くなる（←）．

ほっと一息　ごしたい，てきない，坐骨神経痛

信州の田舎では腰が直角近くに曲がった高齢者を見かけることは珍しくない（図）．この患者さんに"どうなさいましたか？"と聞くと，"野良仕事をやっていると「ごしたく」なるが，ぽつぽつ草むしりなどはできる．しかし孫娘がおばーちゃんは格好がわるいから，病院へ行って腰が真っ直ぐになるか診てもらったらと言われて受診した"という．「ごしたい」は信州の方言で，疲れたという意味である．山中襄太著『方言俗語辞典』（1970年校倉書房発行）によると，「ごしたい」はコシイタイ（腰痛い）から「ごしゃいたい」さらに「ごしたい」と訛ったようである．腰を曲げて行う仕事が多い農作業では腰が疲れて軽く痛むのは当たり前で，病気ではなく，一晩休むと回復する疲労とみなされてきた．腰部脊柱管狭窄症（20頁）で解説したとおり，腰は曲がっているほうが痛みは少なく，腰曲がりは気にする必要はないと説明した．そして孫娘にもわかるように，図解を持って帰ってもらった．

信州には「てきない」という訴えもある．「てきない」も疲れた，くたびれたという意味にも使われるが，もっと苦しい，つらい，せつない，かなわない（適わない）というニュアンスが強い．患者さんの訴えを理解するには方言も知っておく必要がある．

一方，医師の説明が患者さんに通じないことも多い．高齢者の腰痛・下肢痛の患者さんに腰部脊柱管狭窄症という診断名が下されることが多い．しかしこの病態を正しく理解できている患者さんは少ない．私は"この症状は坐骨神経痛ですよ"と説明することにしている．患者さんは初めて自分の病気をイメージでき，自分の両親も坐骨神経痛に長年悩んでいたことを思い出してくれ，なかなか治らない病気であることを理解してくれる．かくいう私自身も9年前から腰痛と両下肢のしびれに悩まされ，歩くのは50メートル，立っているのは5分くらいに制限された状態が続いている．

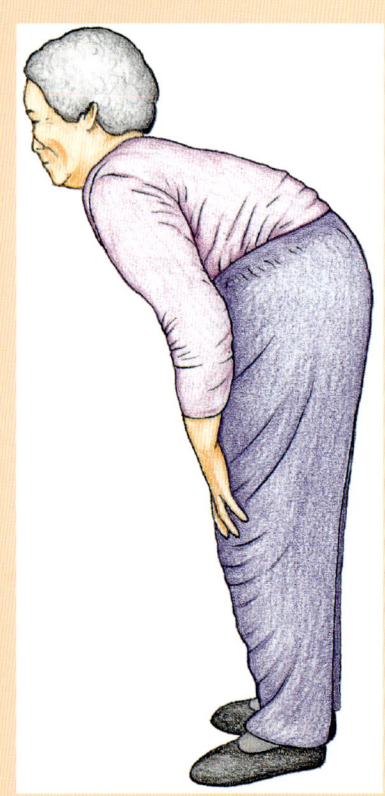

図　直角に近い腰曲がり

転移性脊椎腫瘍，馬尾腫瘍

【転移性脊椎腫瘍】

頑固な腰痛が持続的に進行する場合には腰椎にがんの転移が起こっている可能性を考える．夜間痛があり，起き上がりが困難となり，さらに下肢への放散痛や麻痺をきたす．体重減少など全身所見の悪化が潜行する．X線像では椎体の骨破壊，とくに椎弓根部の楕円形輪郭が破断される所見に注目する（図2-23, 24）．多椎体に転移することもまれにあるが，椎間板を挟んで2椎体におよぶ転移はない．前立腺がんの転移では，骨の異常硬化像を呈する．疑わしい例にはMR画像検査を行う．画像所見でがん転移と診断されたら，関連診療科と共同で原発巣の検索を行い，治療計画を立てる．除痛と延命目的のために，転移巣の切除や脊椎固定術を行うこともある．

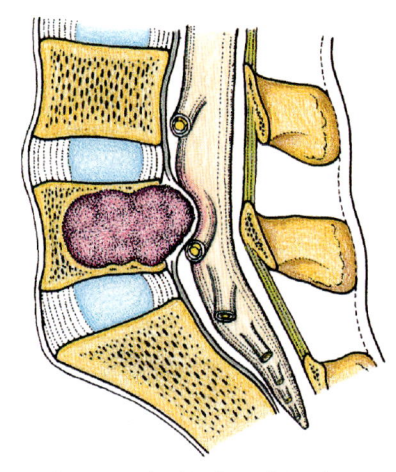

図2-23 転移性脊椎腫瘍の側面

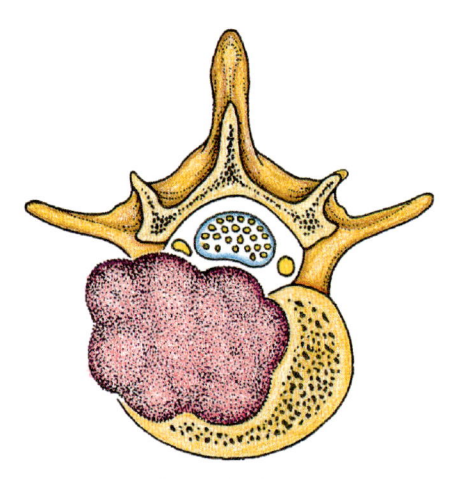

図2-24 転移性脊椎腫瘍の横断面

【馬尾腫瘍】

激しい腰痛と下肢放散痛，夜間痛を訴える．症状が常に進行性で，放置すれば馬尾を圧迫して両下肢の知覚・運動障害を起し，さらに排尿障害をきたす．初期には椎間板ヘルニアと紛らわしい．椎間板ヘルニアに対する通常の治療が効かず，症状が進行する場合にはMR画像検査を行う（図2-25, 26）．神経鞘腫では完全切除が可能なことが多い．

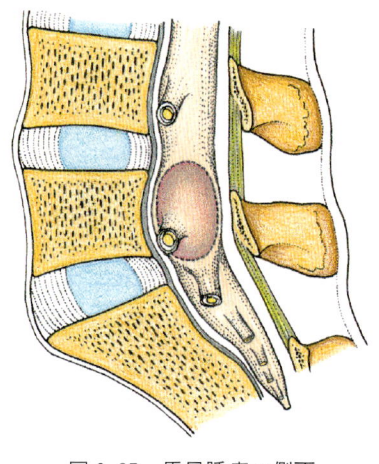

図2-25 馬尾腫瘍の側面

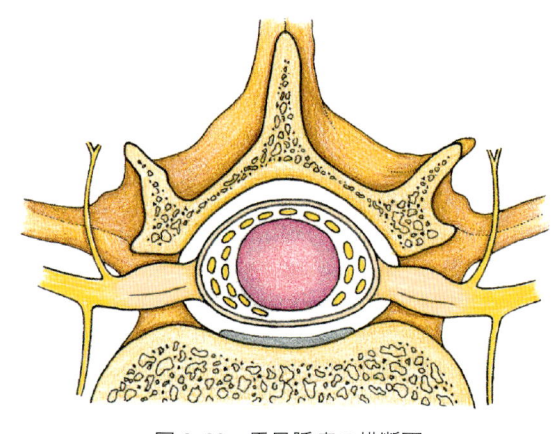

図2-26 馬尾腫瘍の横断面

強直性脊椎骨増殖症，強直性脊椎炎

【強直性脊椎骨増殖症】

脊椎の加齢変化にはパターンがある．脊柱に付着している靱帯が肥厚して骨化する型と椎間板が変性して狭小化する型である．前者が強直性脊椎骨増殖症で，後者が椎間板変性症（変形性脊椎症）である．人の髪の毛は白髪になったり，禿げたり，両者の混合になったりするが，脊柱の加齢変化も強直性脊椎骨増殖型，椎間板変性型および両者の混合型がある．

▶**強直性脊椎骨増殖症における靱帯骨化部位**（図2-27）

①前縦靱帯骨化：椎体前方の靱帯の肥厚・骨化で，神経症状を起こさない（図2-28）．
②後縦靱帯骨化：椎体後方の靱帯の骨化で，頚椎に多く，肥厚・増大すれば脊髄麻痺の原因となる．
③黄色靱帯骨化：脊柱管後壁の靱帯の骨化で胸椎下部に多い．肥大すれば脊髄麻痺の原因となる．
④棘上靱帯・棘間靱帯骨化：脊椎後方の棘突起に付着している靱帯の骨化で，神経症状を起こさない．
⑤骨盤や四肢の関節周囲の靱帯骨化も合併する．

強直性脊椎骨増殖症は大きな体格，肥満傾向の人に多く，境界型の糖代謝異常を合併していることが多い．

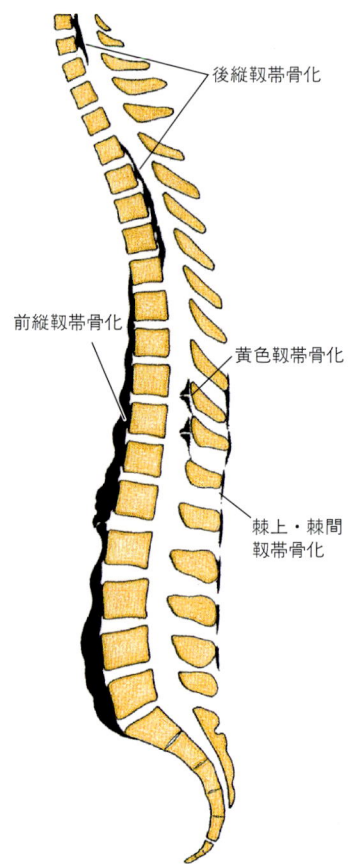

図 2-27 強直性脊椎骨増殖症の全脊柱

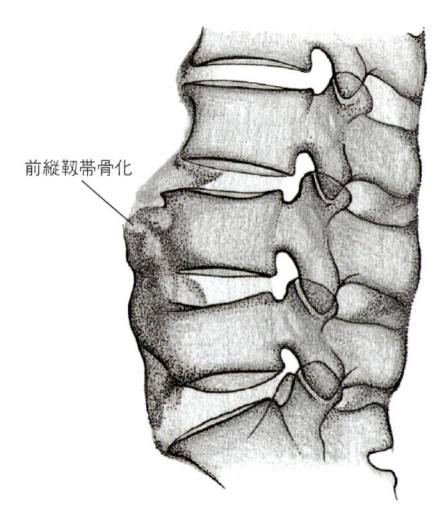

図 2-28 強直性脊椎骨増殖症の腰椎側面

【強直性脊椎炎】

言葉は似ているが強直性脊椎骨増殖症とはまったく異なる疾患である．腰仙部痛で始まり，上行性に全脊柱が侵される．仙腸関節・脊椎や股関節など大きな関節の強直をきたし，日常動作が困難となる（図2-29）．ほとんどすべてが男性で，白血球抗原 HLA-B 27 が陽性である．

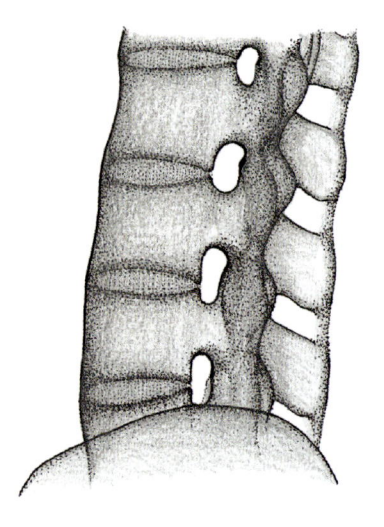

図 2-29 強直性脊椎炎の腰椎側面

化膿性脊椎炎，結核性脊椎炎，腸腰筋膿瘍

【化膿性脊椎炎】

泌尿器系，婦人科系の感染巣から血行性に感染する場合と，椎間板造影，硬膜外ブロック・神経根ブロックなどによって直接的に感染する場合がある．

急に発熱と激しい腰痛が起こる急性型，慢性腰痛のみが続く慢性型，その中間の亜急性型がある．慢性型や亜急性型でも全身のだるさや微熱を伴うことが多い．腰椎全体の屈伸が困難となる．

X線像では椎間板を挟んで2つの椎体にまたがる骨破壊が起こり，椎間板が狭くなる（図2-30）．個々の椎体内に限局する傾向のある脊椎がん転移との鑑別診断上重要である．疑わしい場合にはMR画像検査を行う．遷延する腰痛患者にはルーチンとして赤沈やCRPの血液検査を行う必要がある．

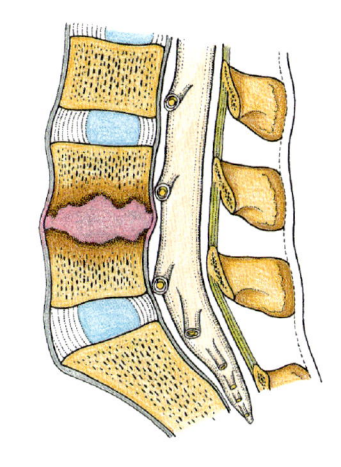

図2-30　化膿性脊椎炎

起炎菌は黄色ブドウ球菌が多かったが，最近では嫌気性菌や弱毒菌，メチシリン耐性菌による感染例もみられる．高年齢，糖尿病や肝硬変などによって感染に対する抵抗が弱っている人が増加しているので，非定型的な経過をとる例も増えつつある．

▶治　療

病巣穿刺や試験切除によって起炎菌を確定して，有効な薬剤を投与するのが常道ではあるが，起炎菌の検出率は低い．血液検査と画像診断で本症が推定されたら直ちに広域スペクトルの化学療法を開始する．まず安静臥床が重要で，コルセットやギプスは病勢がある程度安定してから使用すべきである．保存療法が効かない例には病巣直達手術が適応となる．

【結核性脊椎炎】

別名脊椎カリエスは，腰痛を訴える患者には本症を疑うべしとされた．現在でもまれではなく，忘れた頃にやってくる疾患である．とくに感染に対する抵抗性が弱っている高年者や糖尿病患者では本症の存在を念頭におく必要が高い．胸椎と腰椎に発症する．肺結核や胸膜炎の既往を確かめる．

腰や背中が重く，疲れやすいなどと訴え，寝汗や微熱を伴う．安静時には疼痛を自覚することが少なく，主に運動時痛を訴える．脊柱の屈伸が制限されて1本の棒のようになるが，脊柱不撓性といわれる重要な症状である．着衣を脱いだ状態で腰部を診察すると，脊柱の両側の筋群が強く緊張しており，屈曲させても棘突起間に動きがないことが明瞭に判断できる．赤沈，CRPおよびツベルクリン反応を調べる．

椎間板の狭小化と骨萎縮がX線像での初期変化である．椎間板近傍の椎体から骨破壊が始まり，近接する2椎体に拡がる．脊柱の周囲に膿瘍が形成される（図2-31）．

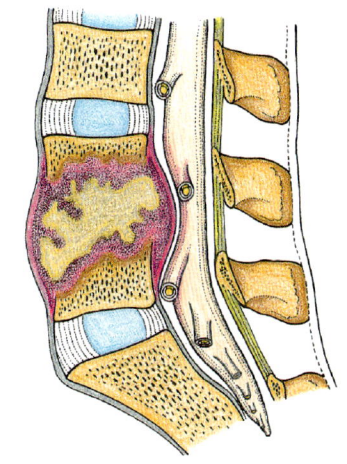

図2-31　結核性脊椎炎

▶治　療

安静と抗結核薬による保存療法を行う．保存療法が無効な例には病巣直達手術を行う．

【腸腰筋膿瘍】

腰椎の炎症疾患では腸腰筋部に膿瘍が貯留し，これが刺激となって股関節の屈曲拘縮を起こすことがある．

終糸緊張症候群，脊髄係留症候群

【症状と経過】

下肢や膝が痛いといって受診した子どもによくみられる症状として，下記を確かめる．
①夜に痛いというが，翌日はけろっとして遊んでいる．
②しょっちゅう体を動かし，落ち着きがないようにみえる．
③夜尿が治りにくい．

このような症状がある場合に，X線像で潜在性二分脊椎を認めることが多い．第5腰椎や仙椎の棘突起がみられず，椎弓が二分している（図2-32）．

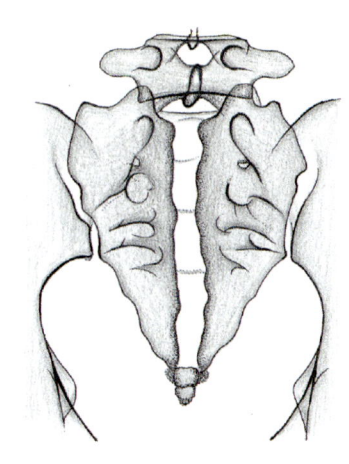

図2-32 潜在性二分脊椎

【病態】

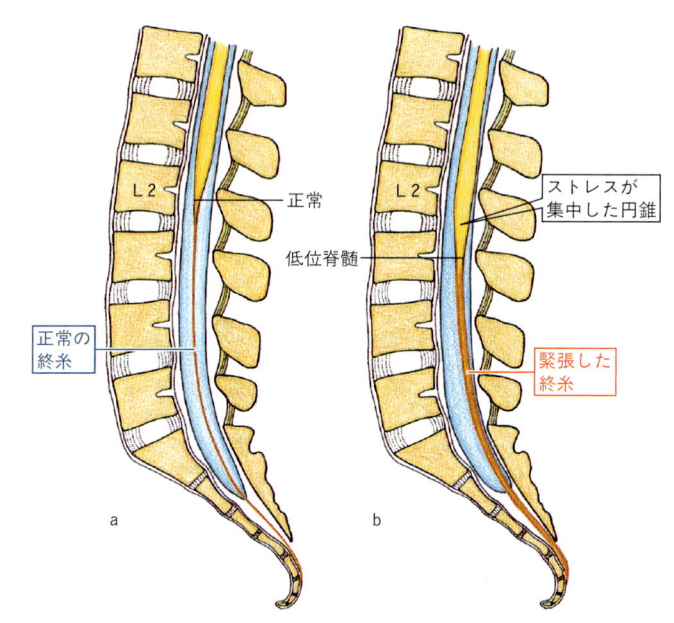

図2-33 脊髄円錐と終糸の解剖 正常対照(a)と緊張症候群(b)

脊髄は成長に伴って尾側から頭側に上がって，第2腰椎下縁に達する．脊髄下端（円錐）の先端についているひも（終糸）は尾骨につながっている（図2-33 a）．この終糸が太くなって緊張している場合に上記の症状を呈する．緊張した終糸によって円錐が引っ張られて，神経の刺激症状を起こす．円錐には下肢への神経のほかに，膀胱にいく神経があるので，夜尿とも関係する．同じ姿勢を続けていると，円錐の限定された部位にストレスがかかるので，同じ姿勢でおとなしく座っていることができない（図2-33 b）．

成長痛などといわれていた例の多くはこの病態と考えられる．

【治療】

夜尿やちょろちょろと落ち着きのないのは，身体の構造から起きていることを理解する．叱りつけずに容認して，様子をみる．学校体育やクラブ活動などで，背部から前屈を強制するような柔軟体操を行わせない．成長終了後に症状は軽快することが多いが，身体が硬いという傾向が残ることもある．

腰椎の機能解剖

▷ **腰椎の骨と結合** 胸椎の下から仙椎までの腰椎は5つの椎体と椎間板から成り立っている．椎体は重い上半身を支えるために大型で，もっとも目立っている．後方に突出した骨が棘突起で，椎体と棘突起の間が椎弓である．前方凸の弯曲を示し，体幹の前屈，後屈，側屈とわずかの回旋運動がができるようになっている．椎体前方には前縦靱帯，椎体後方には後縦靱帯，棘突起間には棘上靱帯と棘間靱帯などで補強されている（図2-34）．

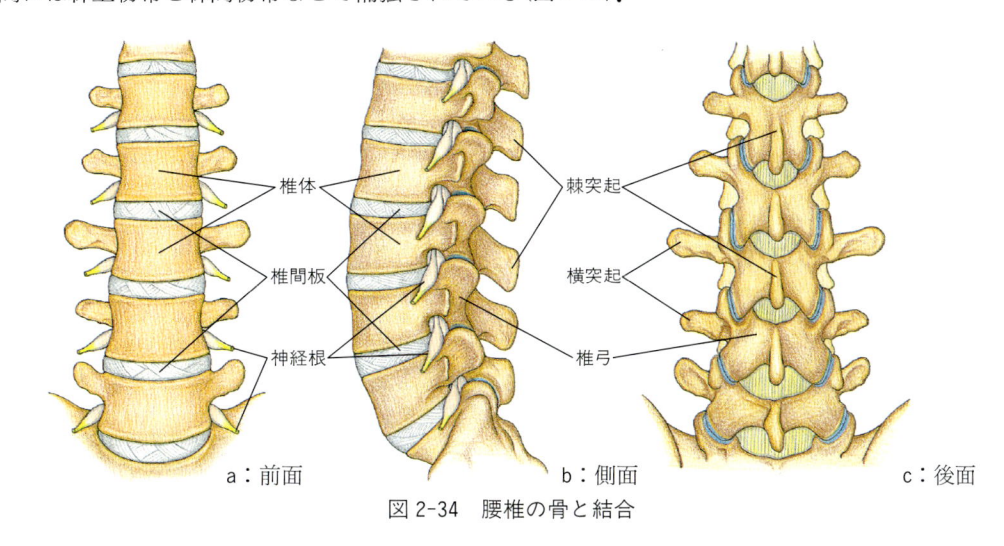

a：前面　　b：側面　　c：後面
図2-34　腰椎の骨と結合

▷ **椎間関節** 椎弓の側方に上・下の関節突起があって，椎間関節を形成している．この関節は硝子軟骨面を持つ滑膜関節で，腰椎の前後屈運動に適した関節面を持っている（図2-35）．
▷ **椎間孔と神経根** 上下の椎弓の間の孔を椎間孔といい，神経根が通っている．硬膜から分枝した神経根は硬膜に寄り添って下降し，同じ番号の椎体の下で脊柱管の外に出る（図2-36）．
▷ **脊柱管と脊髄** 椎弓の中央部は管状になっていて，これを脊柱管という．この中に脊髄が入っているが，第2腰椎レベル以下では馬尾という末梢神経の束が硬膜内に収まっている（図2-36）．
▷ **椎間板** 外層の線維輪と中央の髄核からできている．線維輪は多重の交錯した線維軟骨層であり，髄核は水飴のような粘性流体である．上下の椎体は粘性流体の球の上を転がるように，前後左右に回転して動く（図2-37）．

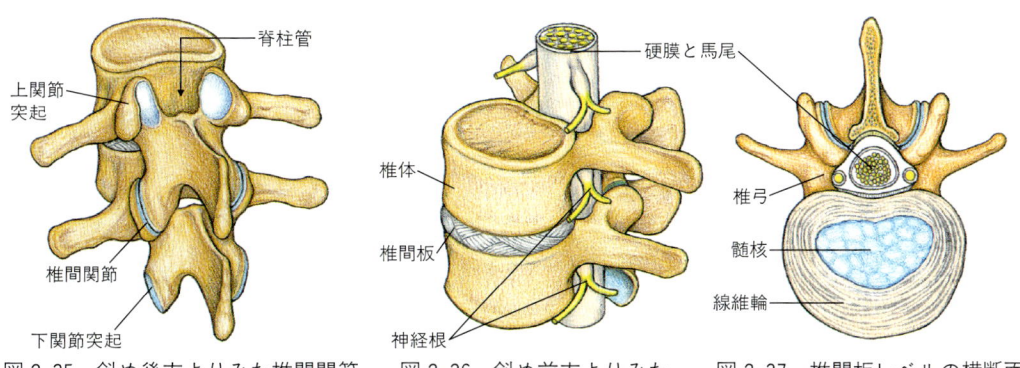

図2-35　斜め後方よりみた椎間関節　　図2-36　斜め前方よりみた椎間孔と神経根　　図2-37　椎間板レベルの横断面

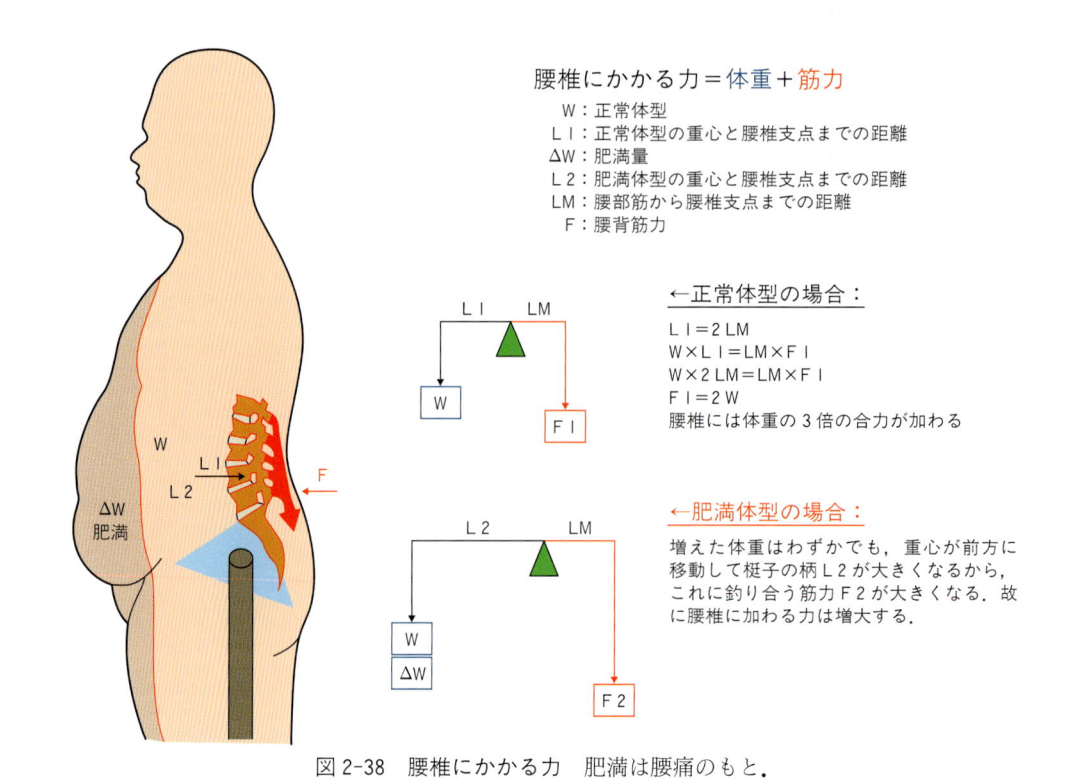

腰椎にかかる力，肥満は腰痛のもと

腰椎にかかる力＝**体重**＋**筋力**

- W：正常体型
- L1：正常体型の重心と腰椎支点までの距離
- ΔW：肥満量
- L2：肥満体型の重心と腰椎支点までの距離
- LM：腰部筋から腰椎支点までの距離
- F：腰背筋力

←正常体型の場合：
L1＝2LM
W×L1＝LM×F1
W×2LM＝LM×F1
F1＝2W
腰椎には体重の3倍の合力が加わる

←肥満体型の場合：
増えた体重はわずかでも，重心が前方に移動して梃子の柄L2が大きくなるから，これに釣り合う筋力F2が大きくなる．故に腰椎に加わる力は増大する．

図2-38　腰椎にかかる力　肥満は腰痛のもと．

【物は重さのいかんを問わず自分の体に近づけて扱う】

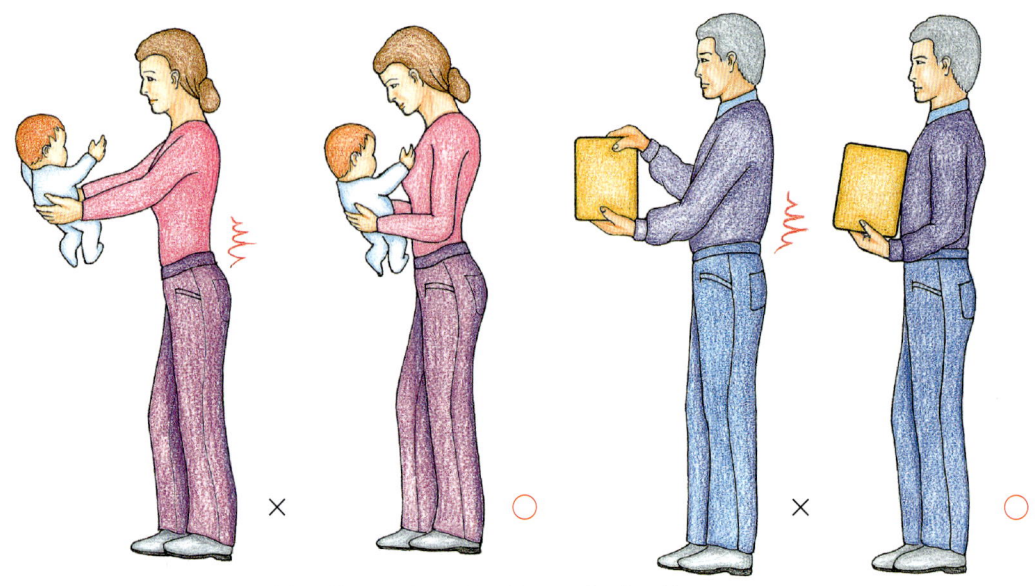

図2-39　物を持ち上げる動作の基本　要は脇を締めることである．

腰を守る作業動作

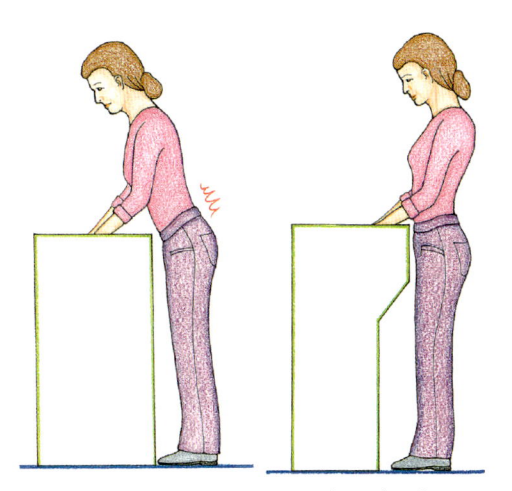

図2-40 作業動作の工夫（立位） 作業台は腰と同じ高さにし，つま先が入るスペースを作る．

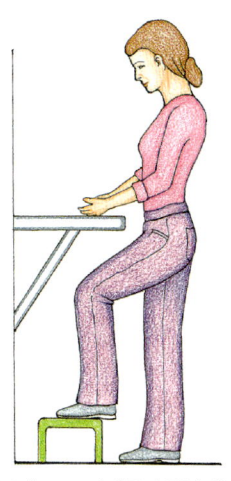

図2-41 作業動作の工夫（長時間立位） 長時間の立位作業では，足台の上に片脚を乗せて，腰椎のカーブを変える．

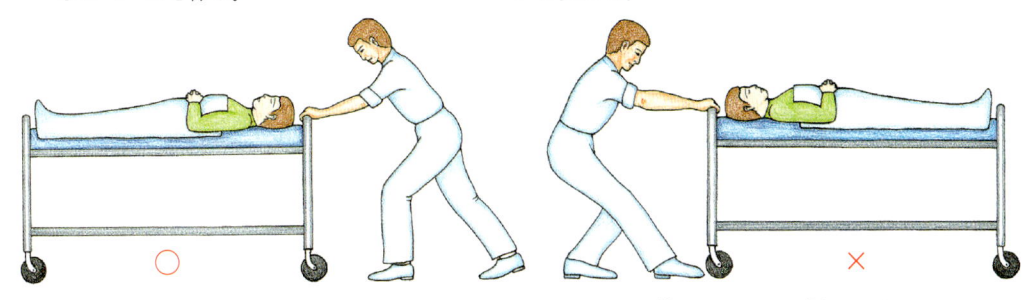

図2-42 ストレッチャーによる移動 ストレッチャーは引くのでなく，押すのがよい．

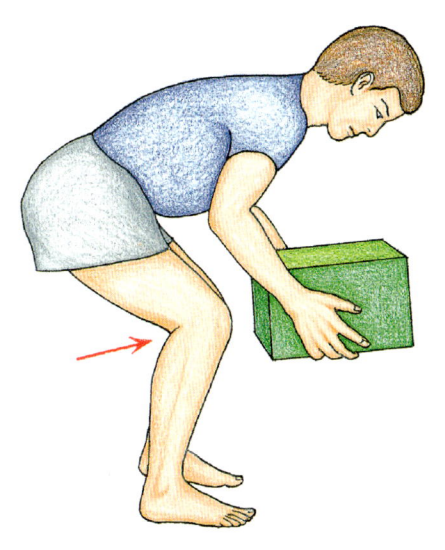

図2-43 持ち上げ動作 膝を曲げてまず抱えて，膝を伸ばす力で持ち上げる．

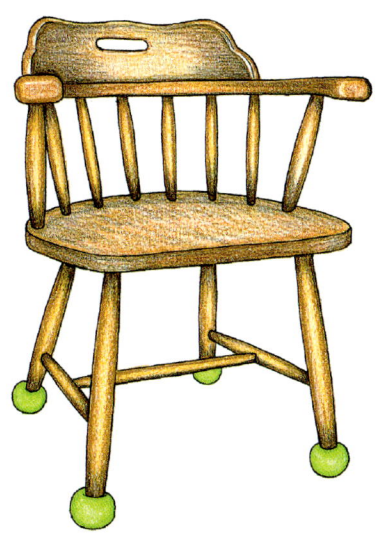

図2-44 座位作業時の工夫 長時間の座位作業には肘掛けが必須である．車付きの椅子も好ましくない．脚にテニスボールをはめ込むのがよい．

腰椎を支えている筋肉，腹帯の効用

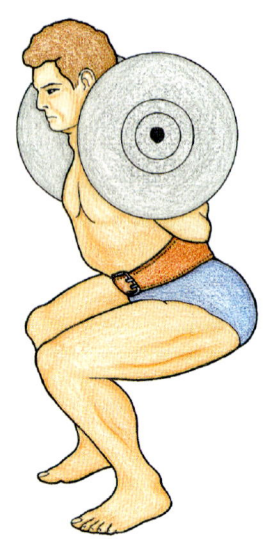

図 2-45　腹帯　妊婦，相撲取り，御輿かつぎ，重量挙げの選手などが腹帯を締めているのは，腰を守る生活の知恵である．

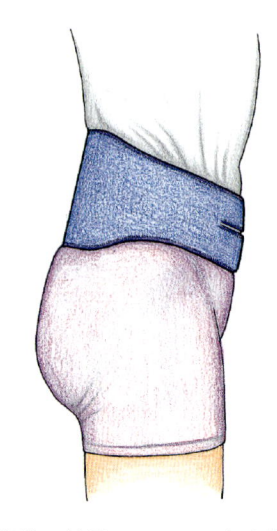

図 2-46　腹帯の効用　コルセットは脊柱を固定することよりも，腹の出っ張りによる腰椎に加わる力の増大を防ぐ意味が大きい．故に主に下腹部を締めるように着用する．

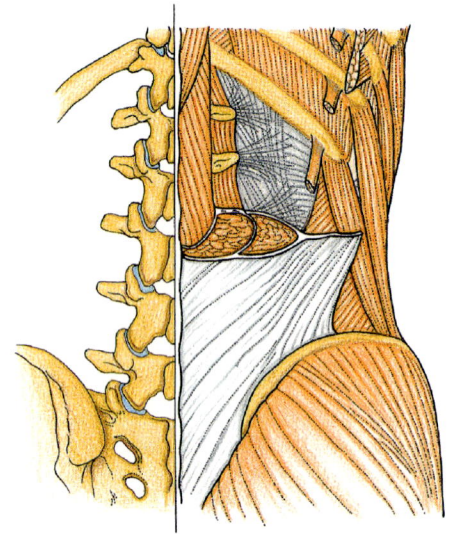

図 2-47　背筋

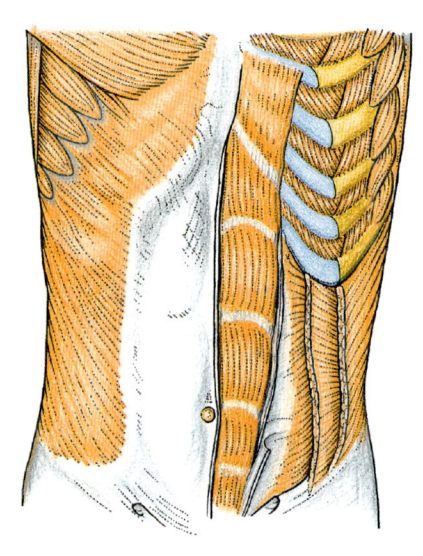

図 2-48　腹筋

背筋と腹筋は腰椎を安定させる重要な筋肉である

　腰痛があれば安静やコルセットなどにより筋肉を使わなくなる ⇒ 使わないと筋肉がやせる ⇒ やせると腰椎の不安定性が増大して ⇒ 腰痛が強くなる，という悪循環となる．症状が軽快してきたら，積極的に腹筋と背筋の強化訓練も行うことが腰痛治療の原則である（図 2-47, 48, 52）．

腰痛緩和体操と安全な筋力強化

【3つの腰痛緩和体操】

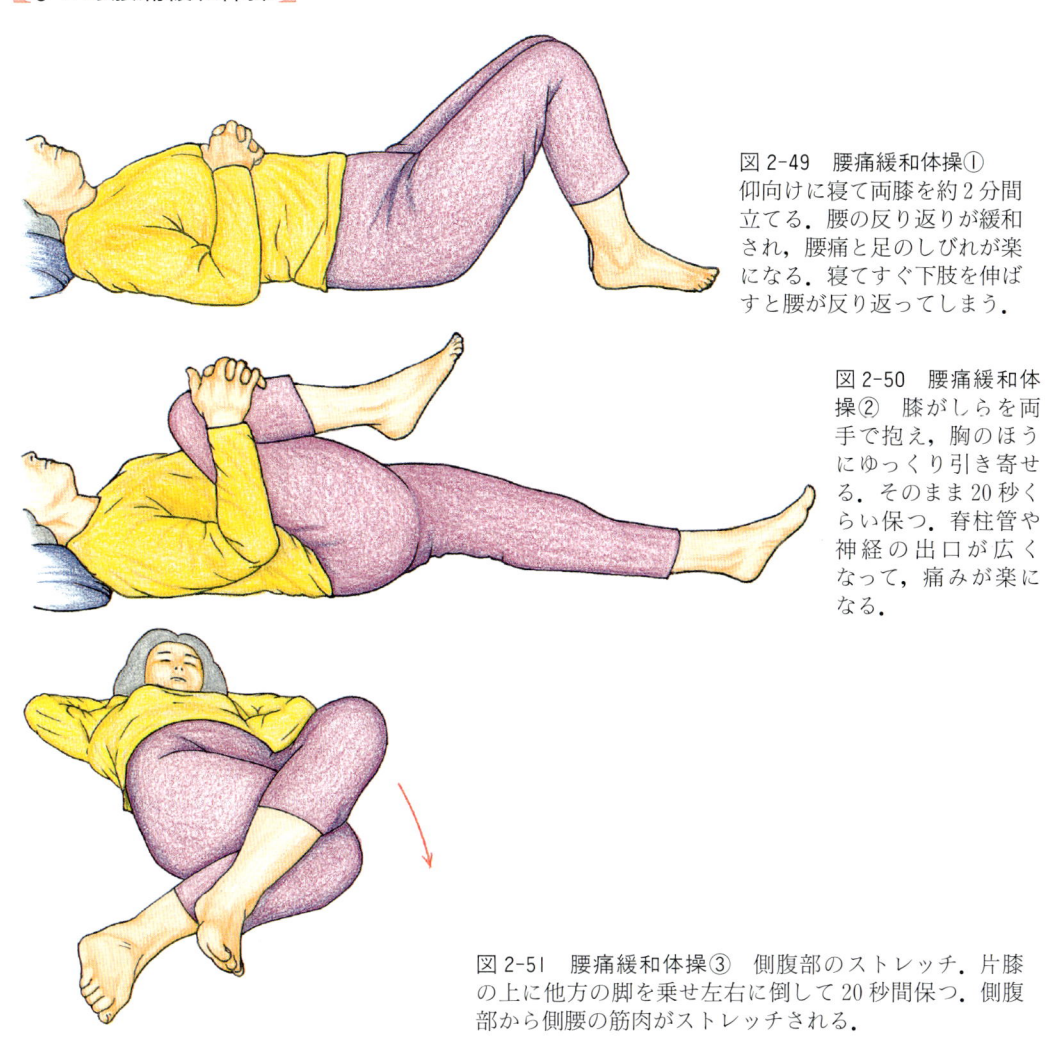

図 2-49　腰痛緩和体操①　仰向けに寝て両膝を約2分間立てる．腰の反り返りが緩和され，腰痛と足のしびれが楽になる．寝てすぐ下肢を伸ばすと腰が反り返ってしまう．

図 2-50　腰痛緩和体操②　膝がしらを両手で抱え，胸のほうにゆっくり引き寄せる．そのまま20秒くらい保つ．脊柱管や神経の出口が広くなって，痛みが楽になる．

図 2-51　腰痛緩和体操③　側腹部のストレッチ．片膝の上に他方の脚を乗せ左右に倒して20秒間保つ．側腹部から側腰の筋肉がストレッチされる．

【安全な筋力強化運動】

仰向けに寝て，片側の骨盤と下肢を持ち上げるようにして，腰をゆっくりひねる．腹筋のみならず背筋も強化される．特に腹斜筋が強化され，腹部を引き締める．臥位で行う訓練なので，骨粗鬆症の人にも安全である．長期臥床後に立ち上がるための予備訓練にも有用である（**図 2-52**）．

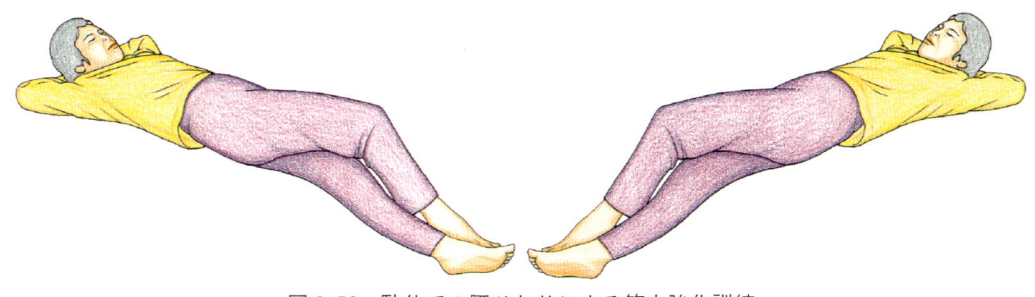

図 2-52　臥位での腰ひねりによる筋力強化訓練

ほっと一息　診察机の向き

ディスプレイが診察机上に置かれるようになってきた．机の向きいかんによっては患者さんに背を向けてしまう．

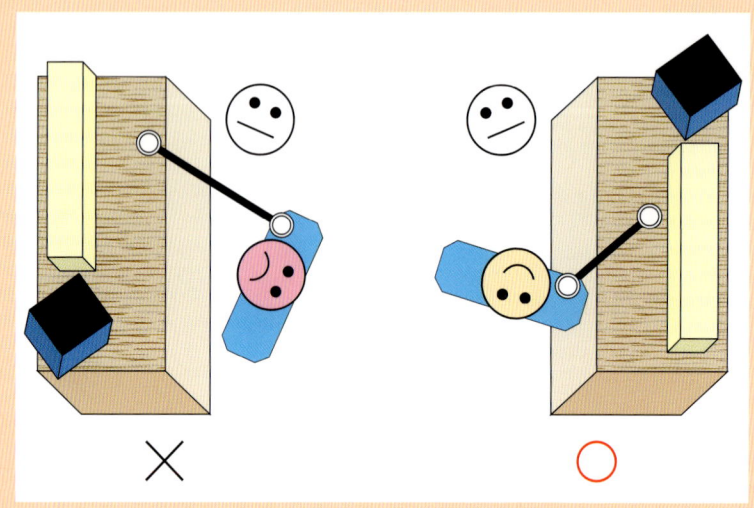

図　ディスプレイのある診察机の向き

　患者さんとの会話ではできるだけ目線を合わせることが必要である．右利きの私は右図のように，患者さんの話を聞きながら右手でカルテに書き込みやすい配置にしている．左図の配置では，机上の作業をするときに，患者さんに対して横向きになってしまう．たまに他の病院で左図の配置で診療すると，異常に疲れを感じる．

　最近はコンピュータ端末が配置されている診察室が増えてきたが，この置き方いかんでは患者さんとのコミュニケーションに支障をきたす．

　日常の仕事場の再点検を！

（整形外科48巻5号640頁　1997年5月掲載）

追記：本書に添付されているCD-ROMを使って，患者さんに説明することが多くなると思うが，このときにディスプレイは患者さんと医師の両者が見やすい位置にするのがよい．

3 頚部・脊柱の変形と運動制限

疾患・症候名	好発年齢 10 20 30 40 50 60 70	診断のヒント	頁
骨粗鬆症による円背	(50-60代)	骨粗鬆症による多発性脊椎圧迫骨折の結果，円背となる．骨折自体が治癒すれば痛みを訴えない．	36
脊柱側弯症	(10代)	思春期の女子に多い．肩の高さ，前屈位で背部より診たときの胸郭の左右差に注意．多くは特発性だが，他の原因を調べる必要がある．	37
先天性筋性斜頚	(0-10)	新生児や乳児が顔を片方に向けたままで，反対の方向に回さない．胸鎖乳突筋の腫瘤，対側後頭部の扁平化．	38
強直性脊椎炎	(20-50)	頚部の運動制限が主訴となるのは進行例である．全脊柱の骨性強直，胸郭運動制限がある．仙腸関節の変化に注意．	39
青年性亀背，ショイエルマン病	(10代)	思春期の円背を主訴とする症例．椎体の二次骨核形成障害．ときに背部の重だるさを訴える．残存変形による愁訴は成人例にもある．	40
腰椎股関節伸展拘縮 (Hüftlendenstrecksteife)	(10代)	10歳台の椎間板ヘルニアでは，疼痛の訴えなしに骨盤と下肢が1本の棒のように硬くなり，下肢挙上テストで骨盤が持ち上がってしまう．	40
肩甲骨高位症 (シュプレンゲル変形)	(0-10)	男児に多い．一側の肩甲骨の形成障害．患側の肩が後頭部に接する．クリッペル-ファイル症候群を伴いやすい．	41
先天性骨性斜頚	(0-10)	頚椎とくに上位頚椎の先天奇形を伴う．脊柱側弯症もチェックすること．	38
クリッペル-ファイル症候群	(0-10)	先天性頚椎癒合症．短頚，髪の生え際(うなじ)の低下，頚椎運動制限．	41
痙性斜頚	(30-50)	反射的に反復する斜頚位．心理的，脳神経の検査が必要．	38
上記以外に考慮すべき疾患	各種の先天性骨系統疾患		

骨粗鬆症による円背(えんぱい)

【症状と経過】

　骨粗鬆症が進むと，明らかな骨折の徴候なしに脊椎の椎体前方がつぶれる．背中や腰がちょっと痛いことがあった程度で，骨折としての自覚がない場合でも，脊椎圧迫骨折のことがある．

　明らかな圧迫骨折のエピソードがあって，一時的に寝返りが困難であったということもあるが，骨折自体は自然に治癒して，痛みは消失する．

　多数の椎体に圧迫骨折が起こった結果，脊柱が丸く前屈変形した状態を円背という（図3-1）．圧迫骨折の起こる脊椎レベルによって，胸椎円背，胸腰椎円背，腰椎円背に分けられる．いずれも女性に多い．

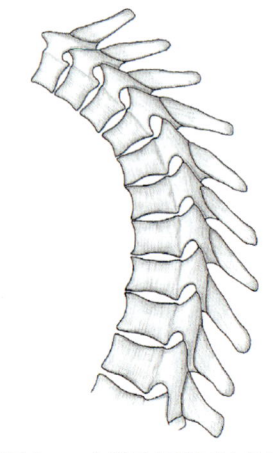

図3-1　多発性脊椎圧迫骨折

【病　態】

▶**胸椎円背**　上位から中位の胸椎の圧迫骨折による変形で，背中の上の部分が丸くなる．前方にせりだした頚椎は背屈位となり，肩こりの原因となる（図3-2）．

▶**胸腰椎円背**　胸腰椎移行部の圧迫骨折による変形で背中全体が円くなる．腰椎下部は逆に前弯位となり，腰痛・下肢痛の原因となる（図3-3）．

▶**腰椎円背**　腰椎の圧迫骨折による変形である．腰痛を回避するために，強い腰曲がりを示すことがある（図3-4）．

【治療と対策】

　背中や腰が丸くなっていても痛みを感じていないことが多い．無理して背中や腰を伸ばす必要はない．深呼吸をすれば無理なく伸ばすことができる．時々横になって休むことが必要で，背臥位をとれば2-3分で腰は自然に伸びる．胸椎円背では頚が前方に移動しているので，枕の高さを調節する．

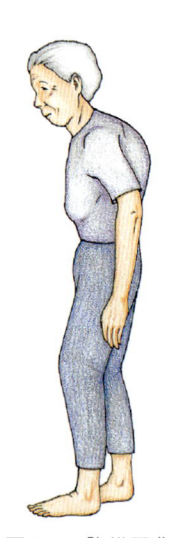

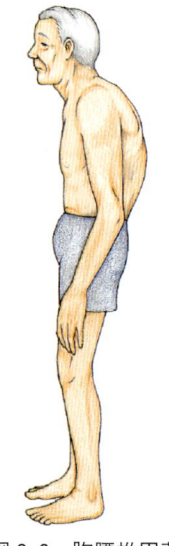

図3-2　胸椎円背　　　図3-3　胸腰椎円背　　　図3-4　腰椎円背

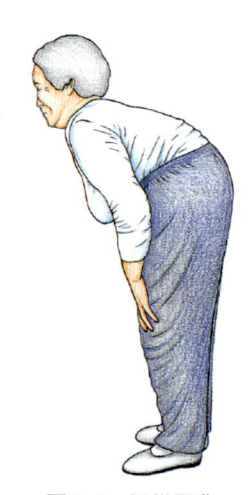

脊柱側弯症

【症状と経過】

思春期の女性に好発する．着衣の上からみてもわかりにくいので，脱衣した子どもの背中を，次の4点についてチェックする必要がある（図3-5）．①肩の高さに左右差はないか？　②片側の肩甲骨の内縁が突出していないか？　③前屈したときに片側の肋骨が隆起していないか？　④ウエストの線が左右対称であるか？

これらのチェックは学校検診でも行われることになっているが，多数の思春期女子を裸にしてチェックすることは困難な状況になってきている．親の責任でチェックすることが重要である．

【病　態】

思春期に発症する側弯症は，85%が女子であり，右凸の胸椎側弯が多い．この原因がわかっていないので，特発性側弯症に分類されている．X線像では下位胸椎が右側に突出し，その上下で左凸の代償性側弯となっている．椎体が右向きに捻れているが，これに伴って肋骨の向きも変わるので，肋骨が後方に突出する．特発性側弯症は骨の発育完了までは進行し，以後は進行は停止する（図3-6）．

まれではあるが先天性側弯症や幼時期に発症する若年性側弯症もあり，進行が早い（図3-7）．若い人の椎間板ヘルニアなどで疼痛を回避するための筋収縮反射が起こり，側弯姿勢をとることがある．高齢者では変形性腰椎症による腰椎側弯症もみられる．

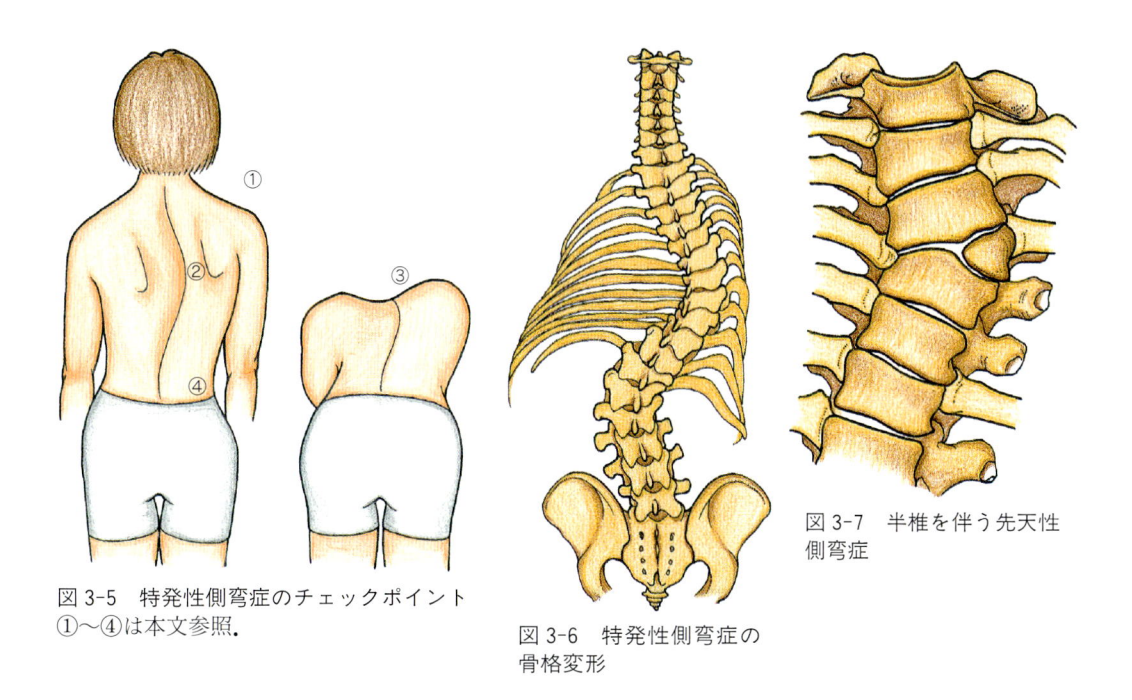

図3-5　特発性側弯症のチェックポイント
①〜④は本文参照．

図3-6　特発性側弯症の骨格変形

図3-7　半椎を伴う先天性側弯症

【治　療】

特発性側弯症と診断されたら，定期的に診察を受けて側弯の進行状態のチェックを受ける．軽度から中等度の例では自然経過で，衣服によって目立たない程度に終わることも多い．側弯の程度が強く，進行性の例では装具を着用する．衣服の上からでも目立つ変形があれば，手術的に変形を矯正して脊椎を固定する．

先天性筋性斜頸, 痙性斜頸, 先天性骨性斜頸

先天性筋性斜頸

▶症状と経過

新生児や乳児が首を片側に傾げ, 顔面は対側に向けている異常である(図3-8). 傾いている側の耳の後ろから胸の前上方にかけての筋肉, すなわち胸鎖乳突筋が緊張していて, 頭を正しい位置にしてやっても, すぐ元の位置に戻ってしまう. 生後2-4週間くらいに, 緊張した胸鎖乳突筋に小指頭大から母指頭大のしこりを触れる.

▶病態

子宮内あるいは分娩時に胸鎖乳突筋に何らかの外傷が加わり, この損傷の修復過程にしこりが発生すると考えられている. しこりは瘢痕に類似したもので, 自然に軟化し, 縮小する. 一部が索状瘢痕として残るが, この索状物が筋肉内に占める割合が少なければ, 斜頸位は目立たなく治る. 太い索状物が残れば, 斜頸位も残る. 斜頸位のままで寝かしておけば, その対側の後頭部が扁平となり, 重症例では顔面の変形も起こる(図3-9).

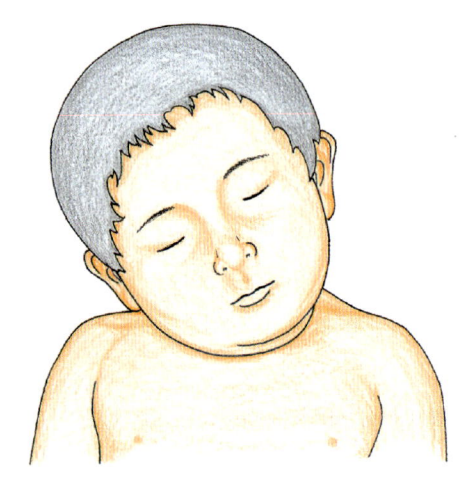

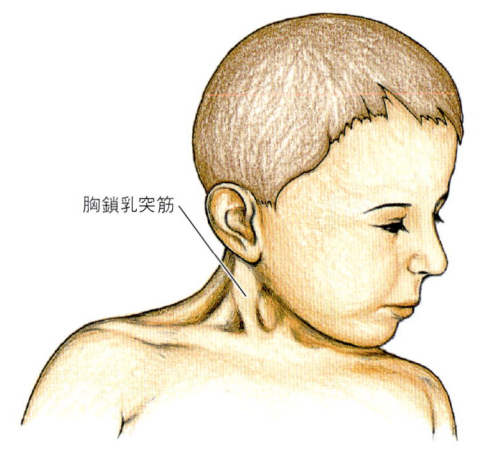

図 3-8 乳児期筋性斜頸

図 3-9 幼児期筋性斜頸

▶治療

① マッサージや徒手矯正は無効である. 後頭部の扁平化を防ぐ目的で, 斜頸位のまま寝かし続けないことが治療の基本である. 砂嚢や矯正枕で矯正位をとらせるには限界があるので, 親の手で頻回に頭の位置を直してやることが重要である.

② 生後6カ月以上経過しても斜頸位が残り, 太く緊張した索状物を触れる場合は胸鎖乳突筋の腱切り術を行う.

痙性斜頸

成人に起こる斜頸で, ひくひくと不随意に斜頸位となる(図3-10). 中枢神経の障害や心因的要因が関与しているので, 精神科, 神経内科や脳神経外科などの診療が必要である.

先天性骨性斜頸

歯突起形成異常, 癒合椎, 楔状椎など頚椎の骨性奇形の症状あるいは胸椎側弯症の関連症状として斜頸位を呈することがある. 難治性斜頸では脊椎のX線検査が必要である.

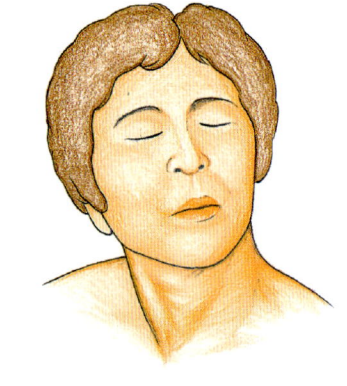

図 3-10 痙性斜頸

強直性脊椎炎

【症状と経過】(図3-11, 12)

　初期には腰背痛, 胸痛, 仙腸関節痛などを訴えるので, 腰痛の章(26頁)でも解説してある. 末期には脊柱全体が強直し, 股関節, 膝関節, 肩関節, 肘関節など体幹に近い関節も強直して日常動作がきわめて困難となる. 頚椎は軽度屈曲位で動かなくなるので, 身体の前方数メートルの限られた地点しか見ることができず, 自分の足下も見られない. コップで水を飲むときには全身を軽度仰臥位としなければならない. 股関節や膝関節が伸展位で強直すると, 椅子に腰掛けることができない. 肩関節や肘関節の強直が進むと, 食事動作や衣服の着脱も困難となる. 胸郭の動きも制限され, 深く息を吸い込むことができない. 顎関節も強直し, 口を十分に開けることができない. 若い男性で腰痛があり, 赤沈値が高いときは本症を考えるべきである.

【病　態】

　わが国での発生率は人口の0.04%となっているが, 欧米における頻度はより高い. 家系内発生が高率にみられ, 90%は男性であり, 白血球抗原HLA-B 27が患者の95%に陽性であることなどから遺伝的素因が関与しているとされている.

　多発性の関節炎症が起こり, 赤沈値は亢進するが, リウマチ反応は陰性である. 虹彩網様体炎や大動脈閉鎖不全や二次的に肺炎を合併することがある.

　関節破壊は表面的であるが, 関節面間が癒合して強直となる. 脊柱の靱帯が骨化し, 竹節脊柱(bamboo spine)を呈する(図3-12). 本症の自然経過は一様ではなく, すべてが前記のような厳しい状況になるとは限らない. 約40%の症例が不自由のない生活を営むことができている.

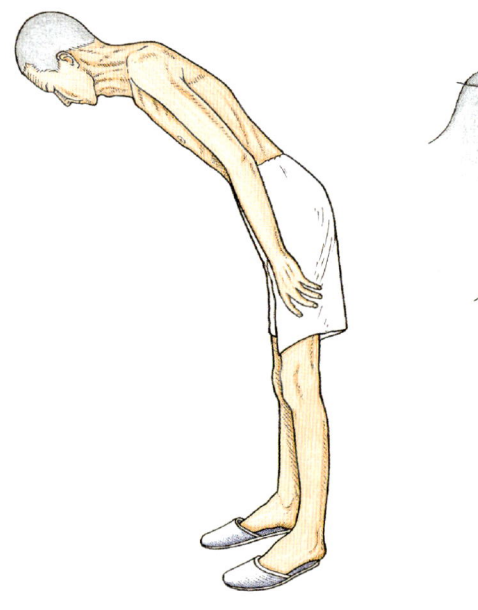

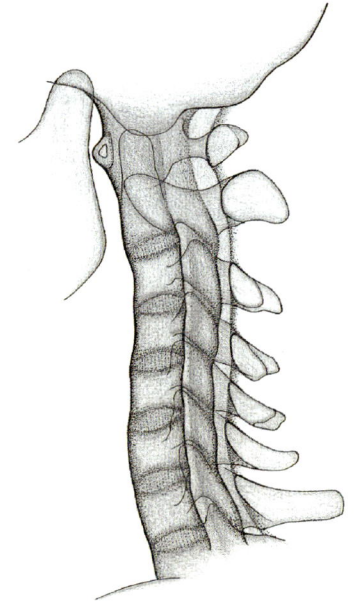

図3-11　強直性脊椎炎の全身所見　　図3-12　強直性脊椎炎の頚椎X線像

【治　療】

　関節炎症に対してはインドメタシンやジクロフェナクナトリウムが有効とされている. 強直になったとしても, 日常動作に支障の少ない肢位を保てるように留意する. 強直股関節には人工股関節置換術がしばしば行われる.

ショイエルマン病，腰椎股関節伸展拘縮

【青年性亀背，ショイエルマン病】

　10歳台前半に発症する円背で，「青年性亀背」ともいわれる．姿勢がよくないと親が気付いて受診することが多い．腰痛や背部痛を訴えることもあるが，痛みは一時的である．脊柱の可動域が制限される．円背の程度は徐々に進行するが，成長終了時には停止する（図3-13 a）．

　X線像で数個の椎体前方の高さが低くなり，椎体上下の終板輪郭の不規則像を呈し，椎間板が狭小化する（図3-13 b）．椎体は上下の軟骨終板によって発育するが，この成長軟骨板の障害すなわち骨端症の一種と考えられている（図3-14）．

　特に治療の必要はなく，病態を理解させ，自然経過をみる．

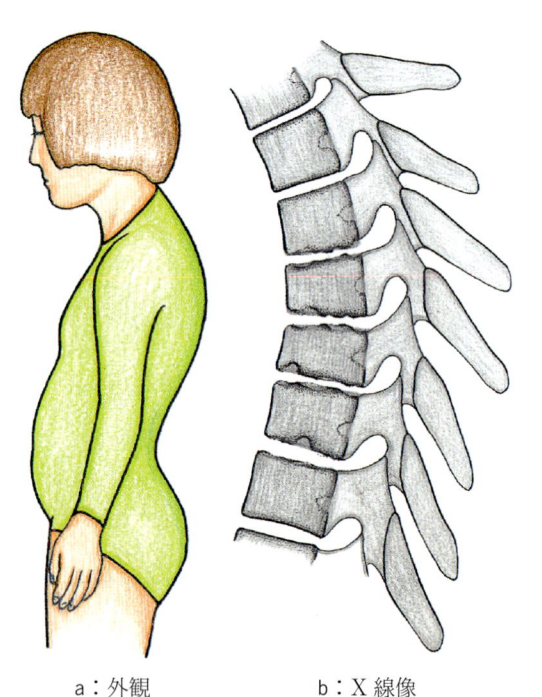

図3-14　脊椎の第二次骨核　椎体の上下にある軟骨終板（→）で椎体の高さが増大する．

a：外観　　　　b：X線像
図3-13　ショイエルマン病

【腰椎股関節伸展拘縮（Hüftlendenstrecksteife）】（図3-15）

　10歳台の腰椎椎間板ヘルニアでは痛みをあまり訴えないが，疼痛を回避するために筋緊張が高まり，異常な体位や肢位を呈する．疼痛回避性側弯はその代表的なものであるが，さらに股関節筋にも緊張が及ぶ．下肢伸展挙上制限が著明で，両下肢を一緒に持ち上げると，腰椎と下肢が一本の棒のようになってしまう．病名ではないが，この症状をドイツ語でHüftlendenstrecksteife（ヒュフトレンデンシュトレックシュタイフェ）といい，日本語では腰椎股関節伸展拘縮と訳している．

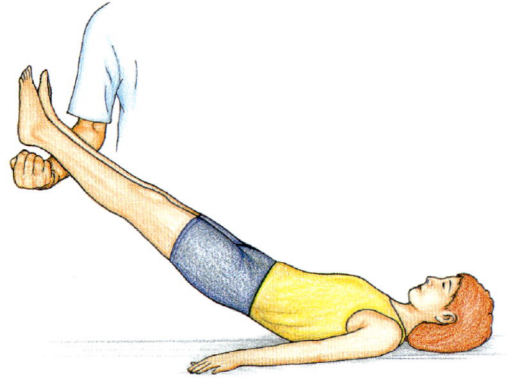

図3-15　Hüftlendenstrecksteife

肩甲骨高位症(シュプレンゲル変形), クリッペル-ファイル症候群

【肩甲骨高位症(シュプレンゲル変形)】

片側の肩甲骨が後頭部の近くの高い位置になっている変形で，頸部から肩にかけての輪郭が非対称となる．肩甲骨自体が小さく，前方に弯曲し，脊柱に近接している．肩甲骨と頸椎との間に異常な結合［肩甲脊椎骨(omovertebral bone)，あるいは線維状索状物］が残っている．肩関節の動きが制限される(図3-16)．

肩甲骨は胎生3カ月で頸椎上部から下降するが，下降せずに留まった先天異常である．男児に多く，一側性で左側に多い．側弯症，肋骨の癒合，大胸筋欠損などさまざまな先天奇形を合併する．

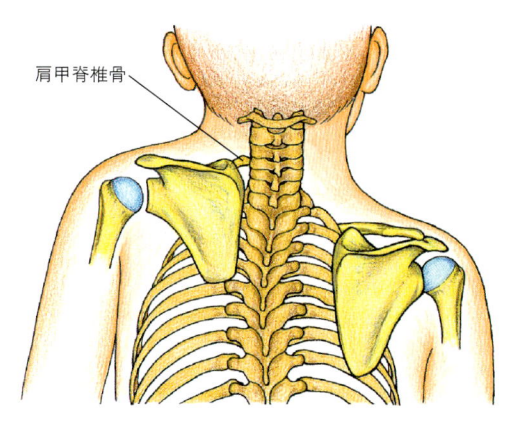

図3-16 シュプレンゲル変形

▶治 療

見かけ上気にならない軽症例では治療の必要はないが，重症例では手術が必要である．肩甲脊椎骨の摘出，肩甲骨周囲筋の解離・移行，鋼線による引き下げなどが行われる．

【クリッペル-ファイル症候群】

先天性頸椎癒合症で短い頸，毛髪の生え際(うなじ)の線が低く，頸部可動域の制限などを主徴とする先天奇形である．癒合椎の高さにより3型に分類されている．

Ⅰ型：頸椎から上位胸椎にかけての広範な癒合．Ⅱ型：頸椎の1-2椎間の癒合(図3-17 a)．Ⅲ型：頸椎癒合のほかに下部胸椎や腰椎の癒合を合併．

もっとも多いのはⅡ型で第2-3頸椎の癒合例は常染色体優性遺伝，第5-6頸椎癒合例は常染色体劣性遺伝と考えられている．シュプレンゲル変形，棘突起癒合，半椎，脊柱側弯，心奇形，腎奇形などを合併することがある．Ⅱ型では無症状のことが多く，若い時期には愁訴がない．癒合椎の上下では代償的により多くの運動を強制されるので，早期に加齢変化が出現し，頸椎症としての症状を訴える(図3-17 b)．

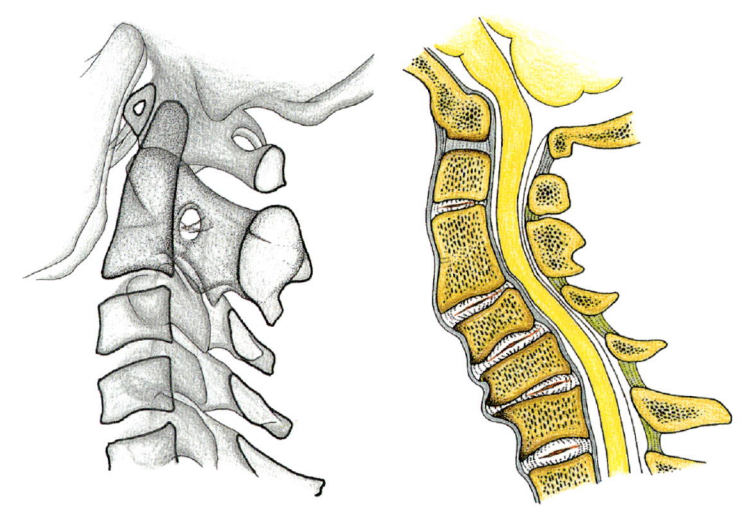

a：無症状例のX線像　　b：頸椎症合併例
図3-17 クリッペル-ファイル症候群

4 背部痛，胸壁痛

疾患・症候名	好発年齢 10 20 30 40 50 60 70	診断のヒント	頁
自然に発生する胸椎圧迫骨折	60–70	外傷の覚えがなくて背部痛を訴える場合，骨粗鬆症による脊椎圧迫骨折の可能性が高い．寝返りが困難となる．骨軟化症，骨髄腫，転移腫瘍などによる病的骨折を考える．副腎皮質ステロイド薬内服の有無を確かめる．	44
自然に発生する肋骨骨折	60–70	高齢者の胸壁痛では肋骨骨折を考える．骨折部に限局した圧痛を確認する．X線像では骨折がはっきりわからないことが多い．骨軟化症ではX線では骨改構層（Looser zone）が特徴．抗てんかん薬の使用，胃切除の既往を確かめる．	44
転移性脊椎腫瘍	50–70	背部痛が持続的で増強するときは本症を考える．原発巣不明なことも多い．体重減少，全身衰弱などに注意．	45
原因不明の背痛	20–30	脊椎過敏症ともいわれるが，安易に付ける診断名ではない．妙齢の女性で原因不明の背部痛を訴える例があるのは事実．	45
帯状疱疹	50–60	片側の肋間神経痛では本症の可能性を考える．痛みが先行し，発疹が後に出現する．高齢発症ほど症状は激しい．皮膚科書参照．	45
強直性脊椎炎	20–40	不定の背・胸壁重圧感が本症の初期症状であることがある．仙腸関節の変化に注目．	46
胸肋鎖骨肥厚症	40–60	胸肋関節と胸鎖関節部に限局性の発赤，腫脹，痛みを訴える．X線像で鎖骨の胸骨端部の骨硬化と肥厚がみられる．ほとんどの例で手の平や足の裏に膿疱症を合併する．	46
ティーツェ病	20–40	肋骨の骨軟骨移行部の疼痛と膨隆．若い女性に多い．自然に軽快する．	46
上記以外に考慮すべき疾患		原発性骨腫瘍，胸椎・肋骨結核，ショイエルマン病，胸椎椎間板ヘルニア，黄色靱帯骨化，背痛とくに肩甲間部痛を訴える場合や，発作性の胸部絞扼感を訴える場合には，頚椎疾患も考える．心臓などの内臓疾患にも注意．	

自然に発生する胸椎圧迫骨折，肋骨骨折

【自然に発生する胸椎圧迫骨折】

　高齢者が背部痛を訴えた場合にはまず脊椎圧迫骨折を考える．骨粗鬆症が進行した高齢者では明らかな外傷なしに，例えば強い咳をしたくらいで，脊椎の圧迫骨折が起こる．骨折発症の初期には非常に痛くて，寝返りが困難となる．棘突起の叩打痛を認める．自分の腕に力を入れて起き上がれるように，ベッドに枠などを取り付けるとよい．介助者がぐいっと起こすと，ものすごく痛いものである．初期の痛みはほぼ2カ月で軽快して，円背を呈する．

　X線像で多発性の圧迫骨折像を認めることが多いが，本人が自覚していない程度の明らかな外傷なしに発生した骨折の跡である（**図4-1**）．

　痛みが軽快せずに継続する場合には，骨軟化症，骨髄腫，転移性腫瘍などによる病的骨折を考えて，精査する．副腎皮質ステロイド薬内服の有無も確かめる．

【自然に発生する肋骨骨折】

　高齢者が胸壁痛を訴える場合はまず肋骨骨折を考える．机の角に胸を打ったなどの明らかな外傷を伴うことが多いが，外傷が不明のこともある．痛みが強い部位を患者さんに教えてもらい，検者の指先で圧痛を調べる．患者さんが"痛い，そこそこ！"という場合は，X線像ではっきりしなくても，肋骨骨折と診断する．

　バストバンドで固定するが，あまりきつく締め付けると苦しい．2週間くらいで激しい痛みは軽くなり，4週間くらいで治癒する．

　全身の骨萎縮を呈する患者さんの中には骨軟化症が潜在していることがある．抗てんかん薬の長期使用，胃切除，肝臓・腎臓疾患などの既往をチェックする．血液検査を行い，血清カルシウムの低値，アルカリホスファターゼの上昇を調べる．

　X線像で改構層（Looser zone）といわれる骨透明帯がみられることがある（**図4-2**）．脆弱化した骨が力学的ストレスによって徐々に骨折を繰り返した痕跡である．肋骨以外に骨盤，大腿骨頚部，肩甲骨，中足骨などにも左右対称的に発生する．

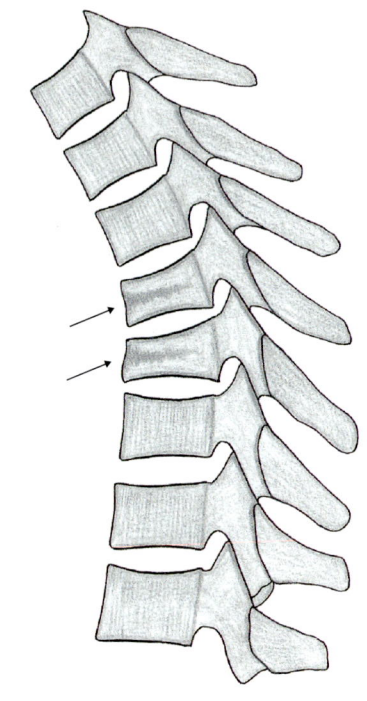

図4-1　自然に発生する胸椎圧迫骨折

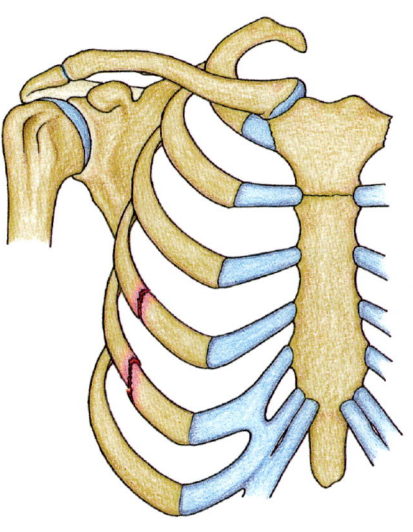

図4-2　自然に発生する肋骨骨折

転移性脊椎腫瘍，原因不明の背痛，帯状疱疹

【転移性脊椎腫瘍】

　高齢者が背部痛を訴えた場合にはがんの脊椎転移の可能性を念頭におく必要がある．原発巣がわかっていないがんが転移巣で初めてみつかることもある．食欲が衰え，体重が減少し，元気がないなどの全身所見に注意する．背部痛は常に増強し，軽快の傾向がない．痛みだけでなく，脊柱全体の動きが制限されている．歩行や階段昇降が不安定となったり，足がしびれたりといった脊髄不全麻痺症状も現れる．

　X線像ではごく軽微な破壊像を見逃さないように留意する．前後像における椎弓根像の輪郭不整所見はがん転移に特徴的である．椎体の破壊像や圧潰像が現れれば診断は容易であるが(図4-3)，その前に疑わしい症例にはMR画像検査を行うべきである．原発巣は肺がん，乳がん，前立腺がん，甲状腺がん，肝がん，腎がん，直腸がん，子宮がんなどである．前立腺がんや乳がんの一部の骨転移巣では骨硬化像を示す．罹患椎上下の椎間板狭小化がみられないことが，化膿性脊椎炎や結核性脊椎炎との鑑別点である．

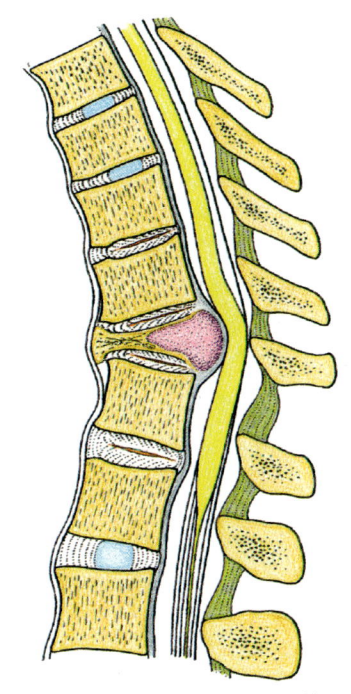

図4-3　転移性脊椎腫瘍による椎体圧潰像

▶治　療

　原発巣の担当医と協力して治療計画を立てる．痛みや脊髄麻痺などによる苦痛を緩和する目的で，脊椎の手術も行われる．

【原因不明の背痛】

　臨床所見やX線所見で異常がみられないが，背部痛を訴え続ける患者さんがいるのは事実である．かつては「脊椎過敏症」ともいわれたが，妙齢の女性に多く，棘突起の圧痛に比べて叩打痛を強く訴える傾向がある．

　この病態の原因は不明なので，本書では「原因不明の背痛」とした．このような患者さんをどう取り扱うかが問題である．X線検査や，場合によってはMR画像検査で異常がないことを確認した上で，よく説明してまず経過をみる．納得して痛みが軽快する例もあるが，頑固に痛みを訴える例もある．家庭や職場の環境や対人関係が関与している場合もあるので，その不満に耳を傾けるのも整形外科医の役割であろう．心因反応による痛みが強く疑われる場合は，精神科の受診を勧める．

【帯状疱疹】

　帯状疱疹の初発症状として，胸壁や腹壁に激しい痛みを訴えることがある．肋間神経の走行に沿って走る片側性の痛みである．痛みに引き続いて，浮腫性紅斑と水疱が出現する(図4-4)．高齢者や免疫機能低下者に多い．

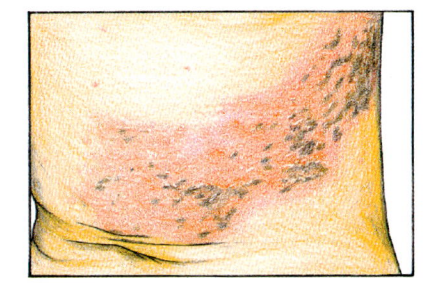

図4-4　帯状疱疹

▶治　療

　初期に抗ウイルス薬を内服あるいは点滴静注する．頑固な神経痛を予防するために，副腎皮質ステロイド薬混入の神経ブロックが有効である．

強直性脊椎炎，胸肋鎖骨肥厚症，ティーツェ病

【強直性脊椎炎】

若年男性が不定の胸壁痛を訴えたときには本症を疑う．胸骨の線維軟骨結合は好発部位とされている（39頁，図 3-12 参照）．

【胸肋鎖骨肥厚症】

胸鎖関節と胸肋関節部に痛みと限局性の発赤・腫脹を訴える．圧痛と軽度の熱感を認める（図 4-5 a）．X線像で胸鎖関節中心の骨硬化と骨肥厚が認められる（図 4-5 b）．ほとんどの症例で手の平や足の裏に発赤と膿疱形成，すなわち掌蹠膿疱症を合併する（図 4-6）．仙腸関節や脊椎にも病変が現れることもあり，掌蹠膿疱症性関節骨炎ともいわれる．本態は炎症疾患で，症状に波があり，自然治癒の傾向が高い．

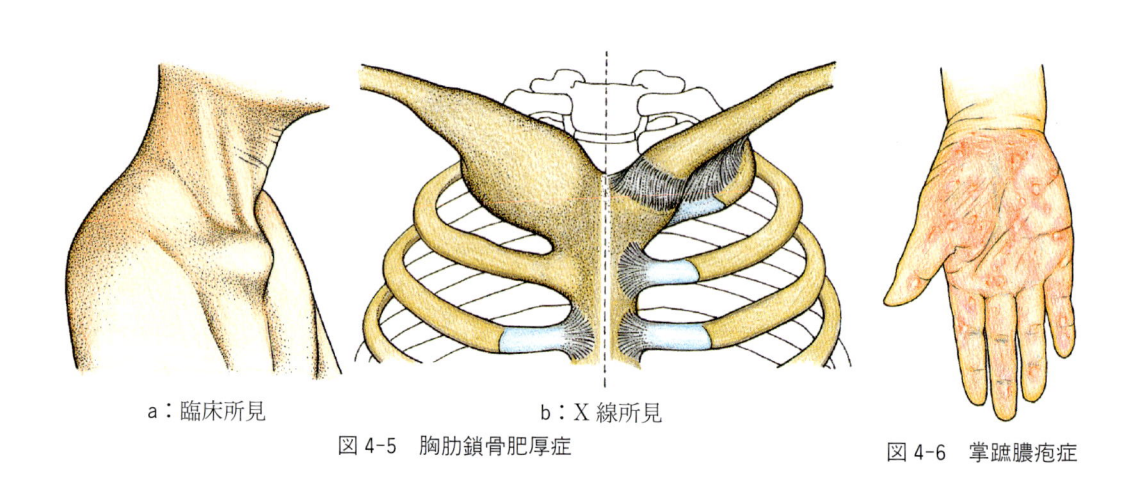

a：臨床所見　　b：X線所見

図 4-5　胸肋鎖骨肥厚症

図 4-6　掌蹠膿疱症

【ティーツェ病】

前胸壁痛を訴え，第2あるいは第3の肋軟骨部に軽度の腫脹・発赤と圧痛を認める（図 4-7 a）．原因は不明であるが，骨軟骨の炎症と考えられている．X線像で一過性の石灰化を認めることもある（図 4-7 b）．女性に多い．自然に軽快するが，狭心症と紛らわしい部位の痛みなので，患者さんは心配する．

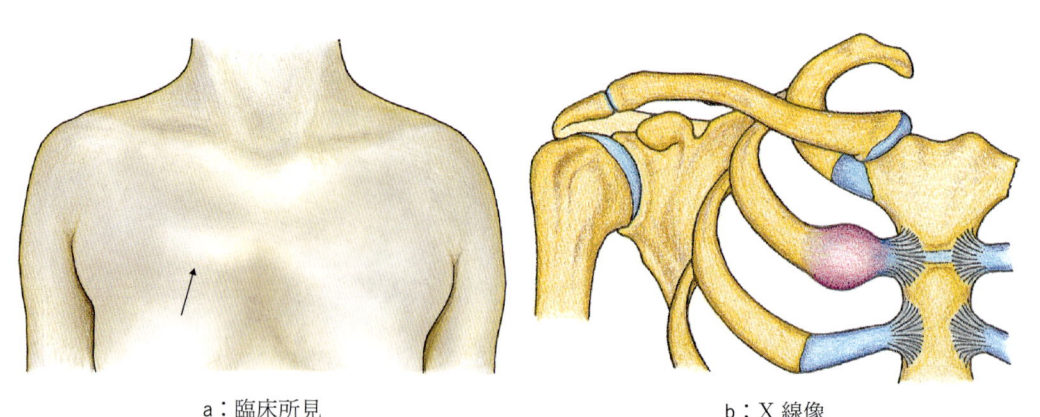

a：臨床所見　　b：X線像

図 4-7　ティーツェ病

5 脊髄麻痺

疾患・症候名	好発年齢 10 20 30 40 50 60 70	診断のヒント	頁
頚椎症性脊髄症	50-70	手足のしびれで始まり，上下肢の痙性麻痺が緩徐に進行．箸が使いにくい．足がよく上がらない，歩行が不安定となる．	48
外傷性脊髄損傷	10-70	明らかな麻痺例から手足のしびれまで症状の程度は多様．脊椎のX線所見で骨折のない場合もある．スポーツ・交通・労働外傷など．	49
胸椎後縦靱帯骨化症，黄色靱帯骨化症	50-60	徐々に症状が出現する場合と外傷を契機にして急に症状が増悪することがある．頚椎だけでなく，胸椎にも発生する．	50
関節リウマチによる頚椎病変	40-60	進行した関節リウマチでは環軸椎脱臼と下位頚椎の破壊を高率に伴う．頚部の運動時雑音，頚項部痛と脊髄麻痺を示す．8頁参照．	8
転移性腫瘍	50-60	進行性の麻痺では本症の存在を念頭におく．原発巣が不明な例も少なくない．10，25，45頁参照．	10 25 45
脊髄腫瘍	30-50	緩徐ないし急速進行性の痙性麻痺を訴え，原因らしい脊椎の骨変化がみられなければMR画像をとって調べる．ときに排尿障害が起こる．	51
破壊性脊椎関節症	30-50	長期透析患者に起こる脊椎の破壊性病変．頚椎の不安定性や後弯変形，項部痛，上肢放散痛，脊髄麻痺を起こす．	52
脊髄空洞症	30-50	上肢のしびれ，痛み，痛覚障害，手指の脱力などで初発し，痙性麻痺となる．MR画像の進歩によりまれな疾患ではないことが判明した．	52 53
脊髄動静脈奇形	30-50	脊髄硬膜動静脈瘻は40歳以後の男性に多い．徐々に進行する下肢麻痺，症状の軽快と増悪を繰り返す．感覚障害のレベルも一定せず，神経根刺激痛を伴うことがある．本症の存在を念頭においてMR画像検査を行う．	54
筋萎縮性側索硬化症	40-60	筋萎縮，線維性筋萎縮は左右差があり，緩徐進行性．構語障害，舌萎縮など．感覚障害はないが，腱反射は亢進．	56
多発性硬化症	30-50	視力，筋力低下で初発．上肢の企図振戦．下肢痙性～失調．症状は多様性で脊椎に起因する麻痺との鑑別が問題となる．	56
頭蓋底陥入症，歯突起形成異常	40-60	頭蓋底陥入症，歯突起形成異常など．中年以降の頭痛，めまい，上下肢の運動・感覚障害患者では疑ってみる必要がある．	57
脊髄硬膜外血腫，脊髄卒中，前脊髄動脈閉塞症候群	50-60	急性発症の脊髄麻痺．硬膜外，硬膜下，くも膜下および脊髄実質内の出血がある．前脊髄動脈閉塞もある．	55
放射線脊髄障害	50-60	放射線照射歴のある患者で，徐々に進行する麻痺を訴えたときに考える．発症までに1～1年半の潜状期があることに注意．	58
結核性脊椎炎（ポット麻痺）	10, 50-60	最近はまれになった．古い脊椎カリエスによる脊椎変形に加齢変化が重なって麻痺を起こす．	58
上記以外に考慮すべき疾患		頚椎・胸椎の椎間板ヘルニア，多発性骨髄腫などの原発腫瘍，ポリオ，ギラン・バレー症候群，遺伝性ポリニューロパシー，パーキンソン病，筋ジストロフィー，脳性麻痺の特殊な型，脊髄癆など．	

頚椎症性脊髄症

【症状と経過】

　中年以降に好発する．頚痛，肩こり，腕や手のしびれで始まり，頚を強く背屈するとこれらの症状が増強し，腕や手指に放散する痛みを感じる．上・下肢の麻痺症状が徐々に進行する．箸が使いにくい，細かい字が書きにくい，足がよく上がらない，歩行や階段昇降に不安定な感じがする．当初は本人だけが感じる不安定感であるが，誰が見ても不安定な歩行であることがわかるようになる．指の感覚が鈍くなり，箸が使えず，スプーンなどを使うようになる．足や足趾の感覚も鈍くなる．両手・両足が麻痺するので四肢麻痺といわれる．さらに進行すれば排尿障害が現れる．排尿開始遅延，尿線の勢い低下，残尿感などの症状であるが，本人が気が付いていない場合もあるので，問診で確かめる．

　転倒や追突事故などの外傷を契機として，潜行していた脊髄症が急激に増悪することがある．

【病　態】

　加齢変化としての頚椎の椎間板変性が基礎病変である．椎間板が狭小化し，骨棘が形成されるが，当初は無症状のことが多い．骨棘が大きくなって腕にいく神経の出口が狭められると，腕痛や手指のしびれが起き，これを**神経根症状**という．骨棘が後方に大きく突出すれば下肢の症状が現れるが，これを**脊髄症状**という．通常は両症状が合併している．第5/6頚椎間がもっとも多く，次いで第6/7，第4/5頚椎間に多い．

　X線像上の変化と症状は必ずしも並行しない．X線像で大きな骨棘がみられても無症状な例が多数あるので，神経症状とX線所見との一致性を確かめなければならない．脊髄は背骨の後方部分を形成する骨の管に収まっているが，この管を脊柱管という．脊柱管の太さには個人差があり，脊柱管がもともと狭い人には脊髄症が発症しやすい(図5-1)．

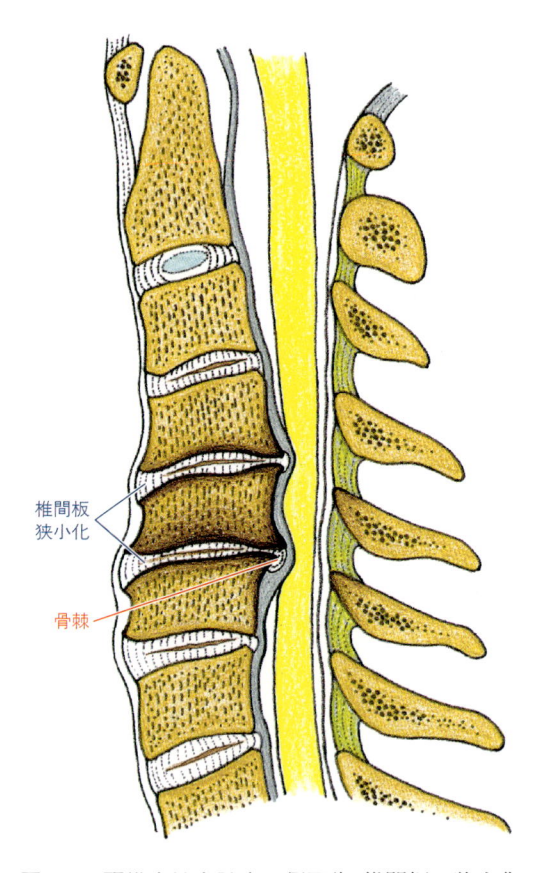

図5-1　頚椎症性脊髄症の側面像　椎間板の狭小化と骨棘．

【治　療】

①まず保存的治療を試みる．頚椎に負担がかからないように，こまめに休む．頚椎カラーを使用する．安静の目的で頚椎の持続牽引が有効な例も多い．

②進行例には脊髄を除圧する手術が行われる．手術は前方あるいは後方から神経の圧迫を除去して，脊椎を固定する．前方除圧・固定術は頚の前方を切開して，1-2椎間の椎体前方を亜全摘して圧迫を除去し，骨移植して脊椎を固定する．後方除圧・固定術は頚の後方を切開し，椎弓を切除ないし拡大して，固定する．

外傷性脊髄損傷

【症状と経過】

交通事故，高所からの転落，スポーツ外傷などで脊椎の骨折や脱臼骨折を起こした結果として脊髄が損傷される．好発レベルは頸椎と胸腰椎移行部である．

▶頸髄損傷

オートバイ運転時などは頭部を守るためにヘルメットの着用を義務づけられているが，ヘルメットは頸椎損傷を防止できない．

交通事故の患者では頸髄損傷の可能性を念頭において診察すべきである．まず呼吸が十分できるかを確認する．第4頸髄より高位の損傷では，横隔膜運動も麻痺して人工呼吸が必要になる．第5頸髄以下の損傷でも肋間神経麻痺のために胸郭が十分に拡大できなくなる．指の屈曲・伸展，肘の屈曲・伸展，肩の挙上ができるかを調べる．下肢では足関節の自動背・底屈を調べる．指先や足趾を針で刺激して痛覚障害の有無を確認する．痛覚の完全消失例では両上・下肢の麻痺すなわち四肢麻痺を残す可能性が高い．

X線像で骨折や脱臼が明らかでない頸髄損傷がしばしばみられる．高齢者では骨折や脱臼を起こすほどの外力が加わらなくとも，脊髄が損傷される．脊髄の中心部の麻痺を起こす傾向があり，手袋と靴下で被われる範囲のしびれが強く，中心性頸髄損傷といわれる．麻痺は下肢から回復が始まり，自排尿が可能となるが，手指のしびれが残る．

▶胸腰髄損傷

胸郭で守られている胸椎から可動域の大きい腰椎に移行する胸腰椎移行部は損傷を受けやすい．脊椎圧迫骨折で椎体後壁が損傷された場合や脱臼骨折で椎体間にずれが起こった場合に脊髄が損傷される（図5-2,3）．両下肢の麻痺，すなわち対麻痺を起こす．

【病態】

受傷時瞬間に椎体後壁の損傷や椎体間のずれがどの程度起こっていたかによって脊髄損傷の重症度が決まる（図5-2,3）．頸椎の過伸展損傷では前方から骨棘や椎間板，後方から椎弓上縁によって脊髄が挟み込まれる損傷を起こすが，受傷後のX線像では骨障害がみられない（図5-4）．

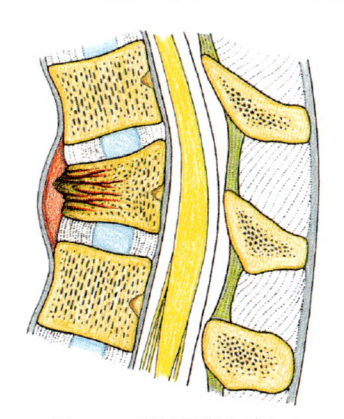

図5-2　脊髄損傷を伴わない脊椎圧迫骨折

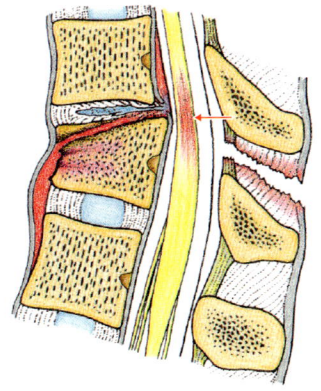

図5-3　脊髄損傷を伴う（←）脊椎脱臼骨折

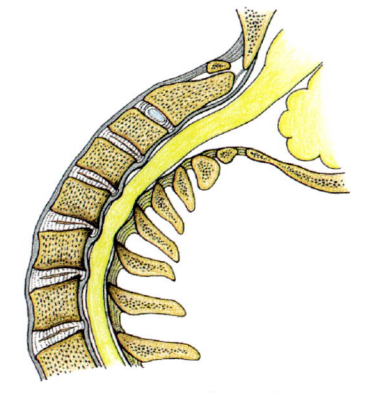

図5-4　頸椎過伸展損傷
脊髄は前方骨棘と椎弓上縁に挟み込まれる．

【治療】

①受傷後24時間以内では損傷脊髄近傍に出血や浮腫が拡がるので，損傷部位を無謀に動かさないことが重要である．②呼吸を確保するためには気管内挿管または気管切開が必要である．③尿路管理には間欠導尿法が優先されるが，感染予防と膀胱容量の維持につとめる．④2-4時間に1回の体位変換を行い，褥瘡を予防する．⑤早期リハビリテーションを開始する．

胸椎後縦靱帯骨化症，黄色靱帯骨化症

【症状と経過】

頚椎後縦靱帯骨化症については「頚・肩・腕痛」の章(7頁)で詳しく述べた．この章では胸椎の後縦靱帯骨化症と黄色靱帯骨化症について記述するが，頚椎後縦靱帯骨化症と合併している例も多いので，上肢の症状にも注意する．歩行時に足が持ち上がらない，ふらついて片脚で立っていられない，階段の登り降りに手すりに頼るなど，下肢の不全麻痺が徐々に現れる．下肢の感覚低下も伴うので，腰部脊柱管狭窄症による歩行障害と紛らわしいが，腰痛の訴えは軽く，間欠性跛行を示さない傾向がある．

【病　態】

後縦靱帯骨化症，黄色靱帯骨化症ともに胸椎下部から腰椎上部に多いので，胸腰椎移行部の側面X線像を注意深く観察する．椎体後縁にへばりついた骨化巣がみられれば後縦靱帯骨化症を疑う(図5-5)．黄色靱帯骨化症は側面像で椎間関節から椎間孔にくちばし状に突出した骨陰影を認める(図5-6)．断層X線撮影，CT横断像やMR画像で確認する．

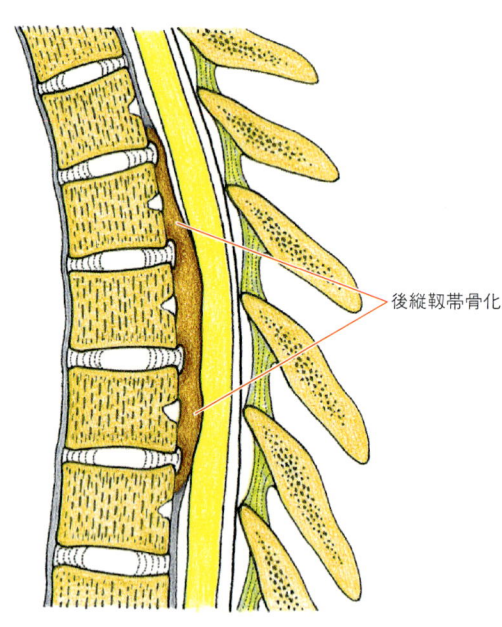

図5-5　胸椎の後縦靱帯骨化症

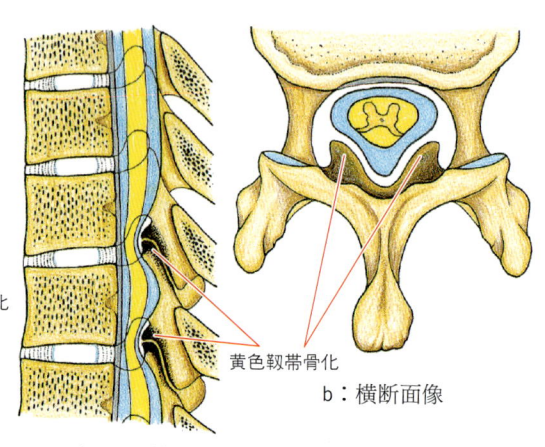

図5-6　胸椎の黄色靱帯骨化症
a：側面X線像
b：横断面像

【治　療】

- 脊髄麻痺症状が進行した例には手術が行われる．後縦靱帯骨化症を前方から摘出するためには胸郭を開かなければならないので，高度の技術が必要ではあるが，後方進入前方除圧術が開発されている．
- 黄色靱帯骨化症に対しては椎弓切除術が行われる．骨化巣を椎弓と一緒に摘出した標本をみると，X線像でみられた小さい骨化巣がかなり大きい隆起物であることがわかる(図5-7)．

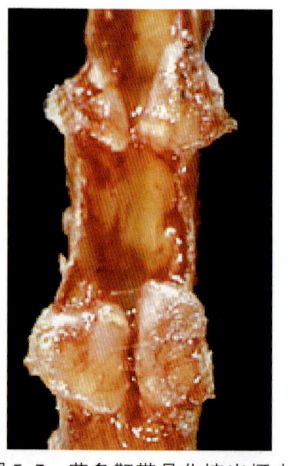

図5-7　黄色靱帯骨化摘出標本
骨化部がもり上がって脊髄を圧迫する．

脊髄腫瘍

【リウマチ性脊椎炎】
8頁参照．

【転移性脊椎腫瘍】
10頁，25頁，45頁参照．

【脊髄腫瘍】
両下肢の麻痺が進行性であり，原因らしい脊椎のX線変化がみあたらない場合には，脊髄腫瘍の可能性を考えMR画像検査を行う．腫瘍と脊髄あるいは硬膜との位置関係から硬膜外腫瘍，硬膜内髄外腫瘍，髄内腫瘍に分類される．

▶**硬膜外腫瘍**（図5-8）

脊柱管内の硬膜外に発生する．乳がん，肺がん，悪性リンパ腫などの転移性腫瘍が多い．原発性腫瘍としては神経鞘腫や脂肪腫などがある．脊髄造影では硬膜管が先細りの像を示すが，MR画像でも硬膜管自体の圧迫像がわかる．

▶**硬膜内髄外腫瘍**（図5-9）

硬膜内に発生し脊髄を外から圧迫する．全脊髄腫瘍65％を占め，神経鞘腫と髄膜腫が多い．神経鞘腫は脊髄後根のシュワン細胞から発生することが多く，髄膜腫も神経根鞘から発生するものでは，発病初期に一過性の神経根刺激症状を伴う．脊髄造影では拡大した硬膜管内に境界鮮明な騎跨状停止像を呈するが，MR画像でも髄液と腫瘍の境界が明瞭である．神経鞘腫は髄膜腫と比較してくりっと分界されており，腫瘍の摘出が容易である．髄膜腫は発生母床の硬膜を含めて摘出する必要がある．腫瘍が椎間孔を通って脊椎外に拡大し砂時計状となることがある．

▶**髄内腫瘍**（図5-10）

脊髄実質内に発生する．腫大した脊髄内に腫瘍が認められる．組織学的には上皮腫，星状細胞腫，血管芽腫，海綿状血管腫などである．脊髄を切開して腫瘍を摘出あるいは切除するが，完全摘出は容易でない．

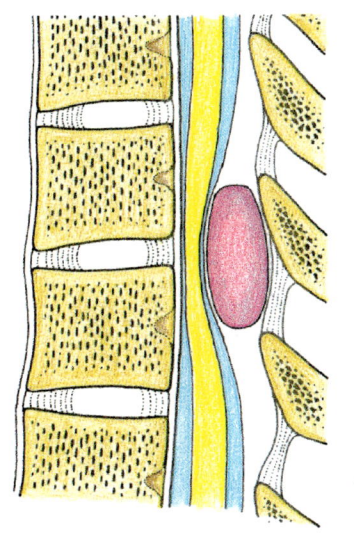

図5-8　硬膜外腫瘍

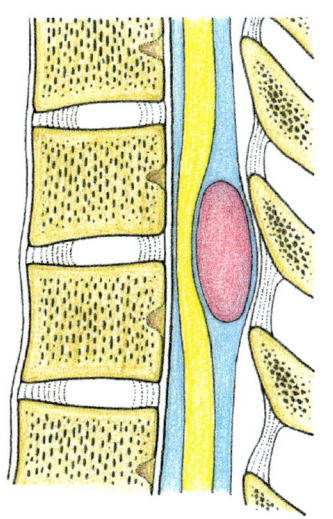

図5-9　硬膜内髄外腫瘍

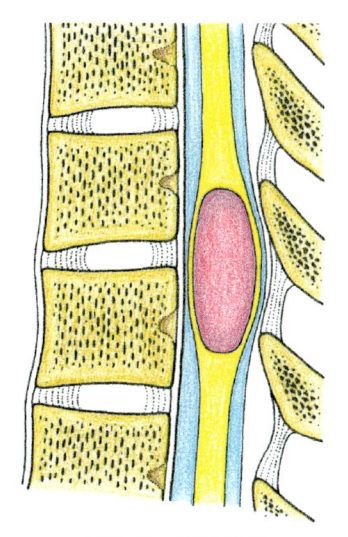

図5-10　髄内腫瘍

破壊性脊椎関節症，脊髄空洞症

【破壊性脊椎関節症】

長期透析患者に脊椎や関節の破壊を起こす疾患である（図5-11）．透析期間が5年以上の患者の20-30%にみられ，高齢者ほど高頻度である．頚椎に発生することが多く，腰椎にも発生する．初期症状として頚椎の不安定感，項部痛や上肢への放散痛を訴える．破壊が進行すれば，頚髄麻痺を起こす．

X線像では椎間板に近接する椎体の破壊像，椎間板の狭小化，椎体間亜脱臼やずれ，後弯変形などがみられるが，骨棘が形成されないことが特徴である．長期の透析患者には定期的な頚椎X線撮影が必要である．

透析によって発生したアミロイドが椎体に蓄積し，異物排除反応としてマクロファージや破骨細胞が動員された結果として骨破壊が起こる．

▷治　療

早期発見例では，臥床安静や頚椎カラーの装着によって破壊の進行が停止する例がある．頚髄症が進行した例には，後方除圧術や前方除圧固定術が行われる．

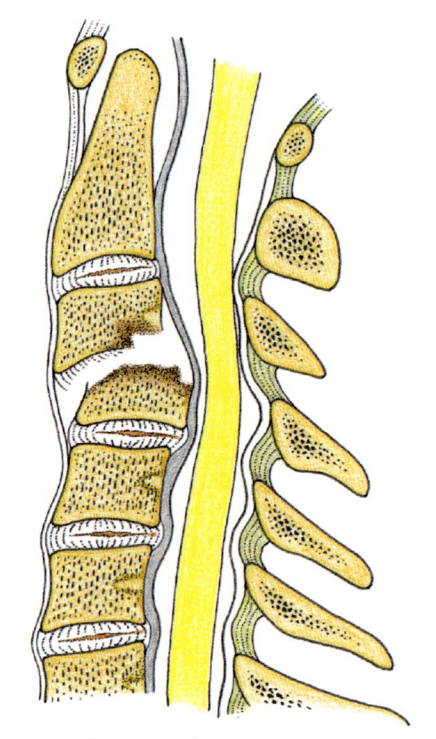

図5-11　破壊性脊椎関節症

【脊髄空洞症】

種々の原因により脊髄に空洞を形成する慢性進行性の疾患である．まれな疾患であるが，MR画像の普及により診断される症例数が増加している．脳の先天性奇形（キアリ奇形）に合併する例が半数ほどで（図5-12），脊髄の外傷や腫瘍にも合併する．性差はなく20-30歳台に発症するが，小児の脊柱側弯症にも合併する．特徴は温覚と痛覚の障害である（次頁図5-13）．腕を強くつままれても，触れられているという感覚はあるのに痛みを感じない，あるいは火傷をしても熱さを感じないという訴えが多い．進行すれば，上肢の遠位つまり手指に優位な脱力と筋萎縮から下肢の痙性麻痺となる．しかし症状の進行が停止したり，改善したりする例もある．

▷治　療

日常生活の支障が大きく，しびれや痛みが激しい場合には後頭蓋窩減圧術，空洞-くも膜下腔短絡術などの手術も行われる．

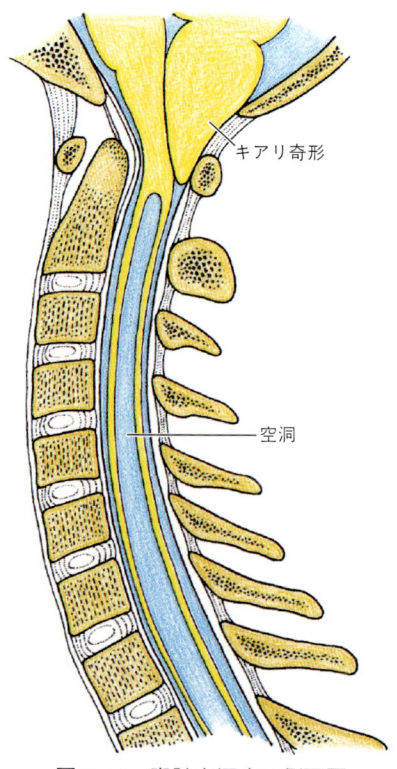

図5-12　脊髄空洞症の側面図

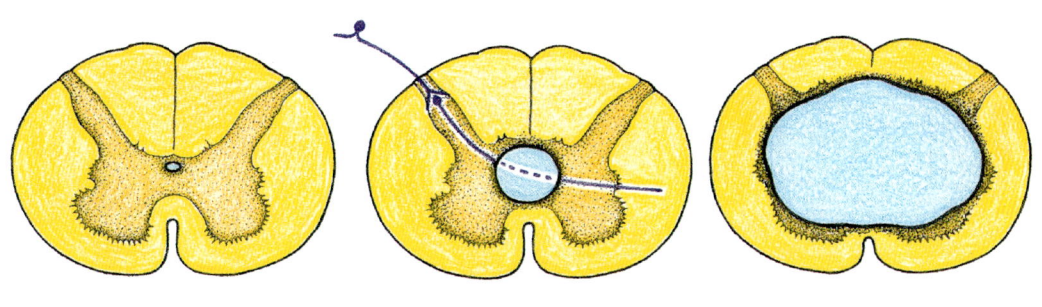

a：正常の中心管　　　　b：初期例：脊髄内で対側に交叉　　　c：進行例
　　　　　　　　　　　　　する温痛覚が障害される．

図 5-13　脊髄空洞症の断面図

ほっと一息　椎間板や軟骨のクッション効果

- 椎間板や軟骨にはクッション効果がある．
- しかし単一なスプリングではない．
- 2つのスプリング（S1, S2）とダッシュポット（D）からなる力学的3要素モデルに例えられる．
- ダッシュポットは粘性をもつ流体，例えば水飴のようなものが入った桶に円板が浮かんでいて，この円板が圧力に応じて上下に動くものである．

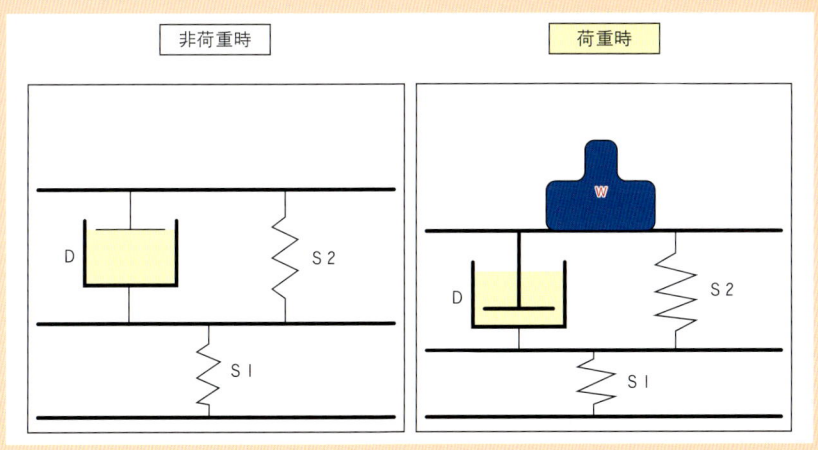

非荷重時　　　　　　　　　荷重時

図　2つのスプリングとダッシュポットからなる椎間板や軟骨の力学モデル

- 荷重Wが加わったとき，まずS1が縮んでクッションとして働く．
- 時間経過とともにダッシュポット上の板が下に沈んできて，粘性流体のクッションが働く．
- 荷重を除いたとき，S1はすぐ回復するが，ダッシュポットの抵抗のために，S2の回復は遅れる．
- S2の回復力によって，ダッシュポットが徐々に回復する．
- 長時間にわたって荷重が加わっていれば，ダッシュポットの円板は底まで押し込まれ，容易に回復しない．

この特性から，身体の使い方について大切なことは：
①同じ姿勢を長く続けるべきではない．
②円板が底まで押し込まれる前に，こまめに休みを入れるのがよい．
③保温はダッシュポット内の流体の粘性を下げるので，疲労回復に有用である．

脊髄動静脈奇形

【症状と経過】

　脊髄動静脈奇形は髄内動静脈奇形，傍脊髄動静脈瘻，脊髄硬膜動静脈瘻に分類される．脊髄硬膜動静脈瘻は40歳以後の男性に多い．徐々に進行する下肢麻痺，症状の軽快と増悪を繰り返す．感覚障害のレベルも一定せず，神経根刺激による激痛を伴うことがある．発症高位は下位胸髄，腰髄および脊髄円錐で，脊髄円錐に発症すれば膀胱直腸障害を起こす．不定の脊髄麻痺症状を認める例では，本症の存在を念頭においてMR画像検査を行う．

【病　態】

　硬膜動静脈瘻は，何らかの後天的要因によって，神経根に伴走する動脈と硬膜の静脈との間に動静脈瘻（シャント）を形成する（図5-14, 15）．その結果，怒張した静脈による圧迫や慢性的な髄内阻血によって麻痺症状を起こす．T2強調画像で脊髄背面の硬膜内髄外に怒張した血管陰影が見られ，ガドリニウムで強調表示される．最近ではむしろ選択的血管造影が行われ，流入動脈，ナイダス（吻合巣），導出静脈が確認される（図5-16, 17）．傍脊髄動静脈瘻は20歳以下にも発生し，くも膜下出血を起こす．髄内動静脈奇形は幼児期と青年期に発生し，脊髄内出血を起こす．

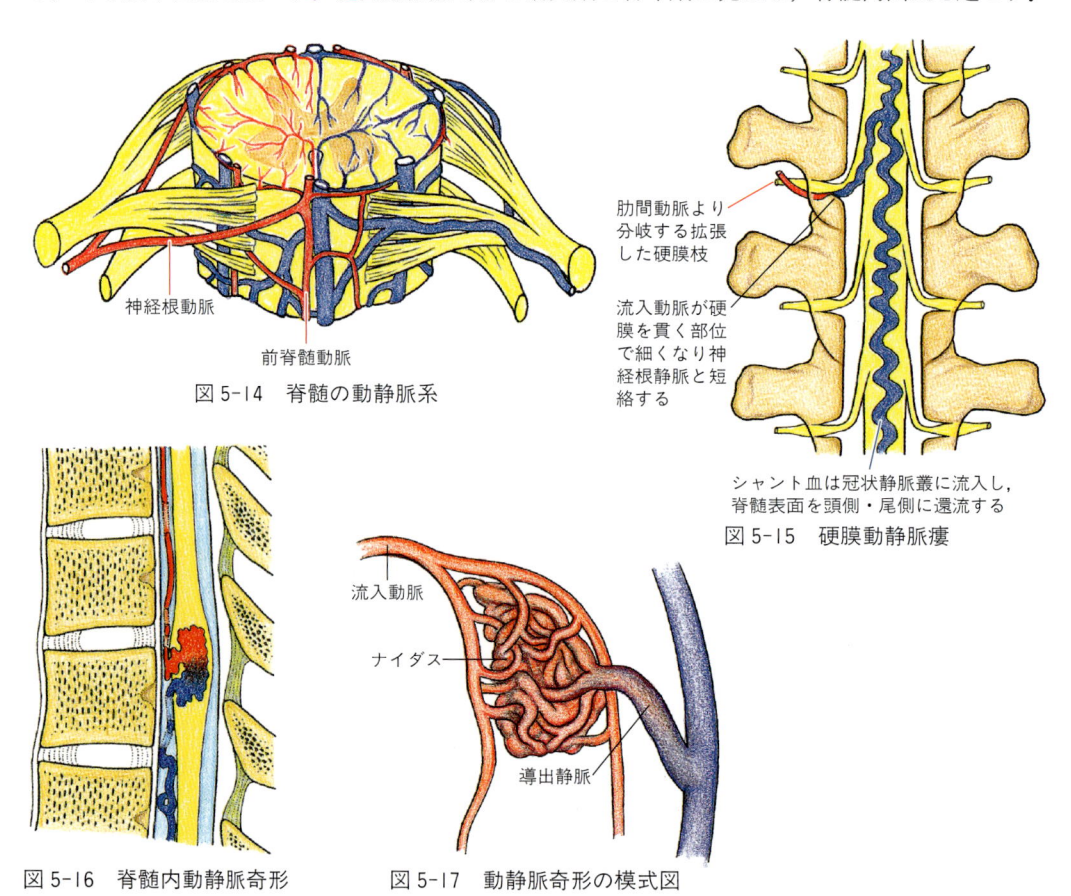

図5-14　脊髄の動静脈系

図5-15　硬膜動静脈瘻

図5-16　脊髄内動静脈奇形

図5-17　動静脈奇形の模式図

【治　療】

　椎弓切除をして脊髄後面に達しシャント部をクリップする．主シャント部を決めることが難しく，静脈瘤の摘出できる例は限られている．選択的血管造影によって流入動脈を探り，人工塞栓術（エンボライゼーション）を行う方法も開発されている．

脊髄硬膜外血腫，脊髄卒中，前脊髄動脈閉塞症候群

　脊髄は脳と同じ中枢神経で硬膜，くも膜に被われており，各層ごとの出血や血管閉塞が起こる．頻度は低いが，急激発症の脊髄麻痺に対してはMR画像検査を行うことが重要である．MR画像の普及によって脊髄の血行障害と診断される症例が増加している．

【脊髄硬膜外血腫】

　脊髄硬膜外血腫（図 5-18）は外傷とくに脊椎の手術後，周辺の注射や腫瘍などに続発するが，原因不明の特発性出血もある．血腫が確認されたら早急に手術して，除去する．

【脊髄卒中】

　脊髄実質内出血（図 5-19），くも膜下出血，硬膜下出血を総称して脊髄卒中という．外傷に起因するものが多いが，特発性のものとしては脊髄動静脈奇形，動脈瘤，血管腫などが原因とされる．突発する背部痛と障害レベル以下の感覚消失，弛緩性対麻痺ないし四肢麻痺，膀胱直腸障害など重篤な臨床症状を呈する．強い自律神経障害をきたし，ショック状態となることもある．髄液は血性ないしキサントクロミー（黄色）を呈する．血腫除去術の対象となる場合もあるが，脊髄内出血は対症療法に限定される．

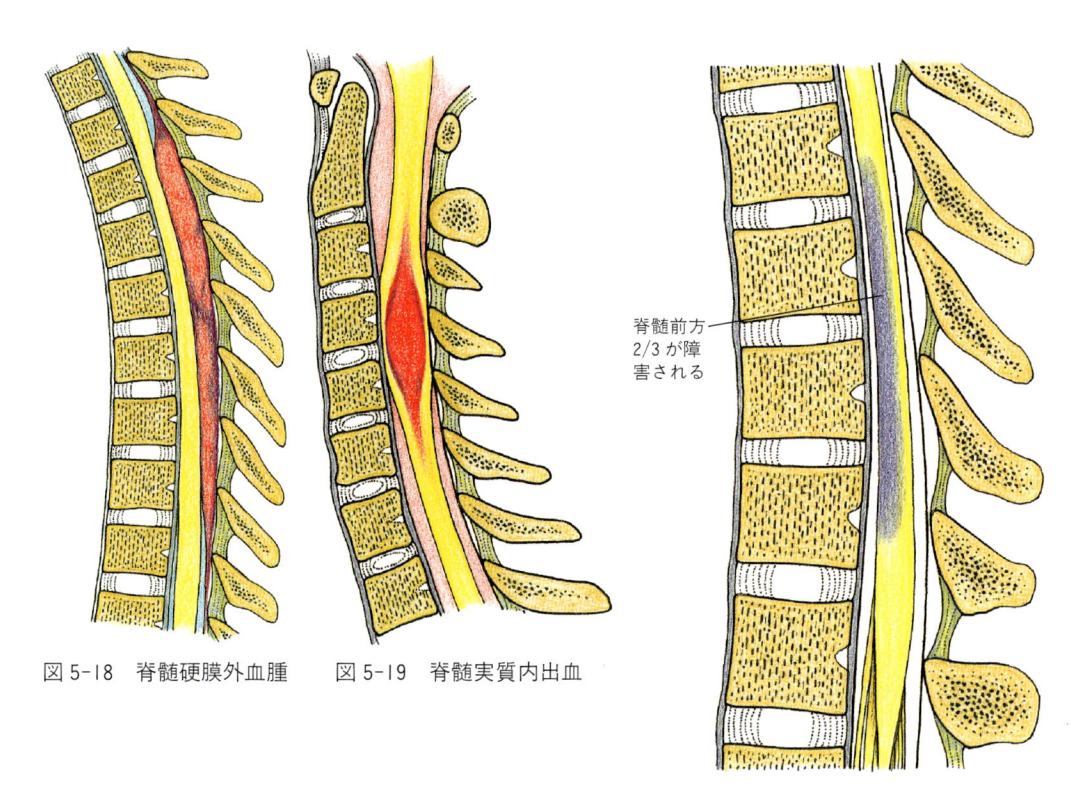

【前脊髄動脈閉塞症候群】

　前脊髄動脈閉塞症候群（図 5-20）は脊髄の主要血管の閉塞をきたす疾患で，突然胸や背中の痛みを訴え，脊髄麻痺が急速に出現する．動脈硬化，血栓症，膠原病，解離性動脈瘤などの血管病変を持っている人に発生しやすい．脂肪塞栓症や潜水病に合併する．椎間板ヘルニア，脊椎腫瘍，後縦靱帯骨化症などの脊髄圧迫の結果として起こることもある．また原因がわからない例もある．急性期には副腎皮質ステロイド薬大量療法を試みる．呼吸・尿路管理，褥瘡予防など脊髄損傷に準じたリハビリテーションを行う．

図 5-18　脊髄硬膜外血腫　　図 5-19　脊髄実質内出血

脊髄前方2/3が障害される

図 5-20　前脊髄動脈閉塞症候群

筋萎縮性側索硬化症，多発性硬化症

【筋萎縮性側索硬化症】

運動神経だけが次第に破壊され，数カ月から数年の間に次第に麻痺が全身に及ぶ神経難病である（図5-21）．脊髄の前角細胞，側索を通る錐体路の変性をきたし，麻痺筋が萎縮する．40-60歳で発症し，上肢とくに手の筋肉の麻痺で初発することが多い．延髄の運動神経核の変性により，顔面・咽喉頭・舌の筋萎縮・筋力低下をきたすもので，呼吸や嚥下が困難となる．意識は正常なので長期間の介護体制が重要となる．原因は不明である．初期例の症状は頻度の高い頚椎症性脊髄症と紛らわしいこともある．眼球運動障害，感覚障害，膀胱直腸障害および褥瘡を認めないことが，陰性4徴候として鑑別診断の要点となっている．

【多発性硬化症】

脳，脊髄，視神経のあちこちに多巣性の脱髄が起こり，麻痺症状の増悪と寛解を繰り返す難病である（図5-22, 23）．30-50歳の女性に多い．特異的な初発症状はないが，視力障害が比較的に多い．四肢の運動麻痺，感覚障害や膀胱直腸障害などを訴えるので，脊髄腫瘍や脊髄症との鑑別が問題となる．中枢神経内の2カ所以上の病巣に由来する症状があること（空間的多発性），および症状の寛解と増悪を繰り返す（時間的多発性）が臨床診断の基準とされている．胸部帯状痛，三叉神経痛，痛みを伴うけいれん，疲れやすさなどを訴えることも多い．頚椎を前屈したときに背部に電撃痛が走る症状（レルミット徴候）を確認できることもあるが，特異的ではない．原因は不明であるが，あるウイルスが関与していることに注目されている．

▶治　療

急性期には副腎皮質ステロイド薬の大量療法が適応とされ，再発防止の目的でインターフェロン注射が行われる．しかし病状進行を阻止できる治療はなく，リハビリテーション，介護計画の確立が望まれている．

a：全身の筋萎縮

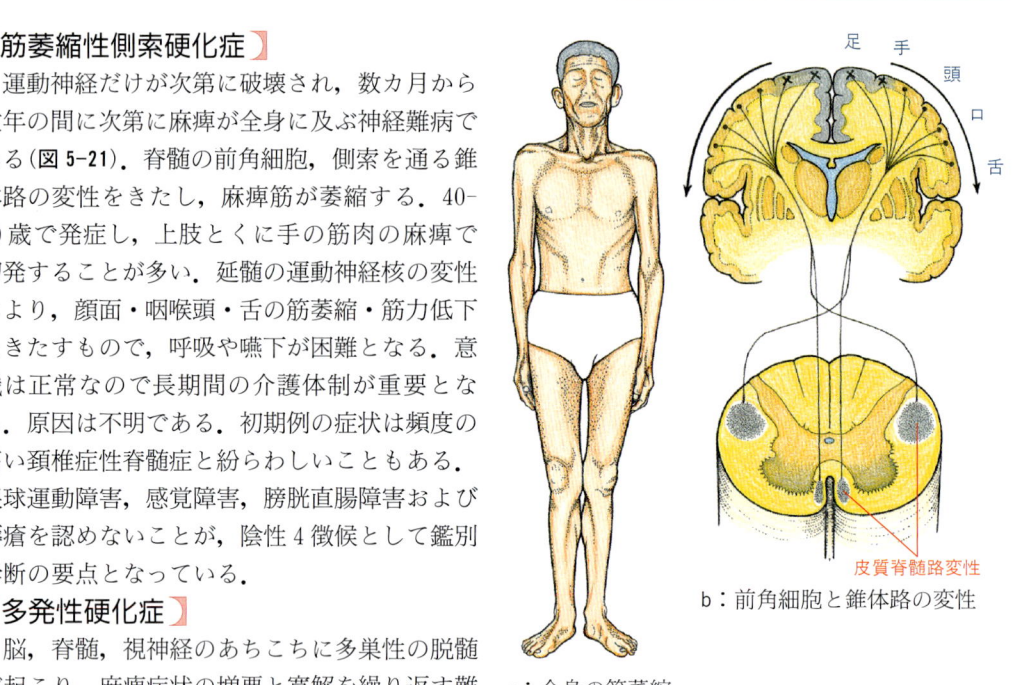

b：前角細胞と錐体路の変性

皮質脊髄路変性

図5-21　筋萎縮性側索硬化症

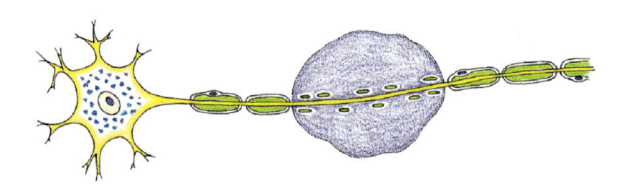

脳

橋

延髄

脊髄

図5-23　神経軸索の脱髄変性

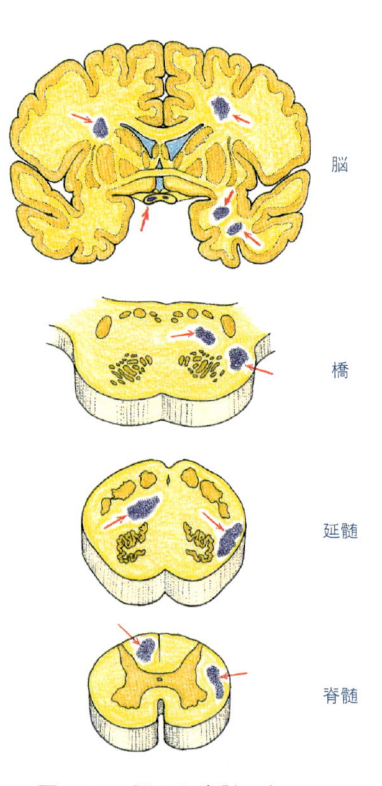

図5-22　脳から脊髄に起こる多発性脱髄病巣

頭蓋底陥入症，歯突起形成異常

後頭骨から第2頸椎までを頭蓋頸椎移行部と呼ぶ．この部分は，重たい頭蓋骨を支えながら，大きな可動性を維持するため，構造が複雑であり，さまざまな先天異常が発生する．

【頭蓋底陥入症】

大後頭孔骨縁が後頭蓋窩内に陥入した状態で，軸椎（第2頸椎）の歯状突起が大後頭孔内に陥入する（図5-24）．先天的な後頭骨発育異常のほか，関節リウマチ，脊椎腫瘍，ダウン症候群，パジェット病，くる病などで後天的疾患に合併することもある．延髄や上部頸髄は前方より圧迫される．軽度の頭蓋底陥入では無症状で経過する．多くは中年以降に頭痛，めまい，構音障害，眼振，小脳運動失調，上（下）肢の運動・感覚障害を訴える．環椎後頭骨癒合症，クリッペル-ファイル症候群，キアリ奇形などを合併していることが多い．X線像でいろいろな基準線が提唱されている．例えば硬口蓋後端と後頭骨最下端を結ぶ線（マグレガー線）より5 mm以上歯突起が陥入しているとき頭蓋底陥入症と診断される．

▶ 治療

症状が進行した例には後頭骨下部・環椎後弓切除術や経口的前方除圧固定術が行われる．

a：正常　　　　b：頭蓋底嵌入症

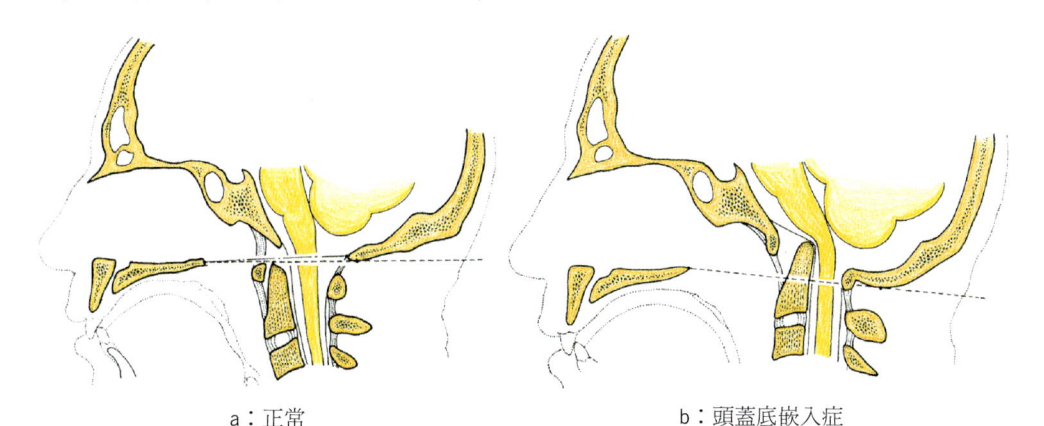

図5-24 頭蓋底嵌入症の診断　硬口蓋後端と後頭骨最下端を結ぶ線（マグレガー線）．

【歯突起骨，歯突起異形成】

軸椎は複雑な過程を経て形成されるので，歯突起の形成異常を起こすことが多い（図5-25）．歯突起が形成されていなかったり，小さい歯突起骨（os odontoideum）が椎体と分離していたりする．ダウン症候群に合併することが多い．歯突起骨折後の偽関節と紛らわしい例もある．歯突起は環軸の前方移動を防止しているので，歯突起異形成があると環軸関節の亜脱臼を引き起こし，重篤な脊髄圧迫症状が出現する．開口位での頸椎前後や前・後屈位での頸椎側面像で不安定性を確認する．

▶ 治療

不安定性のある症例には整復位での環軸間後方固定術や経口的前方固定術が行われる．

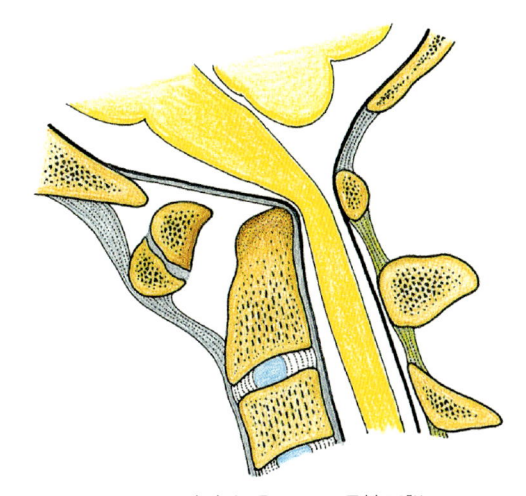

図5-25 歯突起骨による環軸亜脱臼

放射線脊髄障害，結核性脊椎炎（ポット麻痺）

放射線脊髄障害

▶重症型

放射線照射後半年〜数年（平均2年）で発症する．下肢の脱力に始まり，しばしばブラウン-セカール症候群（脊髄半側麻痺）を呈し，最終的に対麻痺となる．MR画像ではT1強調で低，T2強調で高輝度を呈する．

▶軽症型

頸部や背部に電撃痛を感じ，自然に軽快する一過性の脊髄障害もあるという．

放射線治療が頻繁に行われるようになったので，脊髄にも障害を及ぼすことを念頭におく必要がある．

結核性脊椎炎

結核性脊椎炎（図5-26）は「脊椎カリエス」と呼ばれ，かつては代表的脊椎疾患であった．背部痛や腰痛で初発するが，脊椎が1本の棒のように動かすことができなくなる症状すなわち脊椎不撓性が重要な症状である．椎体が破壊されて亀背となる．

結核の肉芽組織，膿瘍や乾酪物，腐骨によって脊髄が直接圧迫されて脊髄麻痺を起こす．ポット麻痺ともいわれ，胸椎カリエスでは麻痺が数日で完成することがあるので，その徴候が認められたら直ちに病巣を郭清して脊髄の除圧を行うことが強調されていた．

抗結核薬の普及によってカリエス自体も減少し，急激に麻痺が発症する例もまれとなった．しかし亡国病ともいわれていた結核がなくなったわけではない．高齢者に発症したり，古い脊椎カリエスによる亀背変形に骨粗鬆症が加わって脊髄麻痺を合併する例がある．高齢化，糖尿病や肺機能障害の合併などによって積極的治療に難渋する例もあるが，新しい抗結核薬の使用下に病巣掻爬・脊椎固定術の手技が進歩している．

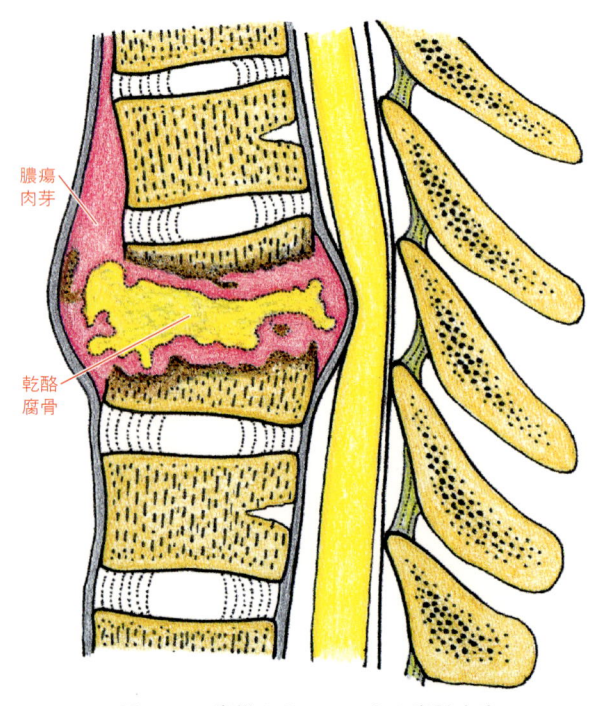

図5-26　脊椎カリエスによる脊髄麻痺

6 手指のしびれと麻痺

疾患・症候名	好発年齢 (10-70)	診断のヒント	頁
いわゆる頚肩腕症候群	20-50	パソコンでキーを打ち続ける人，流れ作業で手を使う人に多い．器質的変化の確認が困難．作業姿勢，作業継続時間をよく調べる．	2
頚椎症性神経根症	40-60	頚・肩・腕痛や手指のしびれが初発症状のことが多い．手指の巧緻運動障害や歩行不安定などが徐々に進行する．	3
頚椎椎間板ヘルニア	20-50	急激な片側の頚・肩・腕痛で発症する．頚が痛くて動かせない．神経根症状のことが多いが，脊髄圧迫症状を起こすこともある．	4
肘部管症候群，尺骨神経麻痺	40-60	小指のしびれが初発症状．前腕・手部尺側の放散痛，手の内在筋の萎縮．利き手に多い．変形性肘関節症，外反肘に続発する．	60
手根管症候群，正中神経麻痺	30-50	母指，示指，中指掌側のしびれと夜間の痛み．手関節部における正中神経の絞扼障害．中年以降の女性に多く，手の過度の使用が誘因．	61
橈骨神経麻痺	20-60	主訴は下垂手．上腕骨幹部骨折を伴うもの，注射によるもの，ハネムーン麻痺などがある．橈骨神経の深枝麻痺である後骨間神経麻痺では感覚障害がないことに注意．	62
頚椎後縦靱帯骨化症	40-60	症状は頚部脊椎症と類似しているが，脊髄圧迫症状を起こす傾向がより強い．この病気を念頭においてX線読影する．	7
胸郭出口症候群	20-30	なで肩の女性に多い．肩の外転挙上などで上肢のしびれや冷感などを訴える．いわゆる頚肩腕症候群との鑑別が必要．	9
頚髄不全損傷の後遺症	40-50	頚髄不全損傷後に両手の強いしびれと痛みを残すことがある．このために一見動く手指も役に立たない例もある．	49
腕神経叢麻痺，分娩麻痺	0, 20-30	多くはバイクの転倒事故による．一側上肢の感覚脱失，弛緩性麻痺による上肢挙上困難．分娩麻痺は新生児にみられる腕神経叢麻痺で，肘を伸ばさないことで気がつくことが多い．	63
脊髄空洞症	30-50	上肢のしびれ，痛み，痛覚障害と脱力や筋萎縮が特徴．MRIの普及により本症がよくみつかるようになった．先天的，後天的脊髄疾患に続発する．	52
上肢の感覚・運動障害		頚髄および神経根の高位別に障害される感覚領域図と運動麻痺の表．	64
上記以外に考慮すべき疾患		正中神経の分枝である前骨間神経やギヨン管での尺骨神経の絞扼障害もある．明らかな外傷性の末梢神経損傷は除いた．頚椎・頚髄腫瘍，上位頚椎奇形などのほか，神経筋疾患，脊髄変性疾患も鑑別の対象になる．	

肘部管症候群，尺骨神経麻痺

【症状と経過】

　腕を激しく使う仕事を続けた高年者に多い．初発症状は小指と環指のしびれで，特に夜間に肘を屈曲位で寝ているときに強くしびれる（図 6-2）．肘の痛みも伴う．進行すれば小指，環指と中指の伸展が不十分となり，手袋をはめるのが困難となる．母指内転筋と骨間筋の萎縮のために，母指と示指の基部で紙を挟むことが困難となる．挟み込んだ紙を引っ張るテストを行うと，母指の IP 関節を屈曲させて保持しようとする（フロマン徴候）．骨間筋萎縮と指の伸展不全のために「鷲の手」に似た格好となるので，鉤爪指(clawfinger)といわれる（図 6-1）．肘の後内側に指に放散する圧痛を認める．

図 6-1　尺骨神経麻痺による鉤爪指変形

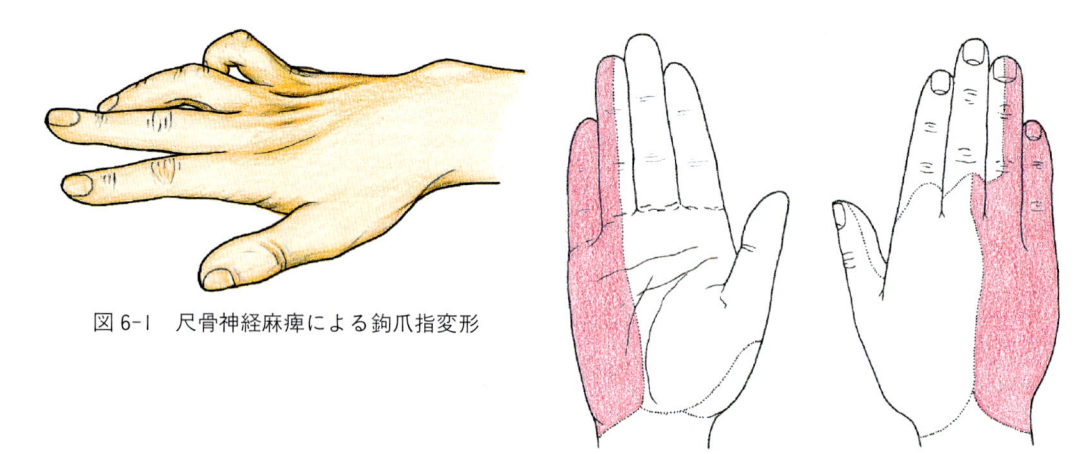

図 6-2　尺骨神経の支配領域

【病　態】

　机の角に肘の後内方をぶつけると指先に響く場所がある．この部位は尺骨神経の通っている溝があり，尺骨神経溝といわれる．この溝を靱帯性組織が覆っていてトンネル状になっているので肘部管(cubital tunnel)といい，この部位での尺骨神経の絞扼症候群を肘部管症候群という．肘関節症では骨棘によって，このトンネルが狭められ，尺骨神経の圧迫症状を起こす．手首の尺側の尺骨神経管（ギヨン管）で圧迫されることもある（図 6-3）．

【治　療】

　肘を使う仕事や運動を避ける．肘関節内部の炎症によって起こる腫れや水腫によって，肘部管の底が持ち上がることが症状発現の一要因になっている．安静により腫れが引けば，症状が軽快する．症状が持続し，日常動作に困難を訴える場合は手術する．尺骨神経を肘部管から遊離して，前方に移行する．

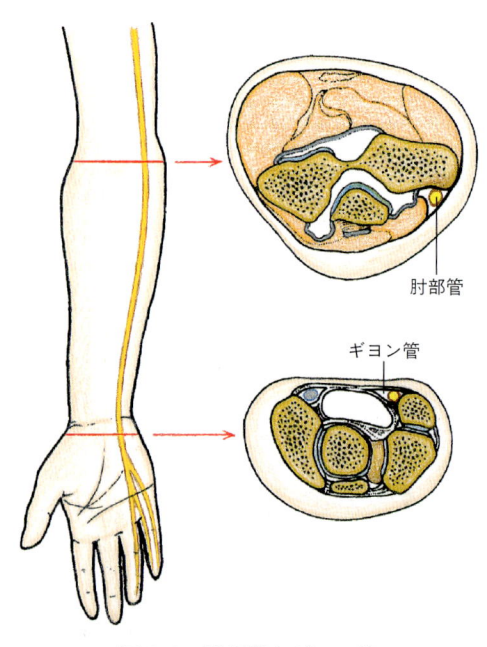

図 6-3　肘部管とギヨン管

手根管症候群，正中神経麻痺

【症状と経過】

夜間に母指，示指，中指のしびれや痛みで目が覚めるというのが初期症状であることが多い．母指，示指，中指の感覚が鈍くなり（図 6-5），母指を十分に開けなくなり，対立運動すなわち「つまみ動作」が困難となる（図 6-4）．短母指外転筋や母指対立筋が萎縮する．猿の手に似た外観となるので「猿手変形」（ape hand）といわれる．手関節掌側で正中神経を圧迫したり，叩いたりすると母指や示指に放散する痛みが誘発される．手関節を1分間屈曲位に保持させるとしびれが増強したり，逆に背屈位で保持させてもしびれが増強したりする．

中年以降の女性に多く，透析患者にもみられる．両側に発症することもある．

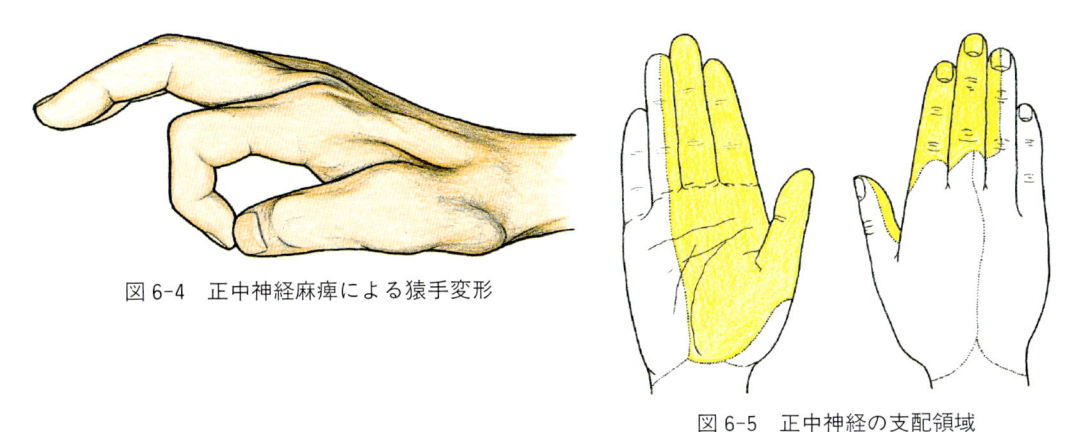

図 6-4 正中神経麻痺による猿手変形

図 6-5 正中神経の支配領域

【病態】

手関節の掌側には多数の屈筋腱と正中神経が通っているトンネルがあり，これを手根管という．手の使いすぎ，腱鞘炎，アミロイド沈着，妊娠後の全身浮腫などによって，正中神経が圧迫されて起こる症状である（図 6-6）．

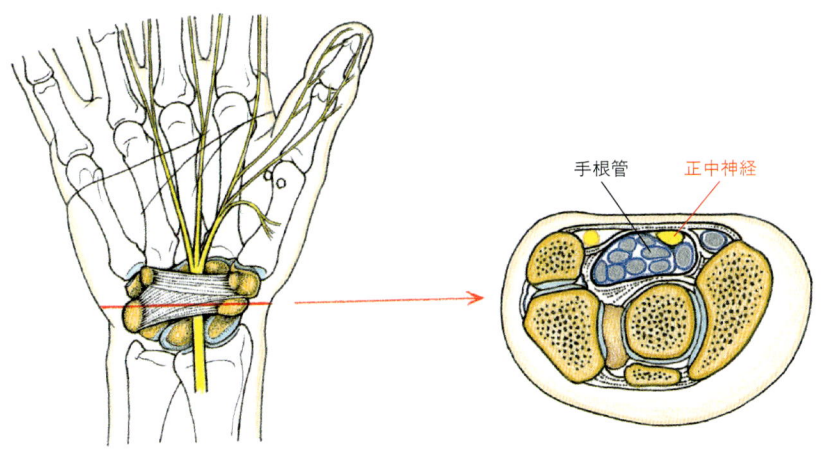

図 6-6 手根管における正中神経圧迫

【治療】

まず手指を使う作業を制限し，消炎鎮痛薬を使用してみる．副腎皮質ステロイド薬の手根管内注入や，手関節を中間位で固定する装具を使用する．保存療法で効果がないときは横手根靱帯を切離して，正中神経の圧迫を取り除く．

橈骨神経麻痺

【症状と経過】

　手関節と指の背屈ができなくなる．手掌を地面の方向に向けると，手首がだらんと下垂した状態になるので，この状態を「下垂手」（drop hand）（図6-7）という．指の指節間関節伸展はできるが，中手指節関節の伸展ができない．手背橈側と母指背側の感覚障害を起こすが，あまり苦痛にはならない（図6-8）．

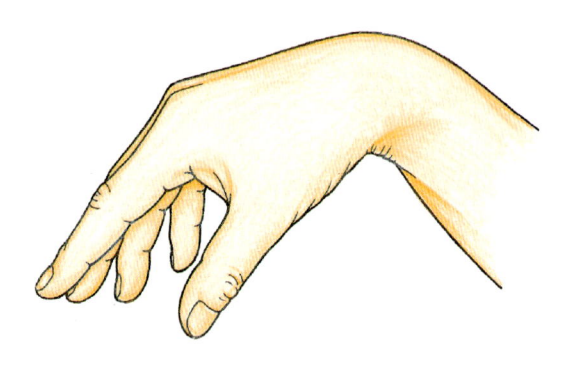

図6-7　橈骨神経麻痺による下垂手

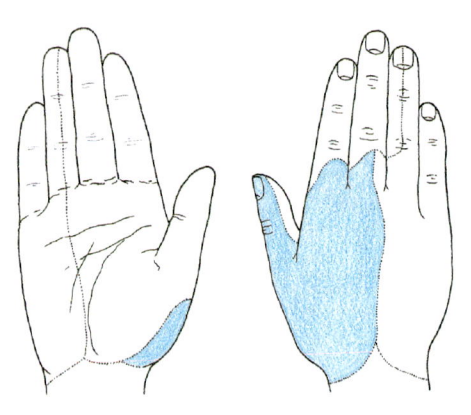

図6-8　橈骨神経支配領域

【病　態】

　橈骨神経は上腕骨の後方から側方をまわって下降するが，骨に密着している部分があるので，損傷を受けやすい（図6-9）．上腕骨骨幹部骨折，上腕部への注射，睡眠中の圧迫などが原因となる．このレベルにおける麻痺を高位麻痺という．

　橈骨神経の本幹は肘の前面で感覚枝である浅枝と後骨間神経といわれる深枝に分かれる．後骨間神経は回外筋の線維性アーチを通るが，この部位でも損傷され，低位麻痺を起こす．低位麻痺では手関節の背屈はできるが，指の伸展ができなくなる．

【治　療】

　手関節背屈位での装具で固定して様子をみる．橈骨神経損傷は一過性伝導障害（neurapraxia）か軸索断裂（axonotmesis）であることが多いので，保存的に回復が期待できる．自然回復が遅く，神経断裂（neurotmesis）が疑われる場合は筋電図検査などを追加して，神経縫合術を行う．

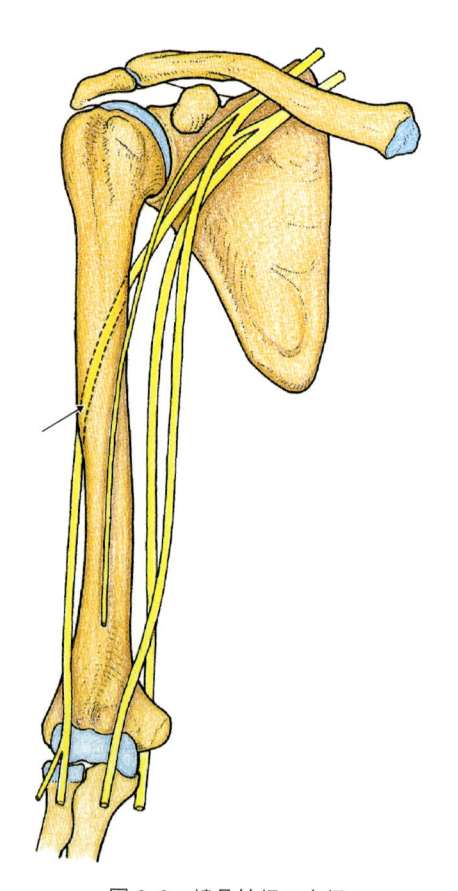

図6-9　橈骨神経の走行

腕神経叢麻痺，分娩麻痺

【症状と経過】

オートバイ事故で，頭の衝突は避けられたが肩甲部を強打したという損傷が多い．肩の挙上，肘の屈曲，前腕の回外が不能となる．さらに強い外傷では肩から指先までの運動・感覚が障害される．

【病　態】

頸部が伸展され，肩甲部が下方に牽引されると，上位型(エルブ・デュシェンヌ)麻痺が起こり，上肢が挙上位のまま牽引されると下位型(デュジェリーヌ・クルンプケ)麻痺となり，さらに強大な外力では全型麻痺となる．上位型では肩の挙上，肘の屈曲，前腕の回外が障害される．下位型では手指の運動・感覚が障害される．全型では上肢の機能全廃となる．

脊髄神経根が脊髄から引きちぎられ，硬膜外に引き抜かれた状態になることも多く，神経根引き抜き損傷(root avulsion injury)(図6-10)という．中枢神経損傷に属し，神経再生が望めない．脊髄造影で硬膜からの造影剤漏出や囊腫状の陰影が認められる．運動麻痺と痛覚消失であるにもかかわらず，発汗障害がない場合は引き抜き損傷である．

分娩のときに不自然な肢位で牽引力が加わって腕神経叢麻痺を起こすことがある．**分娩麻痺**ともいわれ，上位型麻痺で自然に回復するものが多い．

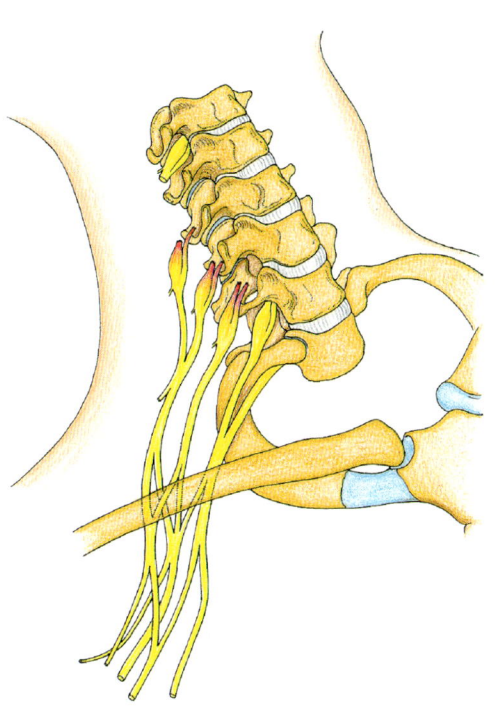

図6-10　神経根引き抜き損傷

【治　療】

複雑なネットワークを形成している腕神経叢の，どの神経にどの程度の損傷が起こっているかを見極めることが重要である．臨床症状を丹念に調べて経過を観察する．3カ月経っても自然回復がみられない場合は，腕神経叢を展開して直視下に損傷状態を調べる．各々の神経根を電気的に刺激して体性感覚誘発電位の有無により連続性を確認し，神経修復術を考慮する．引き抜き損傷では神経修復術の適応はなく，筋移行術による機能再建を図るか，肋間神経移行術を行う．

分娩麻痺は自然に回復する例が多いので，幼時期には経過をみる．麻痺が残った場合の機能再建術は学童期以後に行われる．

上肢の感覚・運動障害

Table 6(59頁)に挙げた疾患のうち，下記は別頁に記載してある．
▷ **いわゆる頚肩腕症候群**　2頁に記載．
▷ **頚椎症性神経根症**　3頁に記載．
　頚椎の退行性骨関節変化が頚部脊椎症(頚椎症)．
　この骨変化による神経根圧迫症状が頚椎症性神経根症．
　さらに脊髄に圧迫が及べば頚椎症性脊髄症．
▷ **頚椎椎間板ヘルニア**　4頁に記載．
▷ **頚椎後縦靱帯骨化症**　7頁に記載．
▷ **胸郭出口症候群**　9頁に記載．
▷ **脊髄空洞症**　52頁に記載．

【 **上肢の感覚障害** 】(図6-11)

　上記の各疾患に起因して障害される神経根のレベルによって，上肢のしびれや麻痺を起こす領域は図6-11のように決まっている．頚椎は7節で，頚髄は8節である．C4/5間からでる神経根はC5，C5/6間はC6，C6/7間はC7神経根がでる．C7/Th1間からはC8神経根がでて，以下は椎体の下から神経根がでている．

【 **上肢の運動障害の判別表** 】(表6-1)

　頚髄損傷で定義されている機能レベルは障害されずに残った機能の脊髄高位で表現することになっている．例えばC6機能レベルは第7頚髄以下の麻痺という意味である．この分類は頚髄損傷以外の脊髄・神経根の障害による運動麻痺の高位診断にも有用である．

【 **麻痺筋の萎縮にも注目する** 】(図6-12)

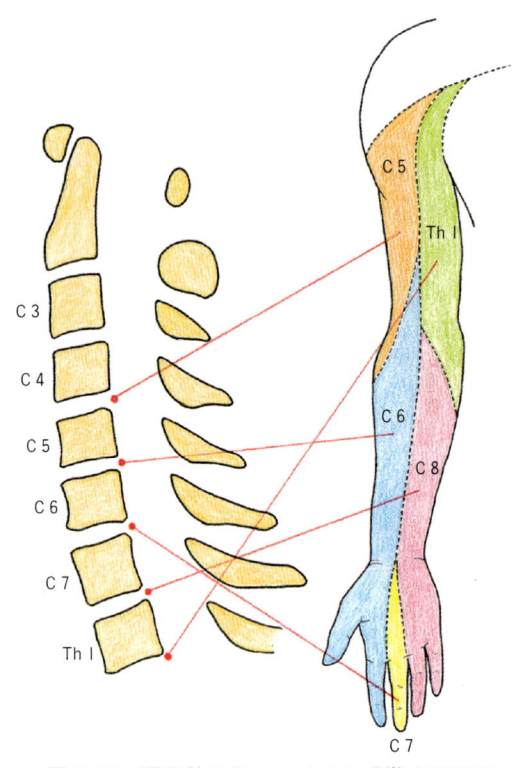

図6-11　頚部神経根のレベルと感覚支配領域

表6-1　頚髄損傷の機能レベルと残存運動機能

機能レベル	主な残存筋	残存運動機能
C4	僧帽筋，横隔膜	腹式呼吸，肩をすくめる
C5	三角筋，上腕二頭筋，回外筋	肩外転，肘屈曲，前腕の回外
C6	長・短橈側手根伸筋	手首の伸展
C7	上腕三頭筋，方形回内筋，総指伸筋	肘の伸展，前腕の回内，指の伸展
C8	浅・深指屈筋	指の屈曲
T1	手内在筋	小指外転

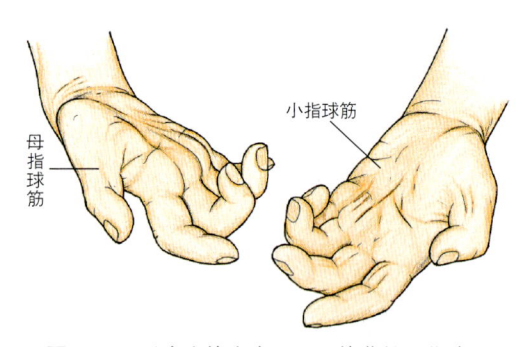

図6-12　手内在筋麻痺による筋萎縮と指変形
頚髄神経根障害，末梢神経麻痺などでは手掌に筋腹がある小さい筋肉の萎縮が起こる．筋萎縮性側索硬化症や脊髄空洞症でもみられる．

7 肩の痛み

疾患・症候名	好発年齢 (10-70)	診断のヒント	頁
肩関節周囲炎（いわゆる五十肩）	50-60	とくに誘因なく肩の痛みが現れ，肩を上げられず，結髪・結帯が困難となる．癒着性関節包炎，凍結肩ともいう．50，60歳台に好発．	66
上腕骨近位端骨折	60-70	高齢者が転倒して肩を動かせなくなったら本骨折を考える．大結節の亀裂骨折から4部分に粉砕される骨折まで程度はいろいろ．	67
肩腱板損傷	50-70	高齢者では粗大外力が加わらなくても発生する．肩を上げることができなくなり，夜間痛がとくに激しい．若い人では外傷性断裂．	68
肩鎖関節脱臼	20-40	スポーツ選手に多い．外傷直後に見逃されて，後に変形が気になって受診することがある．肩の運動制限を訴えることもある．	69
肩峰下インピンジメント症候群	20-60	肩の挙上時に痛みや引っかかり感があって，ある角度の範囲での動きが制限される．肩峰下の腱板や滑液包の障害である．	70
外傷性肩関節脱臼	20-40	肩関節は外傷性脱臼のもっとも起こりやすい部位である．患者は健側の手で患肢を支えて来診する．肩峰の下に凹みができる．	71
反復性肩関節脱臼，習慣性肩関節脱臼	20-40	外傷性脱臼に続発する．外傷性脱臼の年齢が若いほど，高率に反復性となる．両側例では全身の関節弛緩傾向を考慮する．	72
肩の関節リウマチ	40-60	関節リウマチの好発罹患部位．朝のこわばりや手指の病変に注目する．結髪・結帯が困難となる．	73
石灰性肩峰下滑液包炎，石灰性腱板炎	40-60	急性発症，激痛を訴えることが多い．よく診ると肩の腫れがある．X線像で大結節近くの石灰化陰影を探す．	74
いわゆる野球肩（投球肩障害）	10-30	投球動作の繰り返しによって肩腱板，関節唇，関節包，筋肉などが損傷され，痛みと運動障害を起こす病態の総称である．	75
肩の腫瘍	20-30, 40-50	骨嚢腫は若年者，骨巨細胞腫は成人，軟骨肉腫は年長者にみられる．10歳台では，骨肉腫か否かがポイント．	*
上腕二頭筋長頭腱断裂	40-50	上腕二頭筋長頭が腱溝の中で摩擦され，自然断裂を起こすことがある．上腕の力こぶがむしろ明瞭となり，肘屈曲力はあまり落ちない．	74
化膿性肩関節炎	40-60	肩関節への注射既往に注意．局所熱感，腫脹などの炎症所見が明確でないこともある．	*
肩関節の機能解剖		上腕骨骨頭に比して受け皿が小さく，脱臼しやすい．肩腱板が補強している．	76
肩の治療体操		痛みを感じない範囲でできるだけ動かす方法．アイロン体操，棒球体操，スケールよじ登り体操など．	77
上記以外に考慮すべき疾患		変形性肩関節症，肩手症候群，三角筋拘縮症（1980年代までによく発症した），上腕骨骨頭壊死，肩鎖関節関節症，肩関節結核，肩甲軋音症，肩甲骨高位症，動揺肩，骨軟骨腫症など．	

＊図解頁なし

肩関節周囲炎（いわゆる五十肩）

【症状と経過】

40歳台，50歳台ときには60歳台の人に起こる．とくに誘因と思われるものなく，何時とはなしに発症する．まず肩が痛くなり，続いて動きが悪くなり，結帯や結髪が困難となる（図7-1,2）．

6カ月〜2年の間に自然に治る（図7-3）．

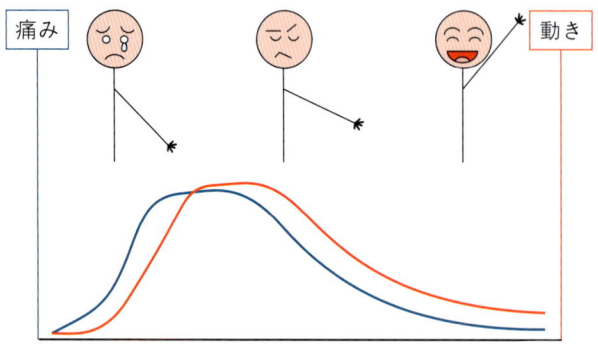

図7-3　五十肩の経過曲線

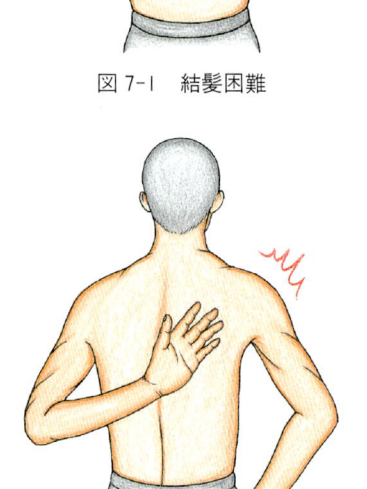

図7-1　結髪困難

図7-2　結帯困難

【病　態】

真の原因は不明．なぜ50歳台中心に好発するかわかっていない．肩関節は動く範囲を拡げるために，受け皿の骨の面積が小さくできている．骨だけでは不安定であるので，関節包（関節の袋）や腱板で補強されている．関節包に機械的炎症が起こり，癒着や縮小を起こすと考えられている（図7-4）．

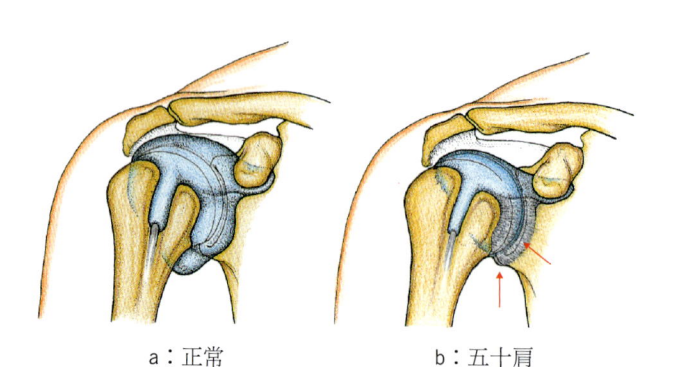

a：正常　　　　b：五十肩

図7-4　五十肩の病態　五十肩では関節包やその周辺が癒着したり縮小したりする（→）．

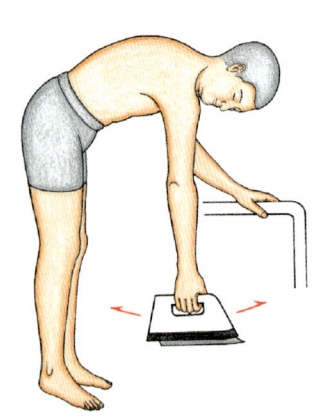

図7-5　アイロン体操

【治　療】

痛みが激しいときは，痛みを感じる動作を避ける．温浴，カイロなどで患部を暖める．痛みが軽快し始めると同時に肩を動かす訓練を行う．

▶ **アイロン体操**

アイロンのような錘（おもり）をぶら下げて腕を前後左右に振る（図7-5）．健側の手で上半身を支えておくことが重要．健側の手で患側肩を挙上する体操，棒球体操，スケールよじ登り体操などもある（肩の治療体操：77頁参照）．

上腕骨近位端骨折

【症状と経過】

高齢者が転倒して肩を動かせなくなったら，この骨折の可能性が高い．とくに脳卒中片麻痺患者では麻痺側の骨折が多い．受傷直後から痛みが強く，患部に腫れがみられ，患肢を使えなくなる．2-3日後には肩から胸部や上腕に広がる皮下出血がみられる．

【病態】

大結節の亀裂骨折から上腕骨外科頚部を中心として4部分に粉砕され大きく転位する骨折まで，程度はさまざまである（図7-6）．

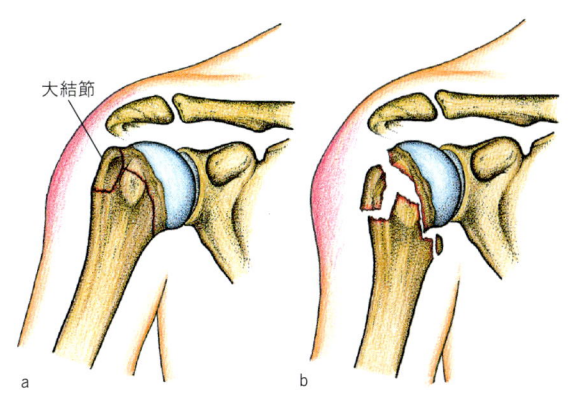

図7-6 転位のない骨折(a)と粉砕され転位の激しい骨折(b)

【治療】

- 転位が軽度な場合は三角巾や下垂ギプス(hanging cast)で固定する（図7-7）．全身状態が手術に耐えられない高齢者には，三角巾固定を行わざるを得ない場合もある．振り子運動による拘縮防止が重要である（図7-8）．
- 上腕骨の下端からエンダーピンなどを上腕骨頭まで刺入して内固定を行う．もともと上腕骨頭は小さいので金属ピンを刺入できる部分が限られている故に，4部分に粉砕された骨折では人工骨頭置換術の適応となる．

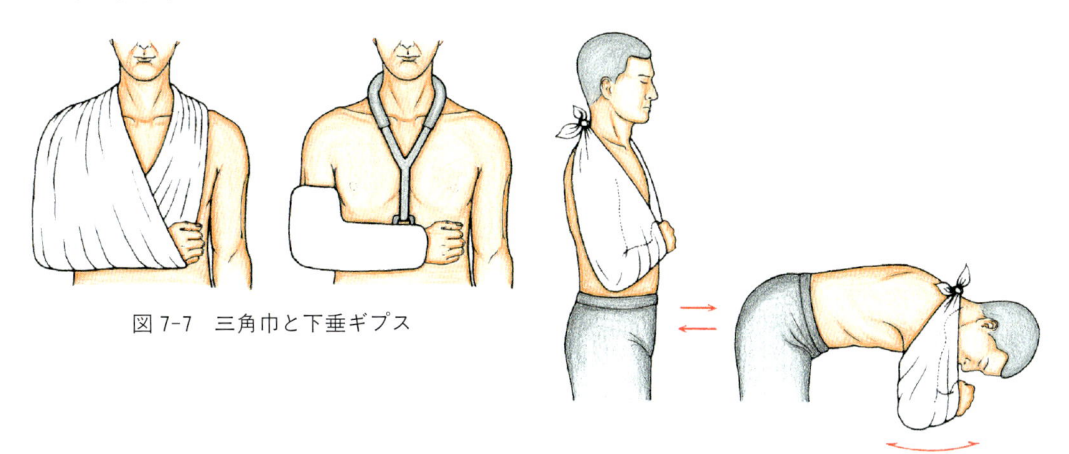

図7-7 三角巾と下垂ギプス

図7-8 振り子運動による拘縮防止 腕の力を抜いて前屈位になれば，肩は挙上される．この位置で前後左右にぶらぶらと腕を振り子運動させる．

肩腱板損傷

【症状と経過】

上腕骨の頭を取り囲んでいる比較的硬いすじがあり，これを肩腱板という．肩を打ったり，年をとって肩腱板が劣化すると，これが切れることがある．五十肩と紛らわしいが，腱板損傷は痛みが強く，夜寝ているときにも痛い．

自力では肩が上がらず(図7-9)，肩甲骨だけが上がってしまう．他の人が持ち上げると上がる．持ち上げてやった手を離すと，肩が落ちてしまう(drop arm sign)．

【病態】

肩の表面は三角筋という大きな筋肉で覆われている．その下に棘上筋という筋肉があり大結節に付着している．三角筋は腕を真上に引き上げるが，同時に棘上筋が肩を内側に引き寄せる．これらの合力によって，肩関節は回転挙上される(図7-10)．

棘上筋は肩腱板の一部である．これが損傷されると，内側に引き寄せる力が働かないので，肩の挙上がまったくできなくなる．肩関節腔と交通しているので，痛みが激しい(図7-11)．

上腕二頭筋長頭腱炎を合併し，肩の前方に特に激しい痛みを訴えることがある．

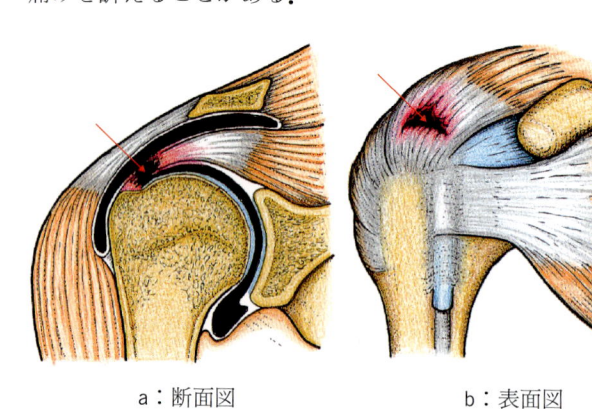

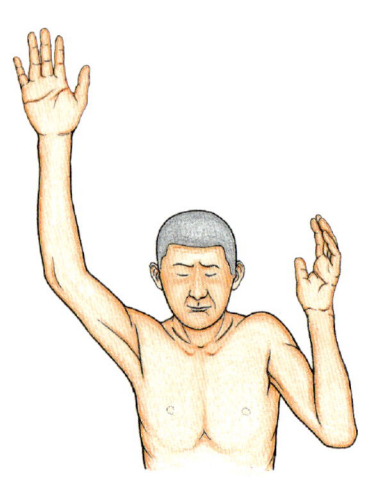

図7-9 腱板損傷症例

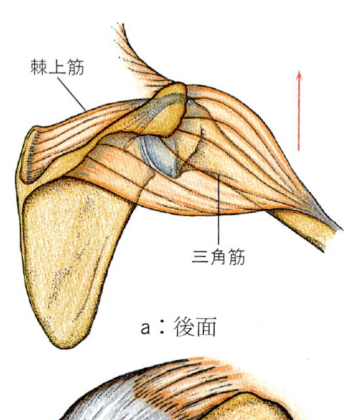

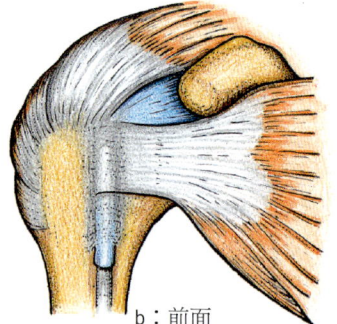

図7-11 肩腱板損傷
a：断面図　　b：表面図

図7-10 正常の肩腱板
a：後面　　b：前面

【治療】

- 五十肩と紛らわしいので，当初は五十肩に準ずる保存療法が行われるが，改善しないことが多い．激しい夜間痛を訴える場合は副腎皮質ステロイド薬の関節内注射が有効なこともある．
- MR画像や関節造影で損傷範囲を確認する．ある程度以上の損傷では手術が必要になる．断裂部を切除し健常部を引き寄せて縫合するか，腱板断端を引き出して上腕骨骨頭外部に埋め込む．広範完全断裂では筋前進術や移行術など，大がかりな手術も必要になる．大がかりな手術に耐えられない高齢者には，関節鏡視下にデブリドマン(創面清掃)だけを行う．これは除痛が目的であって，肩の動きの回復は望めない．

肩鎖関節脱臼

【症状と経過】
　肩の外側をついて転倒したときに起こる．ラグビーや柔道，相撲などのコンタクトスポーツに多い．

　肩の上でもっとも突出している骨の部分を肩峰というが(図7-12)，その上に脱臼した鎖骨の外側端が突出し階段変形を呈し，肩峰と鎖骨との間のギャップに圧痛がある．この鎖骨を上から押さえると整復位となり，階段変形は見えなくなるが，押した手を離すと元に戻る．ピアノキーの動きに似ているのでピアノキーサインと呼ばれる．

　陳旧例ではあまり痛みを訴えず，階段変形を残したままで相撲をとっている力士もいる．しかし外見上気になることと，肩の動きが制限され，力が入りにくいなどを訴えて受診することもある．

【病　態】
　肩鎖靱帯だけの断裂では大きい転位は起こらず(図7-12)，烏口鎖骨靱帯の断裂を伴うと著明な転位を起こす(図7-13)．

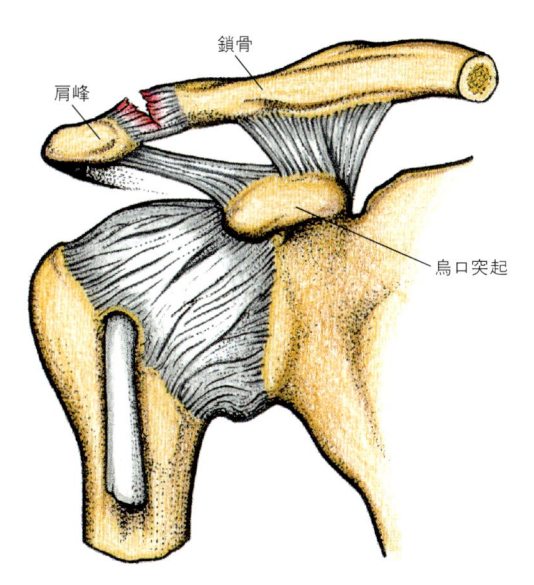

図7-12　転位のない例

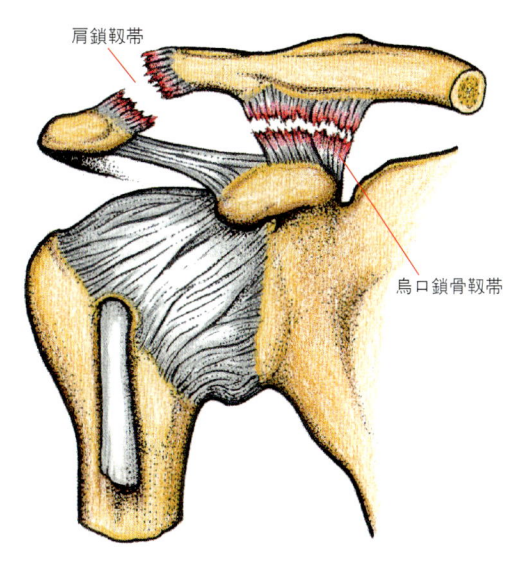

図7-13　転位の強い例

【治　療】
- 軽傷例ではテーピングテープで鎖骨を上から押さえ，患肢を三角巾で吊っておくだけで治る．
- 完全脱臼例では整復位として，キルシュナー鋼線を肩峰と鎖骨端に貫通する．陳旧例では烏口鎖骨靱帯の再建が必要になることもある．高齢者で痛みを残す例では，突出した鎖骨端を切除する．

肩峰下インピンジメント症候群

【症状と経過】

　肩を上げていくとき，ある角度で痛みや引っかかりを感じ，それ以上に挙上できなくなる症状の総称である．こわばり，筋力低下なども伴い，夜間痛を訴えることもある．五十肩ではすべての方向に動きが制限されるが，インピンジメント症候群では主に側方挙上が制限される．肩を挙上するとき，あるいは挙上した位置から下ろしてくるとき，ほぼ60-120°の間でとくに強い痛みを感じることがあり，有痛弧徴候（painful arc sign）といわれる．

　投球動作など腕をよく使うスポーツ選手に多い．肩峰がもともと下方に突出している場合や肩峰下に骨棘ができた場合は，スポーツに関係なくどの年齢層にも発症する．

【病　態】

　手の平を下に向けて肩を挙上していくと，150-160°くらいで止まってしまうが，ここで手の平を上に向けるとさらに挙上できる．手の平を下に向けた状態では肩関節は内旋位となっており，大結節が肩峰に突き当たる状態になる．このときに棘上筋や肩峰下滑液包などが2つの骨間に挟み込まれているが，正常ではうまくスライドしている（図7-14）．肩の使いすぎによって，滑液包に浮腫や出血が起こる．安静にするとこの変化は正常に戻り症状は軽快する．しかしさらに繰り返して刺激が加わると滑液包周辺が固く肥厚するので，症状の再燃を繰り返す．さらに進行すれば，腱板の部分断裂となったり，肩峰下骨棘ができたりして，治りにくくなる（図7-15）．

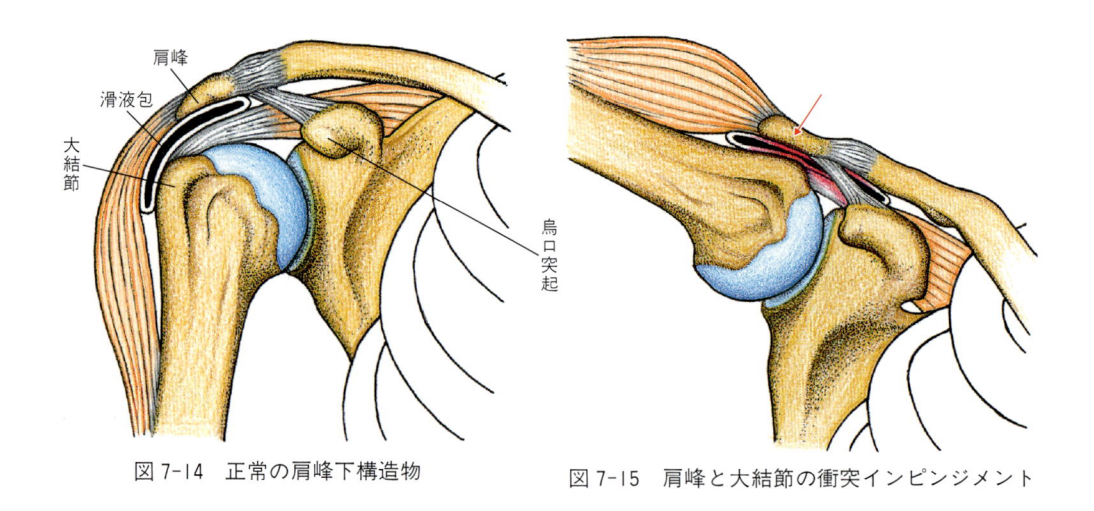

図7-14　正常の肩峰下構造物

図7-15　肩峰と大結節の衝突インピンジメント

【治　療】

- 投球動作など痛みを感じる動作を避けることが治療の基本である．温熱療法や副腎皮質ステロイド薬局所注射が行われる．
- 難治例には肩峰の前下面を切除したり，烏口肩峰靱帯を切離したりする．

外傷性肩関節脱臼

【症状と経過】

　肩を挙上した状態で転倒し，手を地面についたときに起こりやすい脱臼である．患者さんは，健側の手で患肢を抱きかかえた格好で来診する．肩関節外側の丸みがなくなり，肩峰が異常に突出してみえる．肩関節を自動的に動かすことができず，他動的に動かそうとしても痛みと抵抗があり，わずかの角度動かしても，元の位置に戻ってしまう（ばね様固定）．受傷後しばらく経つと腫れてくる．

　触診すると脱臼した上腕骨骨頭が肩関節前下方に盛り上がっているのがわかる．

【病　態】

　肩関節は受け皿である肩甲骨関節面が上腕骨骨頭に比べて非常に小さい．二足歩行ができるようになり，腕がより自由に動かせるようになった人類の適応現象である．肩関節の上方は肩峰で守られているが，下方には防止する構造はなく，上面からみると関節面は前方開きになっている．故に肩関節は前下方にもっとも脱臼を起こしやすい構造になっている（図7-16）．

　骨と軟骨としての受け皿を補強するために，関節唇，関節包，腱板，補強靱帯が発達している．受傷時には上腕骨骨頭が関節包を突き破って前下方に脱臼するが（図7-17），上腕骨骨頭は関節包断裂部で締めつけられているためにばね様固定現象が起こる．整復の要点は，関節包断裂部を無理なく通して，上腕骨骨頭を還納することである．

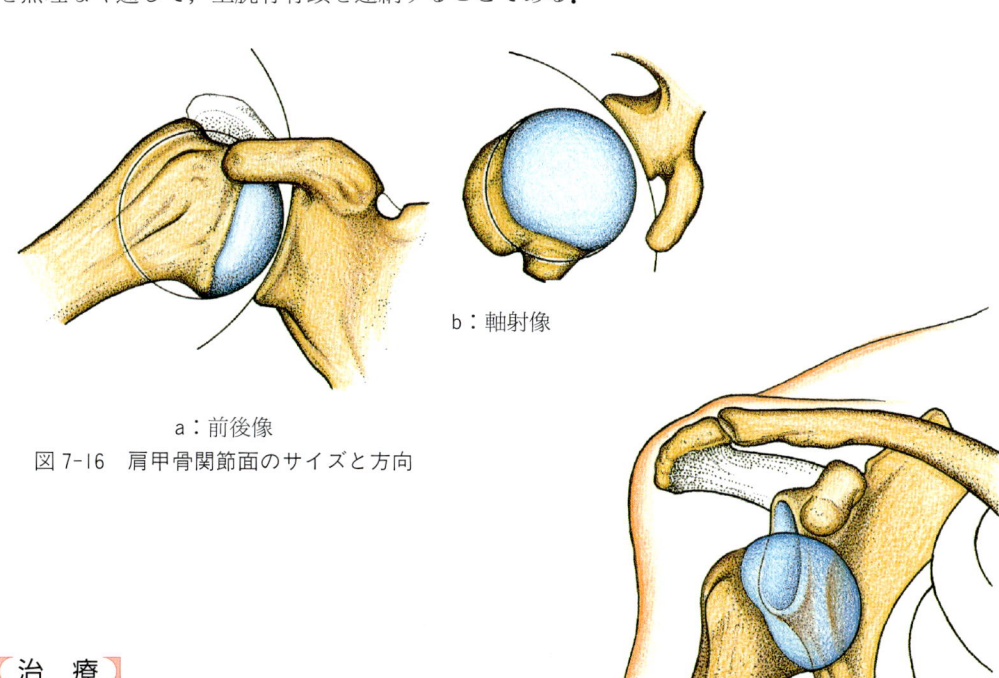

a：前後像
b：軸射像

図7-16　肩甲骨関節面のサイズと方向

【治　療】

　激しい痛みがあるので，できるだけ速やかに整復しなければならない．術者の足を腋の下に挟み込み，患肢を外旋させながら引き下げる整復法が一般的である．断裂した関節包などの軟部組織が修復するまでの期間，すなわち約3-6週間の固定が必要である．軟部組織の緩みや欠損が残ると反復性脱臼に移行する．

図7-17　前下方に脱臼した上腕骨骨頭

反復性肩関節脱臼，習慣性肩関節脱臼

【症状と経過】

　外傷性肩関節脱臼後に繰り返して脱臼する状態を反復性肩関節脱臼という．初回脱臼の年齢が若いほど，高率に反復性となりやすい．投球動作やテニスのサービス動作などで脱臼することが多いので，患者は常に脱臼するのではないかと心配になる．肩を挙上していったときに，腕が死んだように動かなくなると訴えることもある(dead arm sign)．初回脱臼に比べて容易に整復されるが，整復されやすいほどより不安定であることを示している．

　外傷性脱臼の経験がなく，両側性に脱臼する場合は習慣性脱臼といわれ，もともと関節が弛緩している体質に起因する．非外傷性肩不安定症や動揺肩(loose shoulder)とも言われる．

【病　態】

　外傷性肩関節脱臼では関節包，関節唇などの軟部組織の損傷を伴っている．脱臼が整復されても，これらの軟部組織修復が不完全状態が残ることが原因である．脱臼を繰り返すことによって，二次的に上腕骨骨頭の陥凹(ヒル-サックス損傷)(図7-18,19)や関節唇の剝離，関節臼窩縁の骨折(バンカート損傷)を起こす(図7-20)．

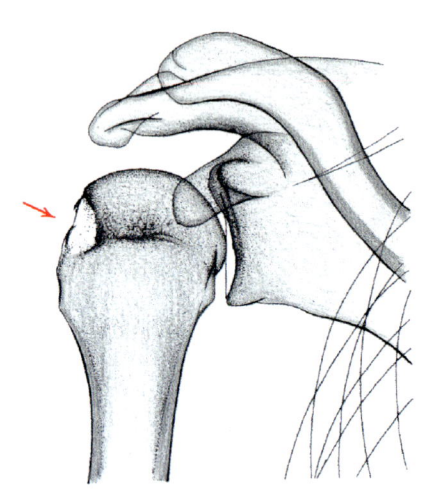

図7-18　肩内旋位前後像で上腕骨頭の陥凹ヒル-サックス損傷がみられる(→)．
(堀尾重治：骨・関節X線写真の撮りかたと見かた，第6版．医学書院，p 20，2002，図28 a より転載)

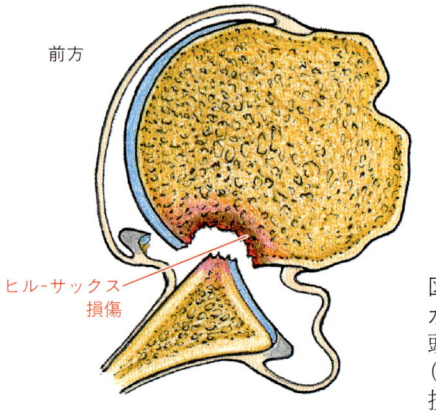

図7-19　肩の水平断面像　骨頭上後縁の陥凹(ヒル-サックス損傷)．

【治　療】

- 初回の外傷性脱臼を整復した後に，3-6週間固定することによって反復性脱臼への移行を予防することが重要である．肩周囲筋の筋力増強，投球フォームの変更などを試みる．
- 保存療法で改善されない症例には，病態に応じてさまざまな手術が行われている．

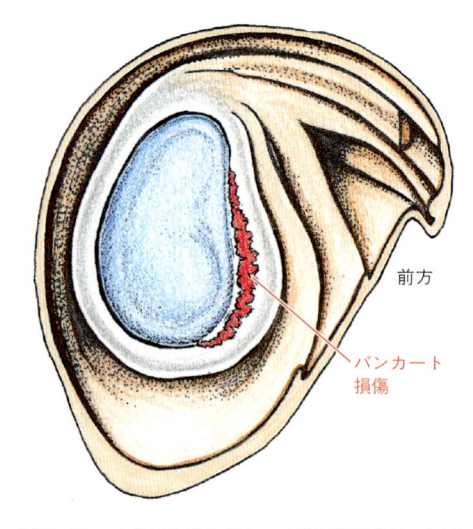

図7-20　上腕骨頭を外し，関節窩を覗いた図　前方関節唇や関節窩縁の骨折(バンカート損傷)．

肩の関節リウマチ

【症状と経過】

　関節リウマチは手や足の小さい関節に発症するので，肩の病変に気付くのが遅れる傾向がある．しかしリウマチ患者の約60％に肩関節病変が起こるとされている．早期から肩の痛みの有無や結髪・結帯動作など日常生活上の障害に注意して診療しなければならない．患者さんも肘や手の痛みがより強いので，肩の訴えが遅れる傾向がある．

　上着を脱ぐのが面倒なので，肩の診察は省略されがちであるが，着衣のままでも結髪・結帯動作をチェックする．

【病　態】(図7-21)

▷**初期(a)**

　肩の痛みを訴えるが，滑膜炎症のみの時期で，X線所見に異常がみられない．

▷**進行期(b)**

　激しい痛みがあり結髪・結帯が困難．軟骨に侵蝕が進み関節裂隙が狭くなっている．

▷**末期(c)**

　肩関節の動きがほとんどなくなって，ゴリゴリと音がする．衣服の着脱，結髪・結帯にも介助が必要となる．関節裂隙は消失し，関節面の骨破壊も進行している．骨萎縮も高度で，上腕骨骨頭や関節窩の圧潰も起こる．

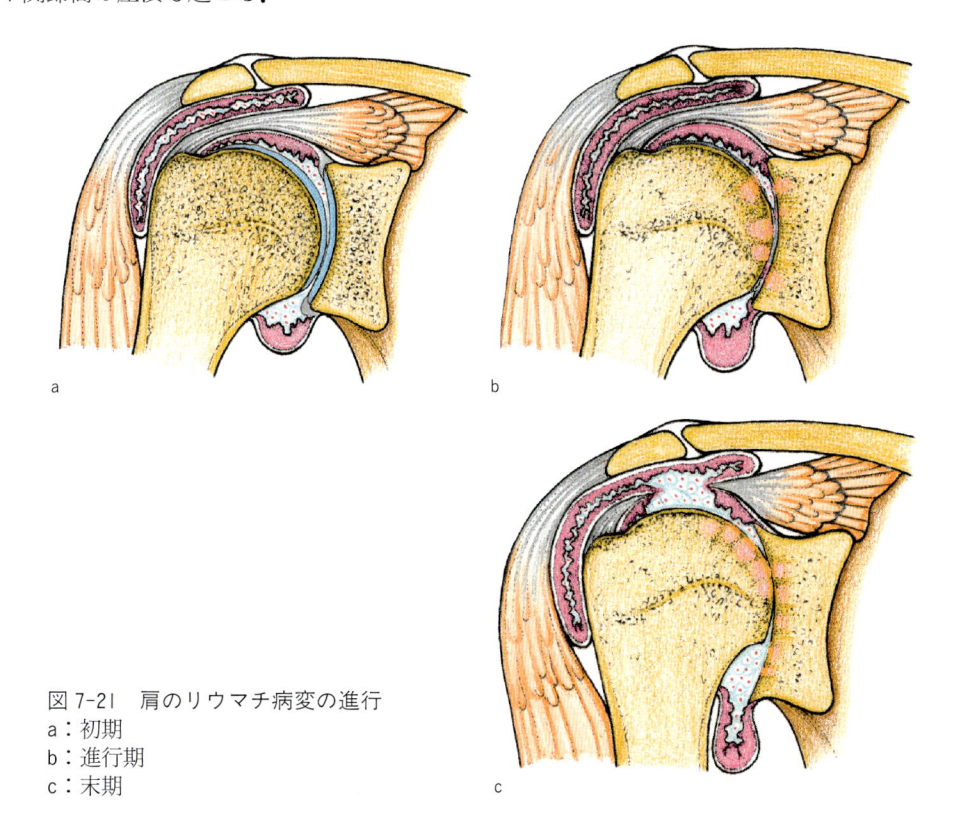

図7-21　肩のリウマチ病変の進行
a：初期
b：進行期
c：末期

【治　療】

　まずリウマチの炎症活性を抑制する全身的療法が主体となる．肩関節の痛みに引き続く関節拘縮を防止するために，軽いアイロン体操，棒球体操，スケールよじ登り体操などを行う（肩の治療体操：77頁参照）．

石灰性肩峰下滑液包炎，石灰性腱板炎，上腕二頭筋長頭腱断裂

【石灰性肩峰下滑液包炎，石灰性腱板炎】

▶症状と経過

とくに誘因なく急性に発症し，夜も眠れないほどの肩の痛みを訴える．肩はまったく動かせなくなり，腫れや発赤・熱感も伴う(図7-21a)．中年女性に多い傾向がある．

X線像では大結節の上の部位に石灰化陰影を認める．骨陰影には骨稜の網目構造がみられるが，石灰化陰影には網目構造がみられない(図7-21b)．

▶病　態

肩腱板内に石灰(リン酸カルシウム結晶)が沈着するのが初期病変で，この結晶が肩峰下滑液包に破れたときに急激な炎症を起こす．痛風発作は尿酸結晶による急性炎症であるが，本症も類似の結晶誘発性滑液包炎である．

リン酸カルシウム結晶は白色，泥状の外観を呈する．

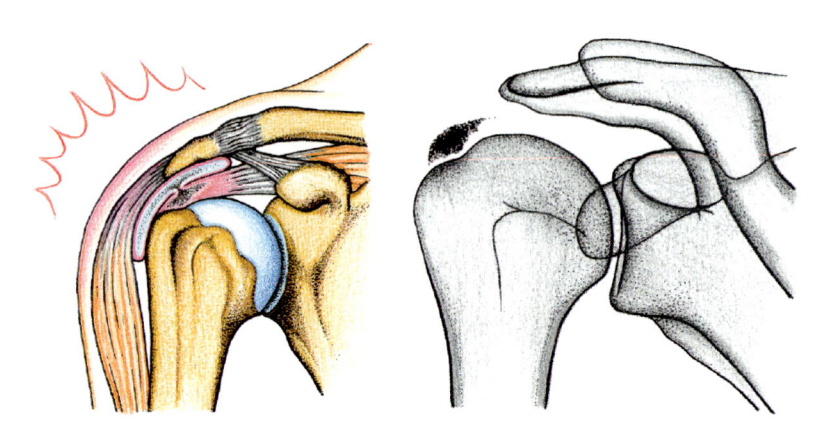

a：炎症状態推定図　　　　　　　　　b：X線像

図7-22　石灰性肩峰下滑液包炎

▶治　療

2-3週で自然に軽快することが多いが，発症後数日間の激痛例に対しては石灰巣の穿刺・吸引を行い，副腎皮質ステロイド薬注入を行う．

【上腕二頭筋長頭腱断裂】

上腕二頭筋長頭腱が結節間溝の中で摩擦され，自然断裂を起こすことがある．上腕の力こぶが一見むしろ明瞭となり，遠位にずれる．中高年者に多い．肘屈曲力はあまり落ちず，日常動作の障害が少ないので，放置されることが多い(図7-23)．

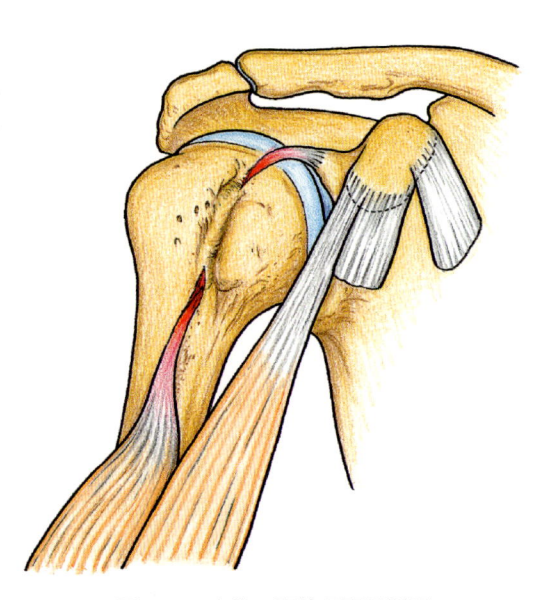

図7-23　上腕二頭筋長頭腱断裂

いわゆる野球肩（投球肩障害）

【症状と経過】

投球や水泳など肩の挙上動作を力強く繰り返すことによって起こる肩障害の総称である．投球動作時に痛みがあって投げることができないというのが共通の症状であるが，痛みのほかに，肩のひっかかり感，こわばり，筋力低下などを訴える．

【病　態】

オーバースローではワインドアップからフォロースルーまでの投球動作の各相（図 7-24）ごとに，発生しやすい障害の種類がほぼ決まっている．コッキングの最終期では肩関節は 90°以上の外転挙上と 160°近くの外旋位となる．この位置から急激に内転・内旋力が加わって加速される．このときに上腕骨の大結節が肩峰に突き当たり，この両者間に肩腱板や肩峰下滑液包が挟み込まれる状態になる．投球動作の繰り返しによって肩峰下滑液包の炎症を起こしたり，肩腱板の損傷を起こしたりする．また前方関節包の過伸展や腱板疎部の緩みなどによって肩関節前方不安定症となる．減速期では上方関節唇損傷を起こしやすいとされている．

少年野球で変化球を含めた無理な練習を繰り返すと，上腕骨近位の成長軟骨板の疲労破損のために骨端線の離開を起こすこともある．リトルリーガーズショルダー（Little Leaguer's shoulder）ともいわれ，少年野球指導者が注意すべき事項として指摘されている．

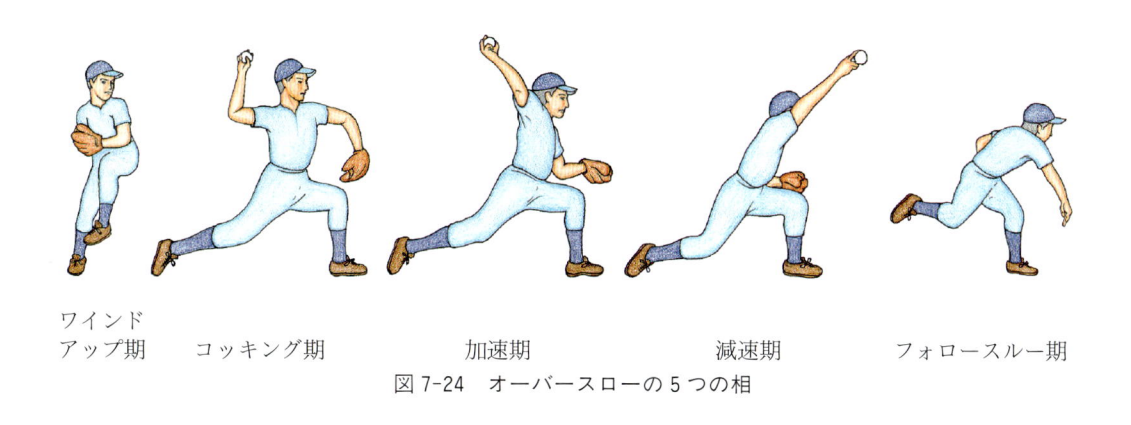

| ワインド | | | | |
| アップ期 | コッキング期 | 加速期 | 減速期 | フォロースルー期 |

図 7-24　オーバースローの 5 つの相

【治　療】

- 肩関節は可動域を大きくするために，受け皿である肩甲骨関節窩が小さくなっており，そのために起こる不安定性に対して複雑な軟部組織で補強されている．この構造を理解して無理な練習を続けないように予防することが重要である．
- 治療の基本は痛みを感じる投球動作を行わないことである．しかし本人の希望やチームの都合などで投球をなかなか中止できない事情のことも多い．上腕骨内旋位ではインピンジメントが浅い角度で起こり，外旋位ではより挙上できることを説明し，投球フォームの改善を図る．
- 温熱療法や副腎皮質ステロイド薬の局所注射が行われる．長い将来を見通して指導すること，投球は休んでも下半身を鍛えることが投球力を増進させることを納得させる必要がある．保存療法で解決しない場合は，病態に応じて各種の手術が行われる．

肩関節の機能解剖

　二本足で立ち上がり，手を自由に使うために適合して，人間の肩関節は進化し，特殊な構造と機能を示す．
- 受け皿である肩甲骨の関節面が小さい．
- 可動域は広くなったが不安定．
- 不安定性を補うために，関節唇，関節包や肩腱板によって補強されている．
- 関節唇は関節面の周辺に唇のように張り出している線維軟骨で，骨頭を包み込む．
- 上方には軟骨性の関節面がない．
- 肩峰と烏口突起との間に靱帯があって，上方の受け皿となる．
- これを肩峰下関節というが，滑液包が潤滑の役割を持つ．
- 関節包は余裕を持たせる一方で，局部的に肥厚し安定性を高めている．

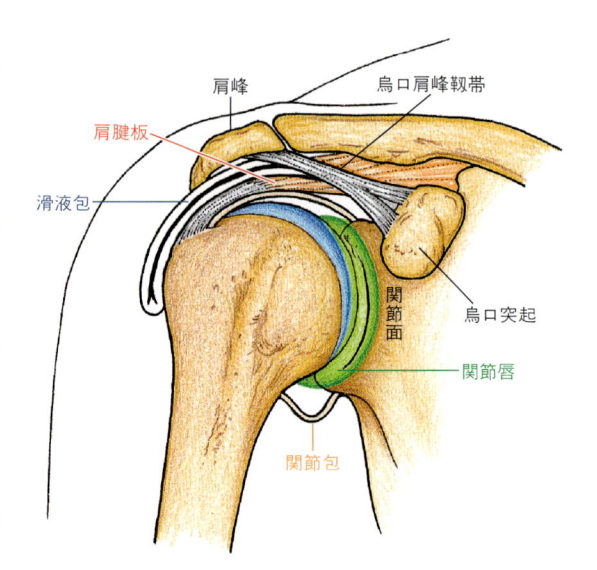

図 7-25　肩の骨と関節面

合力による挙上運動と肩腱板

- 三角筋は上腕骨を上方へ引き上げるが，これのみでは肩関節の挙上運動にならない．
- 棘上筋，肩甲下筋などの回旋筋が上腕骨頭を引き寄せる力との合力によって肩関節は挙上する．
- 回旋筋群の上腕骨付着部はシャツの袖口のように骨頭を包んでいる．肩腱板（rotator cuff）といわれる．

▶肩甲上腕リズム（コッドマン）

　肩をある角度まで挙上したときに，その角度の 2/3 は上腕骨が肩甲骨に対して動き，1/3 は肩甲骨が胸郭に対して動いている．例えば肩を 120°挙上したとき，上腕骨と肩甲骨で 80°，肩甲骨と胸郭で 40°動いている．

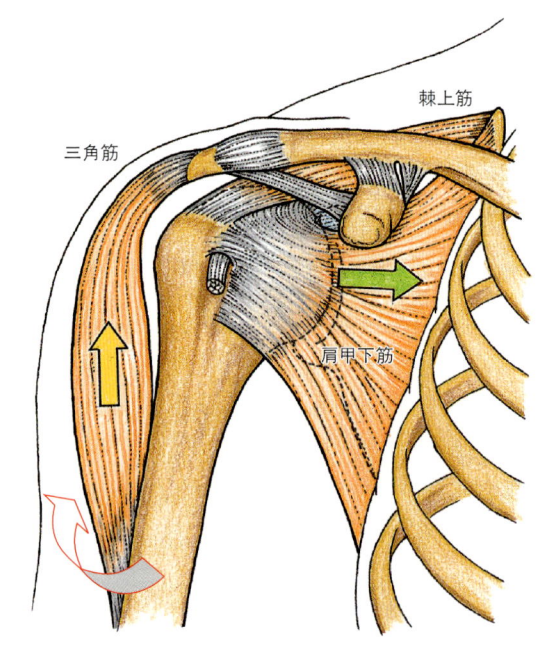

図 7-26　肩関節の挙上運動

肩の治療体操

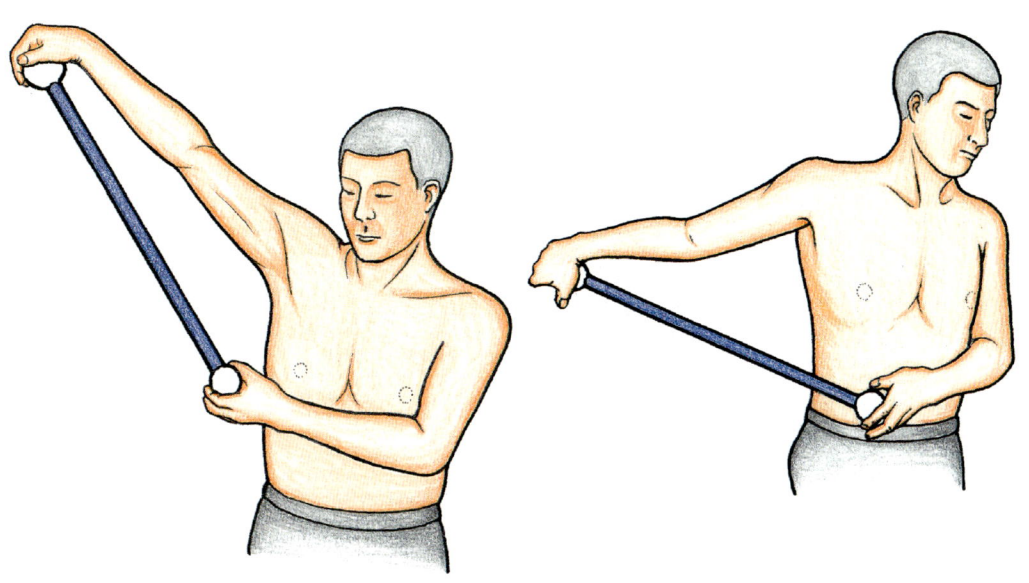

図7-27 棒球体操 60〜80 cmくらいのヒューム管の両端にテニスボールの一部をカッターで切ってはめ込んだ棒球による訓練．痛いほうの肩の力を抜いて，健側の手で前方，側方，後方など方向別の可動域を拡大できる．

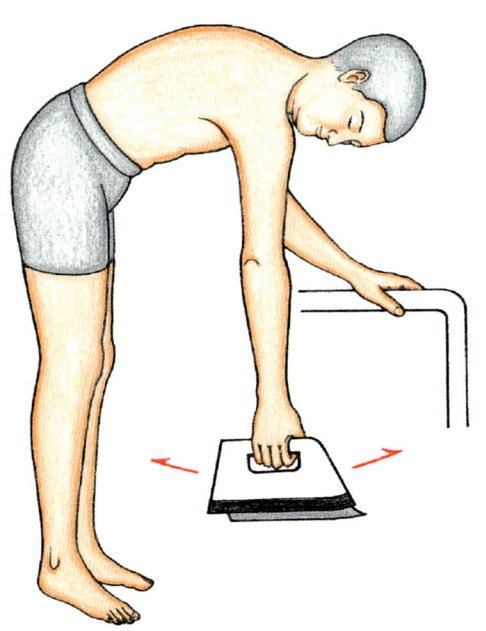

図7-28 アイロン体操 アイロン，ダンベルなどを手でぶら下げ，前屈位で振る運動．腰を守るため対側の手で上半身を支える．

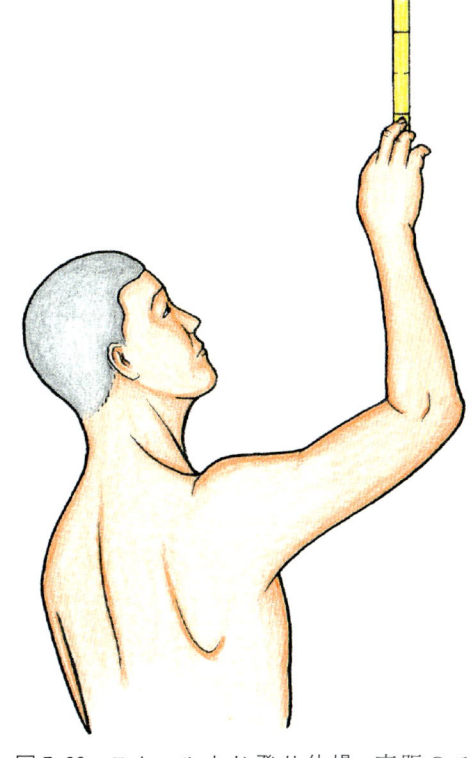

図7-29 スケールよじ登り体操 市販のスケールを壁に貼り付け，指でよじ登る．スケールによって目標と評価ができる．

ほっと一息　深呼吸をしましょう

- 動かないと筋肉やすじが縮むので，ストレッチが必要である．
- 背骨と肋骨との関節や胸の筋肉，すじも縮む．
- さらに肺の中には空気が入る小さい袋「肺胞」があるが，1日1度は完全にふくらませてやらないと，縮んでしまうはずである．
- 現在の日常生活では，全速力で走ったり，坂道を駆け上がったりすることは少なくなった．激しく動いた後には「ハーハー」と息も激しくなるが，続いて深呼吸が起こる．
- 日常生活では無意識に深呼吸をすることが少なくなったので，意識的に深呼吸することがより必要となった．

- 深呼吸はリハビリテーションの第一歩である．
- どんな病気も酸素が回っていかなければ，治るものも治り得ないからである．
- 深呼吸運動と同時に，丸くなった背骨が無理なく伸ばされる．
- 背骨を伸ばそうとすると，腹筋が緊張して無理がかかる．
- 深呼吸は肩こりにも有効である．

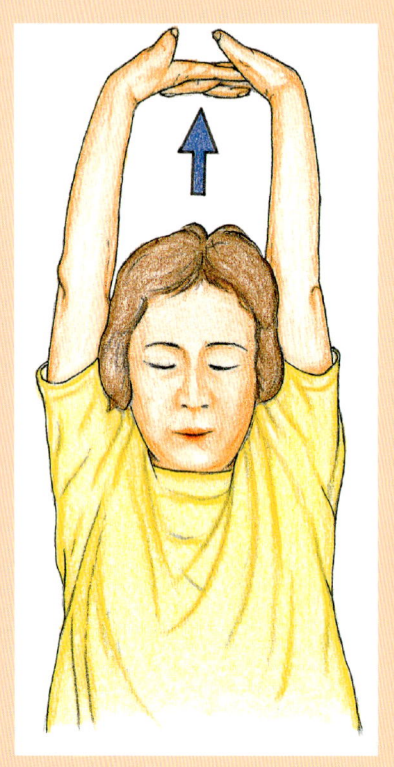

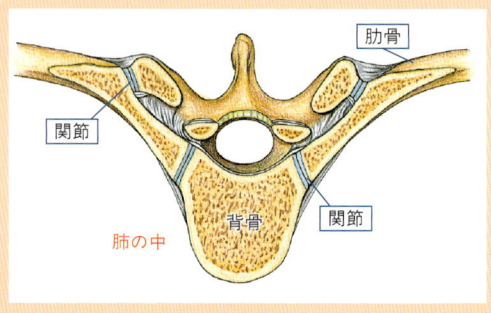

図　背骨と肋骨のつなぎ目
- 2つの関節があり，靱帯すなわちすじで囲まれている．
- 手足の関節と同じように，これらの関節も硬くなる．
- 1日1度はこれらの関節をフルに動かすことが必要である．
- その方法は深呼吸である．

図　深呼吸の一方法
- 両手指を組合せ，手のひらを前に向ける．
- 息を吸い込みながら，ゆっくり両腕を上げる．
- 息を吐きながら，ゆっくり下ろしてリラックス．
- 肩が痛い人は腕を下げたままで胸を広げる．

8 肘の痛みと変形

疾患・症候名	好発年齢 (10 20 30 40 50 60 70)	診断のヒント	頁
上腕骨外側上顆炎（テニス肘）	40-50代	中年の女性に多い．テニスに限らず腕の使いすぎで起こる．タオル絞り，戸の開閉などで肘の外側から前腕にかけて痛い．	80
変形性肘関節症	50-60代	肉体労働を続けた男性高齢者に多い．野球肘の末期像でもある．運動時の関節痛と屈曲・伸展が障害される．	81
上腕骨内側上顆炎（野球肘，ゴルフ肘）	10代・30-40代	野球，ゴルフなど腕の使いすぎによる．肘の内側に痛みが起こる．年少児では外側の骨軟骨障害も起こる(Little Leaguer's elbow)．	82
肘内障	幼児期	親と手をつないでいた小児が，手を引っ張られて急に泣き出し，腕を動かさなくなったら本症を考える．慣れた医師は容易に整復する．	83
肘の関節リウマチ	20-60代	関節リウマチの好発部位．朝のこわばり，手指の腫脹，変形に注目．肘頭部にはリウマトイド結節がみられることがある．	84
肘部管症候群	40-60代	変形性関節症や外反肘変形に続発する尺骨神経不全麻痺．小指，環指のしびれが初発症状で，指の完全伸展ができなくなる．	85
離断性骨軟骨炎，関節遊離体	10-20代	スポーツ少年に多い．使いすぎによる上腕骨小頭の無腐性壊死で，壊死部が遊離して関節ねずみとなる．運動時痛と引っかかり感．	86
上腕骨顆上骨折	小児	5-10歳の子どもが手をついて転倒して受傷．健側の手で肘を抑えて来院．局所は強く腫脹．フォルクマン拘縮の防止，内反肘変形に注意．	87
上腕骨外顆骨折	小児	2-4歳の子どもが転倒して起こりやすい骨折．手術して転位骨片を整復する必要がある．整復されないと外反肘となる．	88
肘の解剖と変形		肘の外偏角，内反肘と外反肘の図解．	89
肘の発育：肘の骨化核出現年齢と骨端線閉鎖年齢		肘の骨化核出現年齢と骨端線閉鎖年齢の図解．	90
上記以外に考慮すべき疾患		肘頭滑液包炎，肘関節結核，化膿性関節炎，神経病性関節症(脊髄空洞症によるものが多い)，パナー病(上腕骨小頭の骨端症)，上腕骨滑車形成不全，骨化性筋炎，橈骨頭脱臼(見逃されたモンテジア骨折)．	

上腕骨外側上顆炎（テニス肘）

【症状と経過】

どの年齢にも起こるが，中年の女性に多い．腕の使いすぎで起こる．テニスのバックハンドストロークのときの衝撃の繰り返しでよく発症するので，テニス肘ともいわれる．肘の外側から前腕にかけて痛くなる．椅子などを持ち上げたり，タオル絞り，戸の開閉などの日常動作が困難となる（図 8-1, 2）．

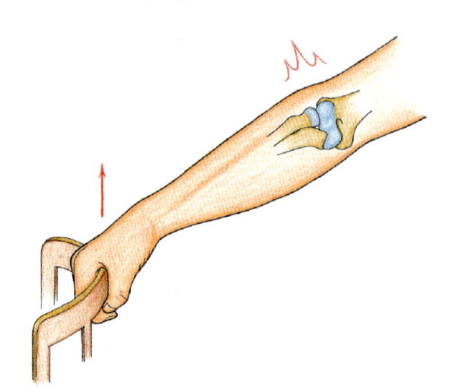

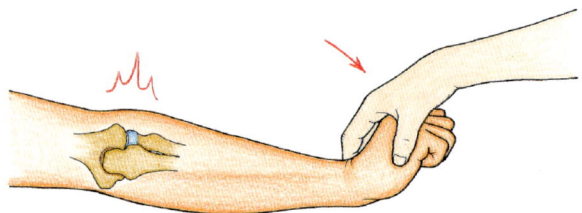

図 8-2　トムゼンテスト　手首を背屈するときに抵抗を加えると肘の外側に痛みを感じる．

図 8-1　椅子挙上テスト　椅子などを持ち上げるのが困難．

【病　態】

上腕骨外側上顆（図 8-3）には手関節や指を伸展する筋肉が集中して付着している．上腕骨外側上顆は小指の頭ほどの小さい骨隆起であるので，筋肉の付け根のここにストレスが集中しやすい．このストレスが繰り返して発症することから，上腕骨外側上顆炎といわれる．手関節・指伸筋の微小断裂や筋肉と筋膜の摩擦による炎症が起こると考えられている（図 8-4）．

図 8-3　上腕骨外側上顆

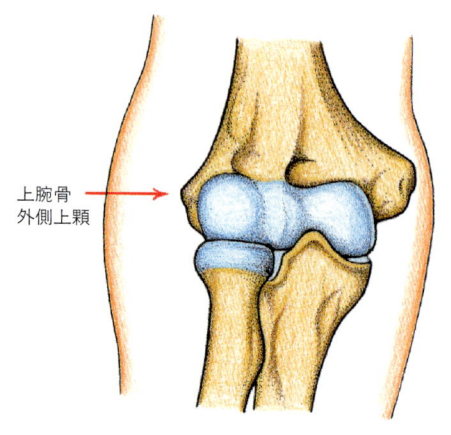

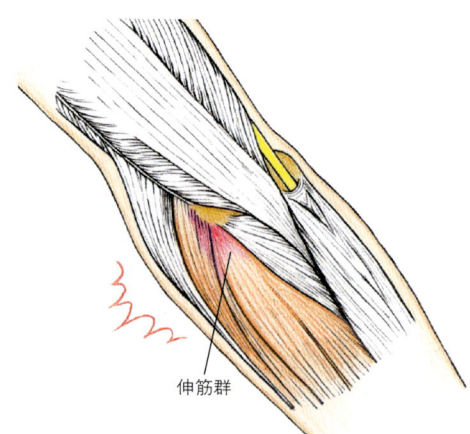

図 8-4　上腕骨外側上顆に付着している手関節・指伸筋の微小断裂

【治　療】

- 痛みを感じる動作を避けることが治療原則である．自然に軽快する病気であるが，すこし軽くなると腕を使い始めてしまい，また痛くなるという傾向がある．テーピングテープやテニス肘バンドなどで背屈筋の筋腹を押さえる方法もある．
- 睡眠障害となるほどの激しい痛みがある場合は，局所麻酔薬と水溶性副腎皮質ステロイド薬を圧痛部位に注射することもあるが，痛みを止めて無理をすることは禁物である．

変形性肘関節症

【症状と経過】

　鉱工業，農林業，建築業など腕をよく使う仕事の人やスポーツを激しく続けた人が，中高年になって肘の痛みや運動制限をきたす疾患である．投球動作，テニス，作業などで肘を衝撃的に伸展するときにとくに痛い．変形があっても衝撃を加えるような動作をしなければ痛みは少なく，衝撃動作を続けると痛みと手指のしびれが強くなる．関節に水が貯まることもある．骨棘や肘関節の腫れによって，尺骨神経が圧迫され，示指と小指のしびれをきたす．夜間に寝ていて指がしびれて困るようになる．シャツの上のボタンに手が届かなくなる．

【病　態】

　繰り返しの外力によって関節軟骨が摩耗し，関節裂隙が狭くなり，関節端周囲に骨棘が現れる（図8-5）．若い頃の関節内骨折や脱臼，離断性骨軟骨炎などにも続発する．鉤状突起の先端にできた骨棘が鉤状窩にできた骨棘とぶつかって屈曲制限をきたし，肘頭の先端にできた骨棘が肘頭窩にできた骨棘とぶつかって伸展制限をきたす．肘頭窩や鉤状窩に遊離体がみられることもある．

　机の角に肘の後方をぶつけると響く場所があるが，尺骨神経の通っている溝で肘部管といわれる．この溝が骨棘によって狭くなり，尺骨神経の圧迫症状を起こすことを（図8-6），肘部管症候群という．

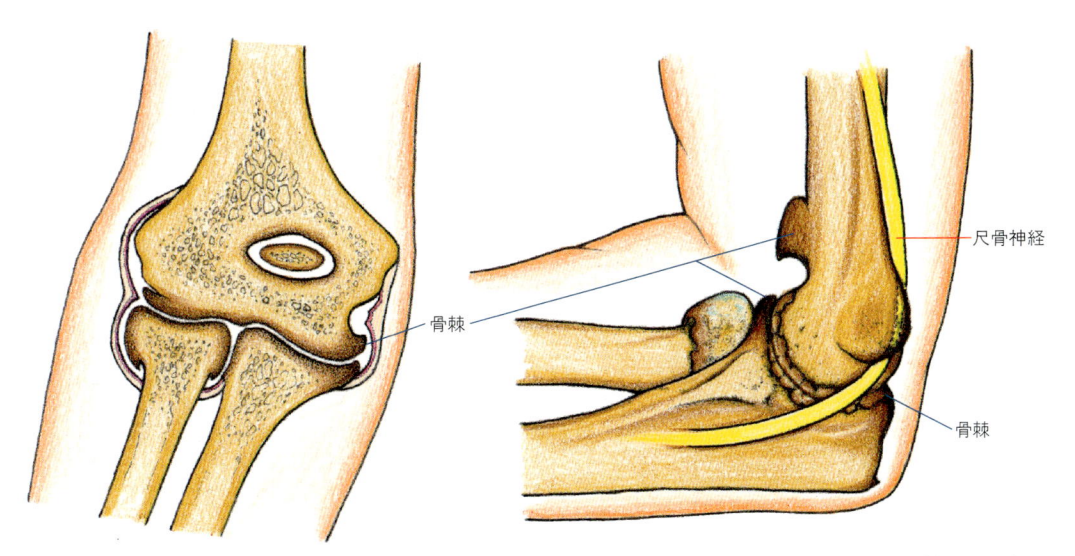

図8-5　肘関節症の正面図　関節裂隙の狭小化と骨棘．

図8-6　肘関節症の側面図　骨棘による尺骨神経の圧迫．

【治　療】

- 衝撃的な伸展動作を避けることが基本である．
- 日常動作に支障をきたすほどの屈曲制限があったり，遊離体が嵌頓して激しい症状が出たりする場合は手術の対象となる．尺骨神経麻痺症状が進行する例には尺骨神経移行術が行われる．

上腕骨内側上顆炎（野球肘，ゴルフ肘）

【症状と経過】

　無理な投球動作の繰り返しによって起こることが多いので「野球肘」ともいわれるが，野球以外のスポーツや腕を使う作業によっても起こる．初めは投球時など，特定の動作をする時のみに肘の内側に痛みを感じる．進行すればそれ以外の動作でも痛むようになり，肘を伸ばす動作が制限される．肘の内側にある骨の突出部を上腕骨内側上顆といい，この部位とその下方を押すと痛む（図 8-8）．

【病　態】

　投球動作の加速期には肘を外に反らせる力が加わるので，肘の内側に張っている靱帯（内側側副靱帯）が緊張する（図 8-7）．上腕骨内側上顆には腕をねじる働きの前腕回内筋や，手関節や手指を曲げる筋肉が集中して付着している．投球動作ではこれらの筋肉も同時に強く働くので上腕骨内側上顆と内側側副靱帯には牽引力が集中する（図 8-8）．その結果，内側側副靱帯の微小断裂を起こしたり，骨端線（90 頁参照）が完全に閉鎖していない 18 歳未満では骨端線の不全断裂を起こす．さらに肘の外側に圧迫力が加わると「離断性骨軟骨炎」（86 頁参照）を起こす．また投球時には肘が過剰に伸びた状態になるので，肘頭が肘頭窩に衝突を繰り返すために起こる伸展型障害もある．

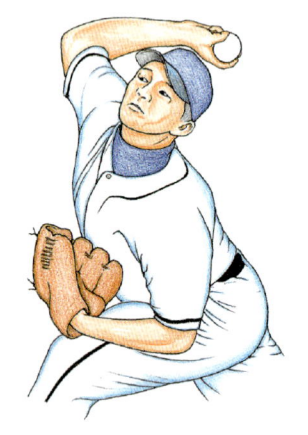

図 8-7　投球動作（加速期）　晩期コッキングから加速期に肘が外反となる．

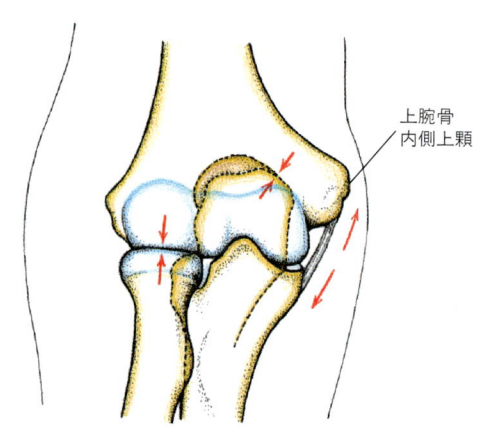

図 8-8　投球動作時の力の働き　肘の内側には牽引力が働き，外側には圧迫力が働く．

【治　療】

- まず投球動作や腕を使う作業を中止する．少年野球ではエース格のピッチャーであることが多く，チームへの責任上なかなか投球を中止できないために増悪した例もある．内側上顆骨端線は 14-18 歳まで閉鎖しないので，この時期はより障害を受けやすい（図 8-9）．監督やコーチにはこの病態を理解して正しい対処が求められる．足腰の訓練によって，よりよい投球フォームの構築につとめる．
- 激しい症状が続く場合には靱帯を縫合や補強する手術を行う．

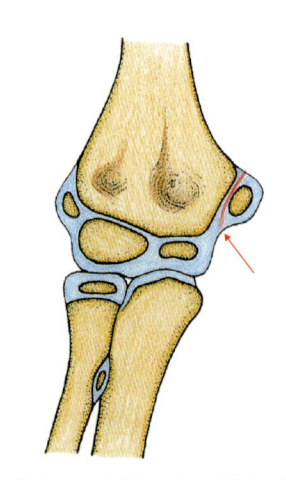

図 8-9　内側上顆骨端線障害

肘内障

【症状と経過】

2-4歳の子どもが腕を引っ張られたとき肘痛を訴え，腕を動かさなくなってしまうことがある．親と手をつないで歩いていた子どもがつまずきそうになり，親が子どもの手を引き上げようとしたときなど，子どもの手が受動的に引っ張られて起こることが多い．患肢をだらりとぶら下げた状態(図 8-10)で受診し，肘の屈曲と前腕の回外ができない．

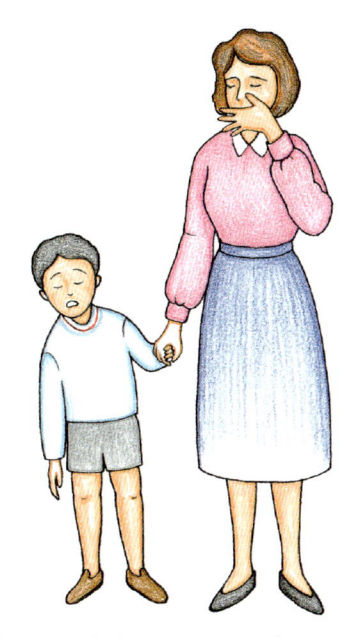

図 8-10 右腕をだらりと下げた子ども

図 8-11 輪状靱帯(正常時) 輪状靱帯で固定された橈骨頭は尺骨に対して回旋運動をする．

【病 態】

輪状靱帯は橈骨頭を包んでいるが(図 8-11)，橈骨頭が輪状靱帯から外れそうになる状態と考えられている(図 8-12)．もともと子どもは関節が軟らかいが，とくに靱帯が緩んでいる体質，すなわち全身的な関節弛緩傾向の子どもに多い印象がある．

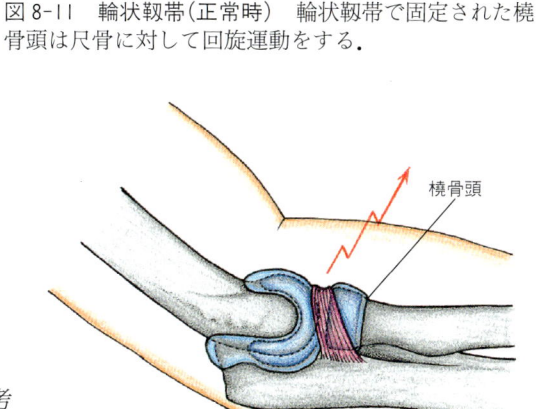

図 8-12 肘内障 橈骨頭が輪状靱帯から外れそうになる．

【治 療】

- 自然に整復されることもあるが，徒手整復を必要とすることが多い．麻酔は不要である．患肢を軽く引っ張りながら肘関節を屈曲させ，前腕を回外するだけで整復されることが多い(図 8-13)．
- この操作で整復されない場合は，肘を徐々に屈曲させながら，橈骨頭を押し込む．整復時にコクッという整復感がある．整復後は回内・回外が自由となり，患児は腕を動かし始める．

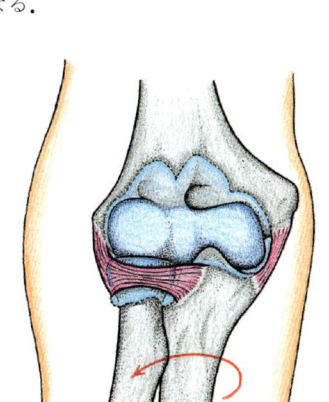

図 8-13 肘内障の整復法

肘の関節リウマチ

【症状と経過】

肘関節は関節リウマチ病変が早期から好発する部位である．肘が痛くて力が入らなくなり，立ち上がるときに手をつけない．シャツの上のボタンをかけられず，進行すれば口に手が届かなくなる．前腕の回外が制限される傾向が強いので，茶碗を持てなくなる．袖をまくり上げて両側同時に触診すると腫脹や熱感も触知しやすい（図8-14）．

多量の滲出液が貯留することがあって，腫脹がわかりやすい．ときに強直になる例もある．肘頭部にリウマチ結節を認めることもある．

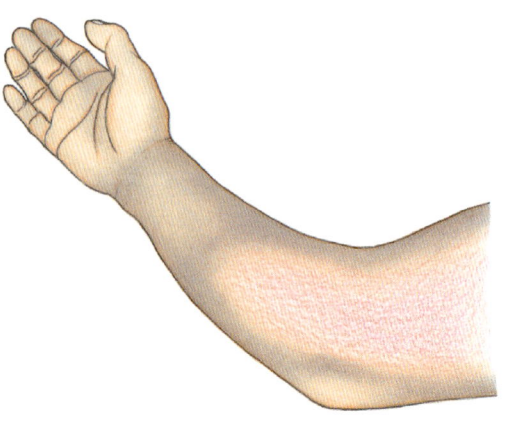

図8-14　腫脹したリウマチ肘

【病　態】（図8-15, 16）

▶初　期

滑膜の炎症で始まり，関節端の輪郭は正常である．

▶進行期

関節端の軟骨破壊が起こり，輪郭不整となり，関節裂隙が少し狭くなる．近位橈尺関節にも病変が進む．

▶末　期

関節端の骨破壊が進み，関節裂隙が消失する．関節がぶらぶらの状態になる破壊型と関節端が癒着して強直になる型がある．近位橈尺関節が強直になると，手の返しがまったくできなくなる．

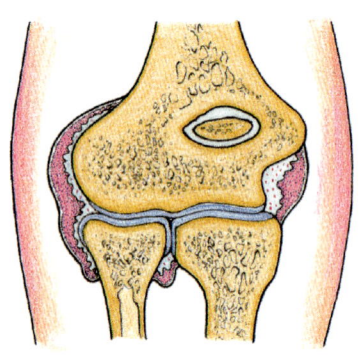

a：初期　　　　　　b：進行期　　　　　　c：末期

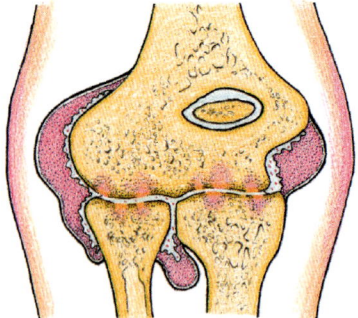

図8-15　リウマチ肘の病態

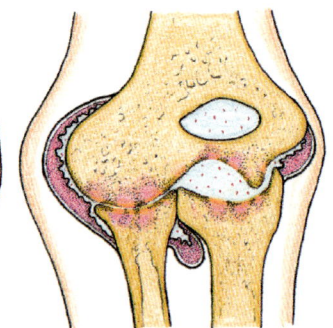

【治　療】

・抗リウマチ薬による全身療法が基本となる．
・痛みが強い時期には副子固定によって安静を保つ．
・前腕の回外が制限される傾向が強いので，回内位を避けるよう日常動作器具を工夫する．
・末期例で日常動作に障害が著しい場合は人工肘関節も考慮される．

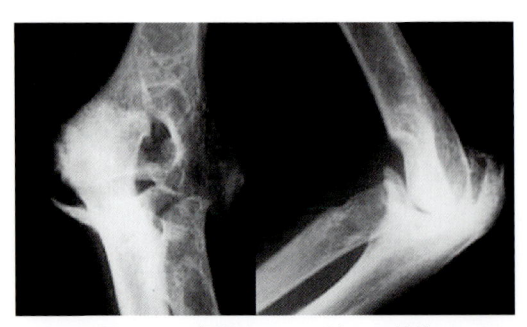

図8-16　末期リウマチ肘のX線像

肘部管症候群

【症状と経過】
　腕を激しく使う仕事を続けた高年者に多い．初発症状は小指，環指と中指のしびれで，とくに夜間に肘を屈強位で寝ているときに強くしびれる．肘の痛みも伴う．進行すれば小指，環指と中指の伸展が不十分となり，手袋をはめるのが困難となる．母指内転筋と骨間筋の萎縮のために，母指と示指の基部で紙を挟むことが困難となる．挟み込んだ紙を引っ張るテストを行うと，母指のIP関節を屈曲させて保持しようとする(フロマン徴候)．骨間筋萎縮と指の伸展不全のために鷲の手に似た格好となるので，「鉤爪指(clawfinger)」といわれる．肘の後内側に指に放散する圧痛を認める．

【病　態】
　机の角に肘の後内方をぶつけると指先に響く場所がある．この部位は尺骨神経の通っている溝があり，尺骨神経溝といわれる．この溝を靱帯性組織が覆っていてトンネル状になっているので肘部管(cubital tunnel)といい，この部位での尺骨神経の絞扼症候群を肘部管症候群という(図8-17)．

　肘関節症では骨棘によって，このトンネルが狭められ，尺骨神経の圧迫症状を起こす．肘の強い外反変形では，尺骨神経に緊張が持続的に加わって，尺骨神経麻痺を起こす．

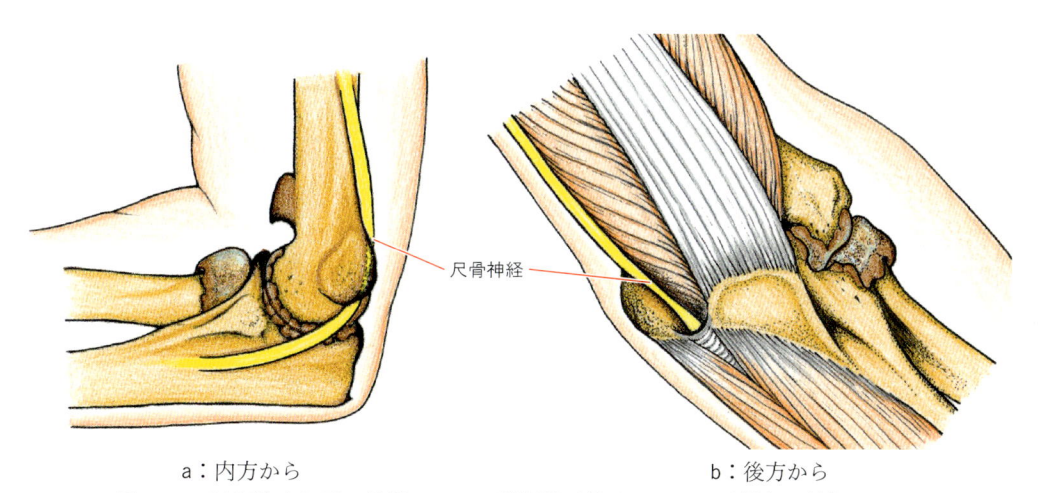

　　　a：内方から　　　　　　　　　　　b：後方から
図8-17　肘部管症候群　骨棘によって肘部管が浅くなり，尺骨神経が絞扼される．

【治　療】
- 肘関節症の人が肘に衝撃力が加わる作業を行うと，肘の腫脹を起こし肘部管底部の軟部組織も腫れて尺骨神経圧迫症状が増強する．安静を保てば腫れが引けて，症状も軽快する．故に衝撃の加わる作業を避けることが基本である．
- 症状が進行して日常動作に支障がある例に対しては，尺骨神経移行術を行う．

離断性骨軟骨炎，関節遊離体

【症状と経過】

10-16歳の少年，とくに野球の投手に多い．投球時あるいは投球後に肘の痛みを訴える．前腕へ放散する痛み，腕のだるさ，引っかかり感を訴え，関節の動きが制限される．関節遊離体が関節面に挟まって激痛とともに，腕を動かせなくなることもある（ロッキング，嵌頓症状）．

【病態】

前記82頁の上腕骨内側上顆炎の図8-7において説明したとおり，投球動作で肘の外側では，橈骨頭が上腕骨小頭に衝突する．その繰り返しの結果，上腕骨小頭の軟骨と軟骨下骨に無腐性壊死を起こす．

上腕骨小頭の下端をよく見るためには肘関節45°屈曲位での前後像撮影が必要である．屈曲位X線像では直径1cmほどの骨透亮像を呈する（図8-18 a）．次に壊死部と正常部が分離して骨硬化を伴った分界線（←）が現れる（図8-18 b）．さらに壊死部が遊離して関節遊離体（関節ねずみ）となる（図8-18 c）．

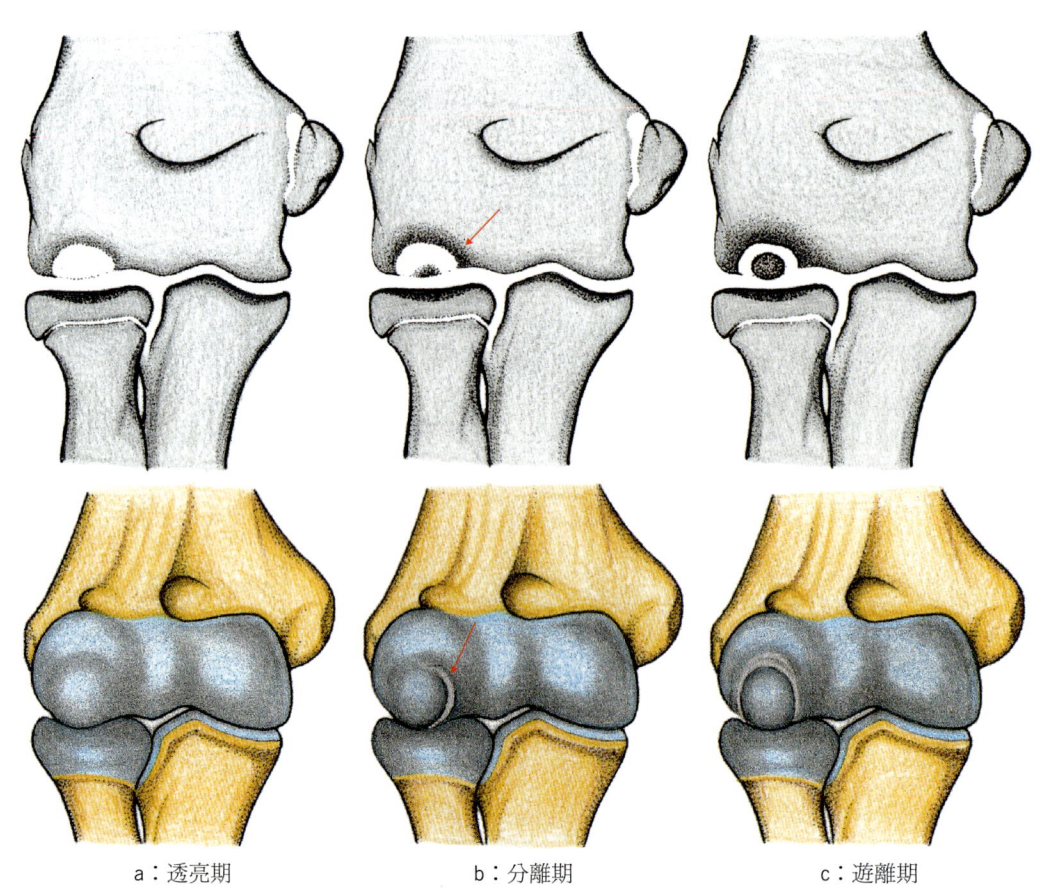

a：透亮期　　　　b：分離期　　　　c：遊離期
図8-18　離断性骨軟骨炎のX線像と病態説明図

【治療】

・予防が重要である．小学生では投球数を週に200球以下にすることが勧められている．透亮期の症例では投球動作の休止によって壊死部の修復が期待できるとされている．
・分離期にはドリリングや骨釘移植などを行うこともある．遊離期以後で痛みが続き，嵌頓症状があれば遊離体摘出術を行う．

上腕骨顆上骨折

【症状と経過】
5-10歳の子どもが転倒して，手を地面についたときに起こる骨折である．頻度の高い骨折で，子どもが転倒して肘の辺りを痛がったら，この骨折を考える．腕を動かすことができず，肘の直上部すなわち顆上部に圧痛と腫脹を認める．転位が激しい例では肘頭が突出してみえる．

【病　態】
上腕骨下端レベルの骨折で，骨片が回旋して内反，後上方に転位する（図8-19 b）．転位が明らかでない場合も軟部組織陰影を注意深く観察する．側面像で肘頭窩や鈎状突起窩付近の骨と軟部組織との間に透過陰影を認めた場合は，転位のない亀裂骨折と考える．骨折線が顆上部の低位にある場合は遠位骨片の骨部分が小さいので，転位の程度を正しく判定できないことがある．上腕骨小頭骨端線の傾き（バウマン角）を健側と比較する．

転位が著しい例では，近位骨片が血管・神経を巻き込むことがある（図8-19 c）．患児は激しい自発痛を訴え，手の痛覚鈍麻，蒼白，橈骨動脈の拍動欠如などをきたす．緊急に対処しなければ，前腕以下の軟部組織壊死となり，重篤な拘縮（フォルクマン拘縮）を残す．

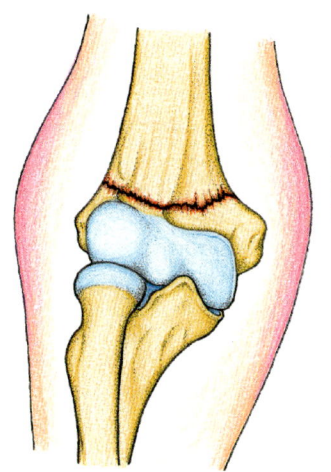

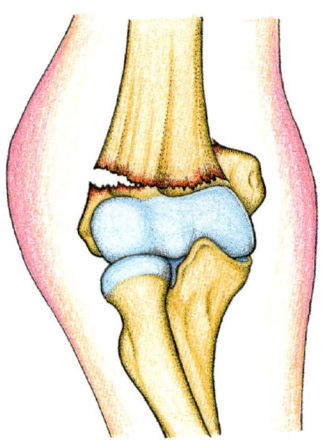

a：転位のない骨折線
b：骨片が内反方向に転位する
c：骨片が後上方に転位し，血管・神経を巻き込む

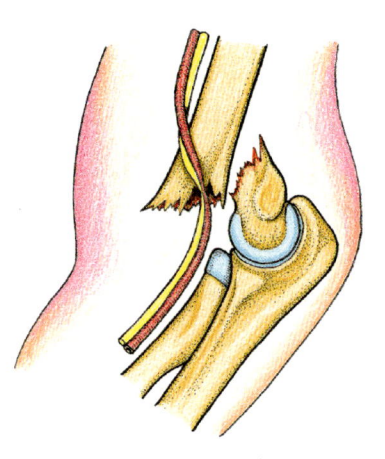

図8-19　上腕骨顆上骨折

【治　療】
- 全身麻酔下に徒手整復を行い，肘関節屈曲位で上腕近位から手関節までをギプス固定する．子どもの腕は小さく柔らかいので，ギプスが抜け落ちることもあるので，患肢を三角巾で吊り下げる．ギプスの中で腫脹し血管・神経が圧迫されることもあるので，整復後24時間は手指の血流に厳重に注意しなければならない．
- 整復位が不安定な例にはキルシュナー鋼線固定を追加する．徒手整復が困難であったり，安定性が不良な例では牽引療法を行う．
- 整復が不完全のまま骨折が癒合すれば，内反肘変形を残す．上腕に対して前腕は7-10°外反しているのが正常なので，上腕・前腕がストレートな整復では内反位である．

上腕骨外顆骨折

【症状と経過】
2-3歳児が転倒して起こる骨折．痛みのため患児は腕を動かさなくなる．肘の外側に腫脹と圧痛を認める．

【病　態】
子どもの骨には大きい軟骨部分が残っている．上腕骨下端も外側の一部に骨端核という骨の中心が現れた状態で，大部分は軟骨である．軟骨部分を含む骨折片は上腕骨小頭と上腕骨滑車の一部含む大きさであるが，X線像では骨端核と骨幹端の一部しか写らないので（図8-20 a），骨片の大きさや転位の程度を想像しにくい．上腕骨外側上顆に付着している手根伸筋，指伸筋や肘筋に引っ張られて骨片は大きく回転される（図8-20 b）．骨片の関節面が上腕骨側の骨折面に向き合い，骨片の骨折面が外側の軟部組織に向き合う状態となる（図8-21 b）．

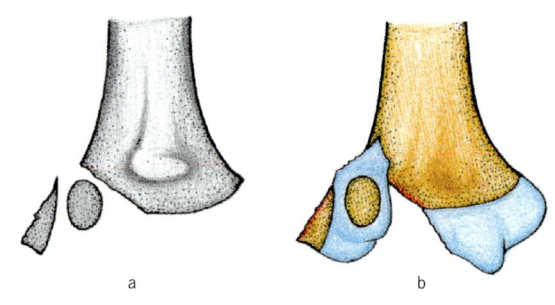

図8-20　上腕骨下端の軟骨
a：X線像では軟骨が写らないので，骨片の大きさや転位の程度を想像しにくい．
b：軟骨を含む大きい骨片は大きく回転している．

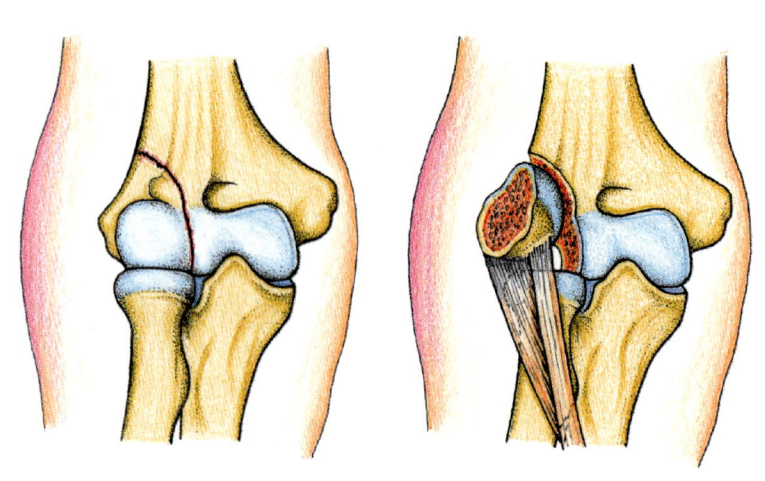

a：転位なしの骨折線　　　b：筋肉に引っ張られて回転した骨片
図8-21　上腕骨外顆骨折

【治　療】
・骨片が転位して，関節面に段違いがあるので，この骨折は手術して骨片を整復し，鋼線による内固定が必要である．整復固定後は3-4週のギプス固定を行う．正しく整復されれば，とくに障害を残さない．
・整復されないと，関節面に段違いを残し，肘の内側が出っ張り，前腕が親指側に曲がる外反変形を残す．後に尺骨神経麻痺を起こすこともある．

肘の解剖と変形（外偏角，内反肘，外反肘）

【肘の外偏角】

腕を体幹につけて肘を伸展したときに，手は体幹から少し離れる（図8-24）．これは上腕骨軸に対して前腕骨軸が外反位になっているからである．手で物を持つのに適応しているので，英語では carrying angle といわれ，日本語では肘外偏角（肘外反角）と訳されている．

正常者では男性 6-11°，女性 12-15° とされている．

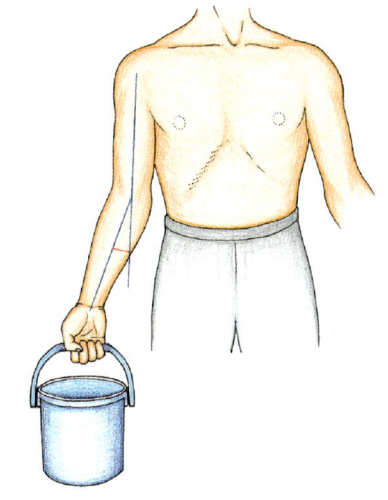

図 8-24　肘の外偏角

【内反肘】

外偏角が消失して上腕軸に対して前腕軸が内側に入った状態を内反肘という．肘を伸展したときに上腕が脇から離れるので，変形が目立つ．銃身の形に似ているので，銃身変形といわれる（図8-25 a）．

上腕骨顆上骨折が正しく整復されなかったときによくみられる．図8-25 b のX線像は上腕骨顆上骨折後の変形治癒を示す．

痛みや機能障害はないが，みかけ上，気になる．20°以上の変形があれば，上腕骨遠位部で骨切り術を行う．

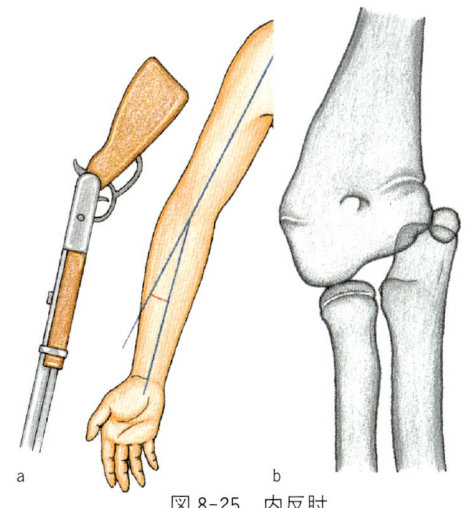

図 8-25　内反肘

【外反肘】

外偏角が増強して，肘伸展時に手が体幹から遠く離れてしまう変形である（図8-26 a）．上腕骨外顆骨折が正しく整復されなかったり，偽関節となったりした後に起こる．図8-26 b のX線像は上腕骨外顆骨折後の偽関節を示す．

内反肘ほど目立たなく，変形自体では機能障害はない．しかし成人に達してから尺骨神経麻痺を起こすことがあるので，尺骨神経移行術または骨切り術の適応となる．

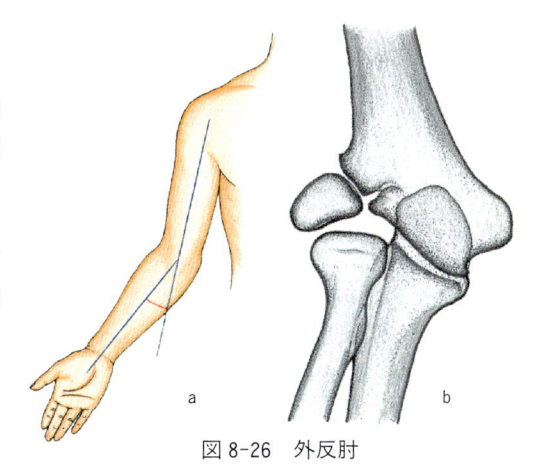

図 8-26　外反肘

肘の発育：肘の骨化核出現年齢と骨端線閉鎖年齢

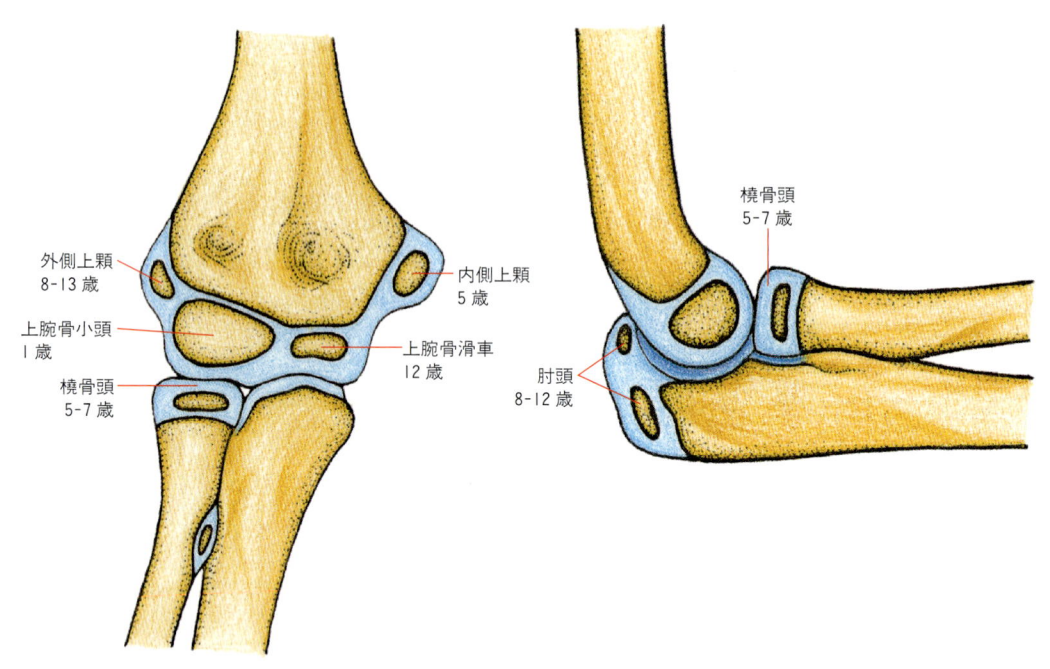

図8-22 肘の骨化核出現年齢　小児の肘関節疾患・外傷においては骨端核出現と骨端線閉鎖年齢の理解が重要である．上腕骨外顆骨折が起こりやすい2-3歳では上腕骨小頭の骨化核しか出現していないので，X線像に写る骨陰影よりもはるかに大きい骨片が大きく転位している．

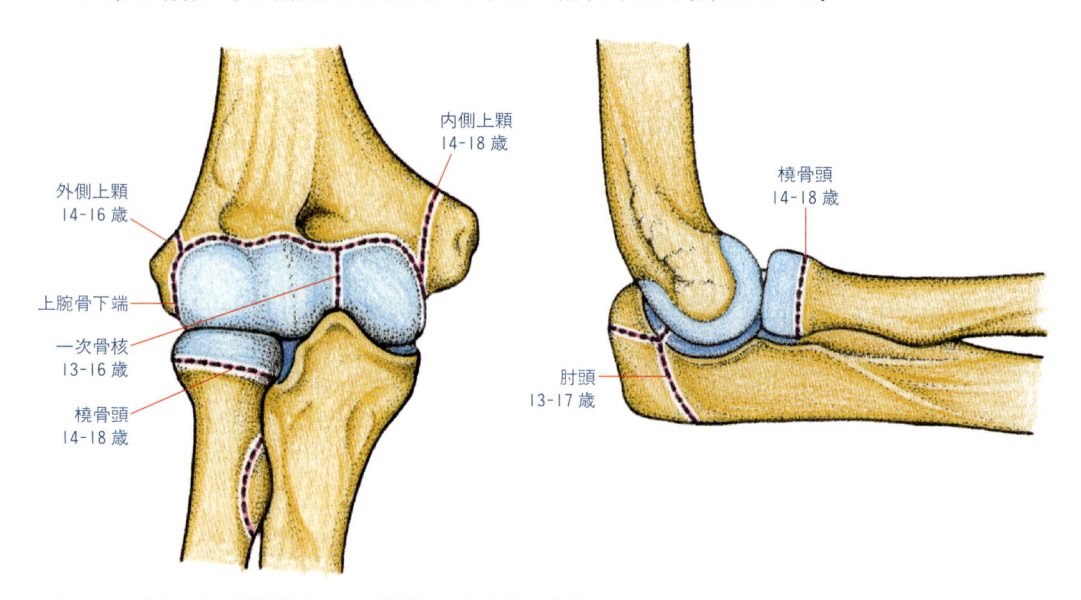

図8-23 肘の骨端線閉鎖年齢　肘関節の骨端線が閉鎖するのは13-14歳以上である．骨端線閉鎖の前に繰り返して大きいストレスが加わると，骨端線の離開が起こり，成長終了後に変形を残す．内側上顆骨端線は14-18歳まで残っているので，いわゆる野球肘ではこの骨端線離開を起こしやすい．

表示した年齢は T. von Lanz, W. Wachsmuth: Praktishe Anatomie, Arm Zweite Auflage, Abb 18, Abb 19 Springer-Verlag Berlin 1959 による．

9 手関節部の痛みと変形

疾患・症候名	好発年齢 (10-70)	診断のヒント	頁
狭窄性腱鞘炎, ドゥ・ケルバン病	40-50代	母指基部から手関節橈側にかけての痛み．母指を内側に入れて手を握り，手関節を尺側に曲げると痛みが増強する．中年女性に多い．	92
手関節の関節リウマチ	20-50代	RA病変の好発部位．立ち上がるとき手掌をつけない．環・小指の伸筋腱皮下断裂に注意．朝のこわばり，他の関節の腫脹や疼痛．	93
橈骨遠位端骨折, コーレス骨折とその後遺症	60代	高齢女性が手をついて転倒して起こる手首の骨折．反射性交感神経性ジストロフィーを起こし，腫れと疼痛が続くことがある．	94
手根管症候群	30-60代	夜間に母・示・中指の痛みで目が覚める．母指対立運動不全となり，母指球筋が萎縮する．中高年の女性に多い．透析患者にもみられる．	95
手背ガングリオン	20-40代	手関節の背側に弾性のある丸い腫瘤ができる．それほど痛みはないが，気になる．ゼリーのような粘液が溜まったものである．	96
月状骨軟化症, キーンベック病	20-40代	ハンマーを使う職業の人が手関節痛を訴えたら本症を考える．月状骨の無腐性壊死，X線像で硬化圧縮像がみられる．	97
変形性手関節症	60代	手関節部の外傷やキーンベック病などに続発する．X線像で変化があっても疼痛を訴える例は少ない．	98
手舟状骨偽関節	20-40代	手を強くついたときに起こる骨折であるが，捻挫や打撲として見逃されていることがある．受傷後痛みが続くときは本症を考える．	99
三角線維軟骨複合体 (TFCC) 損傷	30-50代	手をついて倒れたり，過度に回内されて受傷する．なかなか回復しない手関節尺側部痛の原因として判明されてきた病態．	100
手根不安定症	20-40代	外傷の既往がある手関節の痛みの原因の1つとしてLinschiedらによって唱えられた病態．手根骨相互間の配列異常とされる．	101
尺骨突き上げ症候群	20-40代	橈骨に対して尺骨の長さが相対的に長いために，尺骨頭が三角線維軟骨や手根骨を突き上げて，手関節痛を訴える．	101
手関節結核	40-60代	現在はまれとなったが，関節リウマチとの鑑別が必要．	*
手関節の骨と関節, 手根管		手関節は橈骨，尺骨および4個の近位手根骨からなる．近位手根骨は4個の遠位手根骨との間に中央手根関節で連結する．手根管には9本の腱と正中神経が通っている．	102
手関節の運動		背屈・掌屈，橈屈・尺屈および回内・回外運動ができる巧妙な多重連結器である．手首をぐるぐる回したりして人間の手の役割を担っている．	103
上記以外に考慮すべき疾患		ギヨン管における尺骨神経絞扼障害，手舟状骨の骨端症，マーデルング変形，遠位橈尺関節症，橈骨末端の骨巨細胞腫，手関節背側腱鞘炎（こうで），石灰性腱炎，有鉤骨骨折，手根骨嚢腫，第2・3手根中手関節症（carpometacarpal boss）．	

＊図解頁なし

狭窄性腱鞘炎，ドゥ・ケルバン病

【症状と経過】(図9-1)

中年女性に多い腱鞘炎である．20-30歳台で妊娠，出産の時期に発症することもある．手指を使いすぎた後に，母指の付け根から手関節橈側にかけての痛みをきたす．この部位の圧痛があり，発赤，腫脹もみられる．靱帯が肥厚して硬くなった部分を触れることもある．

母指を内側に入れて握り，手関節を尺側に曲げると，痛みが増強する(フィンケルシュタインテスト)．

【病態】(図9-2)

手首の橈側に突出していて，容易に触れることができる骨の部分を橈骨茎状突起という．この突起の上を走る短母指伸筋と長母指外転筋の腱はしっかりした靱帯性腱鞘で囲まれて，横ずれが起こらない構造になっている．

この狭いトンネルの出口から先は母指の多方向の運動に対応して腱の方向転換ができるようになっている．手指の使いすぎによって，この部位に炎症を起こす．更年期や妊娠，出産など「むくみ」を起こしやすい傾向が関連していると考えられる．短母指伸筋腱と長母指外転筋の2腱がそれぞれ独立した腱鞘を持つことがある．その場合に短母指伸筋腱の狭窄が主病変である．

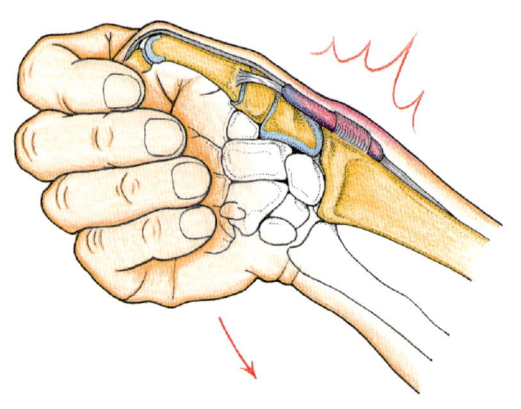

図9-1　フィンケルシュタインテスト

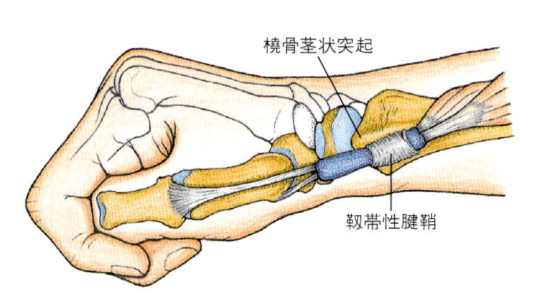

図9-2　手関節橈側の腱と腱鞘（橈骨茎状突起，靱帯性腱鞘）

【治療】

- 自然に治癒することが多い病気であるが，手指を使う仕事をできるだけ避ける．副子固定によって局所の安静を保つことが有効である．しかし水仕事の多い女性では，副子を付け続けることは難しいのが実情である．
- 副腎皮質ステロイド薬入り局所麻酔薬を局所に注射することもあるが，注射そのものが痛い．
- 非常に難治な例には腱鞘切開術が行われる．この部位に併走している橈骨神経浅枝は破格が多いので，損傷しないように注意する．

【手背の腱鞘炎】

手背に走っている手指の伸筋腱にも類似な靱帯性腱鞘があるので，比較的少ないが腱鞘炎を起こす．かつては手作業での田植えなど農作業後の手背の腫れが起こり，「こうで」と呼ばれていたが，これも腱鞘炎である．

手関節の関節リウマチ

【症状と経過】

手関節は関節リウマチ病変の好発部位である．朝のこわばり，両側手関節や指の関節腫脹・熱感や疼痛が重要な臨床症状である．手関節の背屈が制限されて，立ち上がるときに手掌をつけない．回外が制限され茶碗を持てない．背側亜脱臼を起こしている尺骨頭を押し込むとピアノキーのように引っ込み，離すと戻る徴候をピアノキーサインと呼ぶ．

関節破壊が進行すればいろいろな変形を残したり，骨性強直を起こして，手関節がまったく動かなくなったりする．手関節の炎症が伸筋腱の腱鞘に波及して伸筋腱の皮下断裂を起こす．

【病態】

手関節のX線像がリウマチステージ分類の診断に役立つ（図9-3）．

▶初期
骨端部の骨萎縮がみられるが骨破壊はない．

▶中期
軟骨の破壊が始まり，関節裂隙が狭くなる．軟骨下骨の軽度の破壊も起こり，骨の輪郭が乱れてくる．

▶進行期
骨の破壊が進み，亜脱臼や尺側偏位などの変形を起こすが，線維性または骨性強直までには至っていない．

▶末期
手根骨が破壊された後に癒合して，8個の手根骨が一塊となり，線維性または骨性強直を起こす．

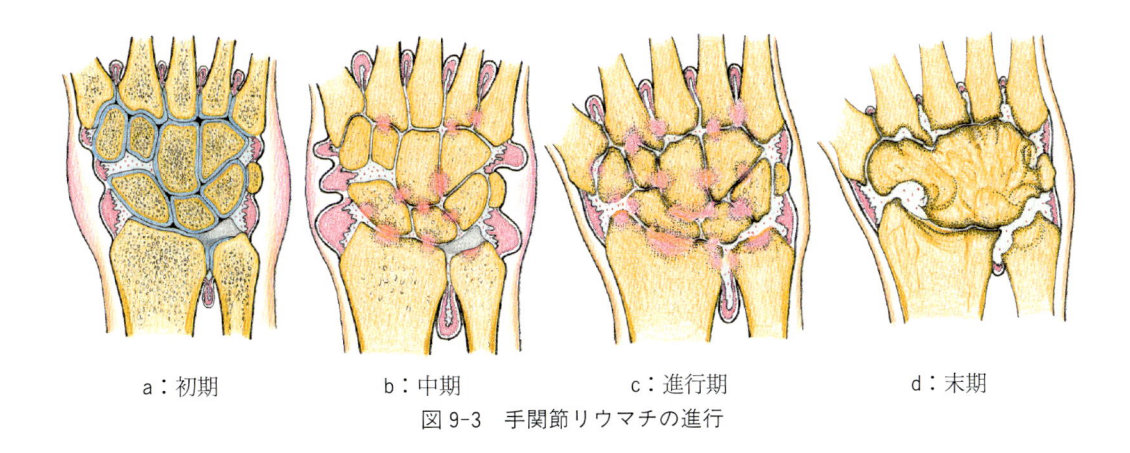

a：初期　　b：中期　　c：進行期　　d：末期
図9-3　手関節リウマチの進行

▶関節リウマチの診断基準
①3関節以上の圧痛または他動運動痛，②2関節以上の腫脹，③朝のこわばり，④リウマトイド結節，⑤赤沈20 mm以上の高値またはCRP陽性，⑥リウマトイド因子陽性，の6項目中で3項目以上を満たすものを関節リウマチと診断する．両手関節の運動痛，腫脹，朝のこわばりがあれば，本症の可能性が高い．

【治療】

抗リウマチ薬や抗炎症薬による全身管理を行う．衣服の着脱，整容・食事動作などの日常動作の障害に対して自助具などを工夫して，生活の自立を図る．

橈骨遠位端骨折，コーレス骨折とその後遺症

【症状と経過】

高齢者が手をついて転倒して起こる骨折である．60-70歳台に多い．80歳以上の高齢者では転倒時に手が出ないので，むしろ少ない．手関節の腫脹と疼痛を訴え，手を動かすことができない．

【病態】

橈骨遠位端から1-3cmのところで骨折し，遠位骨片は背側に転位する（図9-4）尺骨茎状突起の骨折を伴うこともある．遠位骨片が二分して手関節面に達する場合もある．手関節を掌屈して手背をついて転倒した場合は，遠位骨片が掌側に転位する．逆コーレス骨折あるいはスミス骨折といわれる．橈骨下端関節面の一部が骨折し，手根骨と一緒に転位することもあり，バートン骨折という．

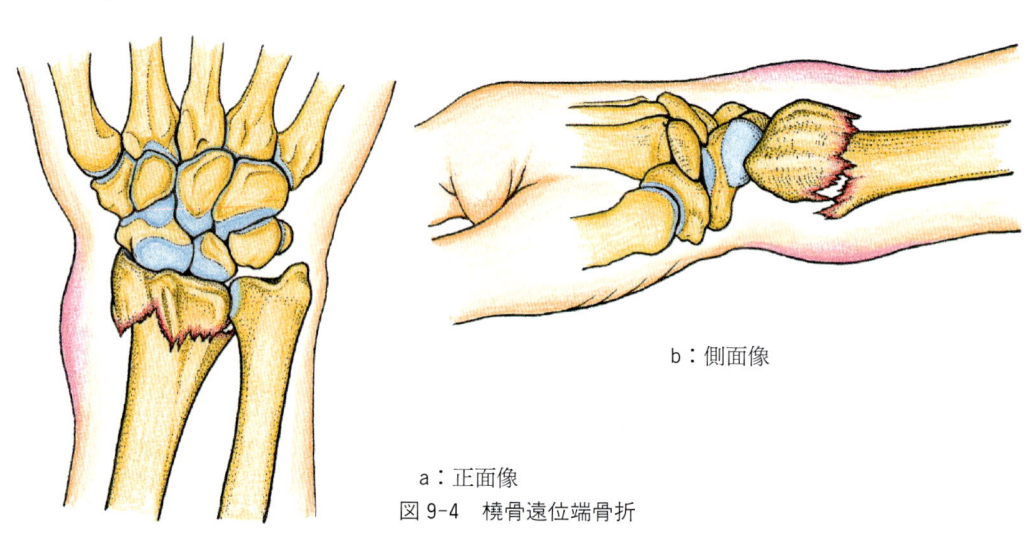

b：側面像

a：正面像

図9-4　橈骨遠位端骨折

【治療】

浸潤麻酔または腋窩伝達麻酔，あるいは全身麻酔下で徒手整復し，手関節掌屈位で前腕以下のギプス固定を行う．2-3週後，手関節を中間位としてさらに2-3週間ギプス固定を続ける．ギプス固定のまま手指の自動運動を行う．指の腫脹が高度で手指のしびれや痛みを訴える場合には，直ちにギプスを除去して循環障害を回復させる．

【反射性交感神経性ジストロフィー〔ズデック骨萎縮（113頁参照）〕】

整復・固定後に手指の腫れ，痛み，運動制限を残すことがある．X線像では骨端部の骨萎縮がみられるので，ズデック骨萎縮ともいわれる（図9-5）．反射性の血管運動神経障害によると考えられているが，激しい痛みが続いて難渋する．これを予防するためには，ギプス固定の翌日から手指の自動運動を積極的に行うことが重要である．

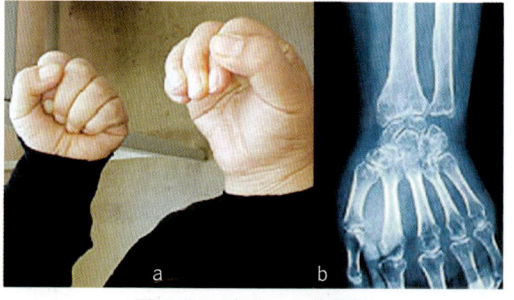

図9-5　ズデック骨萎縮

手根管症候群

【症状と経過】

　夜間に母指，示指，中指のしびれや痛みで目が覚めるというのが初期症状であることが多い．母指，示指，中指の感覚が鈍くなり，母指を十分に開けなくなり，対立運動すなわち「つまみ動作」が困難となる．短母指外転筋や母指球筋が萎縮する．手関節掌側で正中神経を圧迫したり，叩いたりすると母指や示指に放散する痛みを誘発される．手関節を1分間屈曲位に保持させるとしびれが増強したり（ファレンテスト），逆に背屈位で保持させてもしびれが増強したりする．

　中年以降の女性に多く，透析患者にもみられる．両側に発症することもある．

【病　態】

　手関節の掌側には多数の屈筋腱と正中神経が通っているトンネルがあり（図9-6），これを手根管という．手の使いすぎ，腱鞘炎，アミロイド沈着，妊娠後の全身浮腫などによって，手根管の内圧が高くなり，正中神経が圧迫されて起こる症状である（図9-7）．

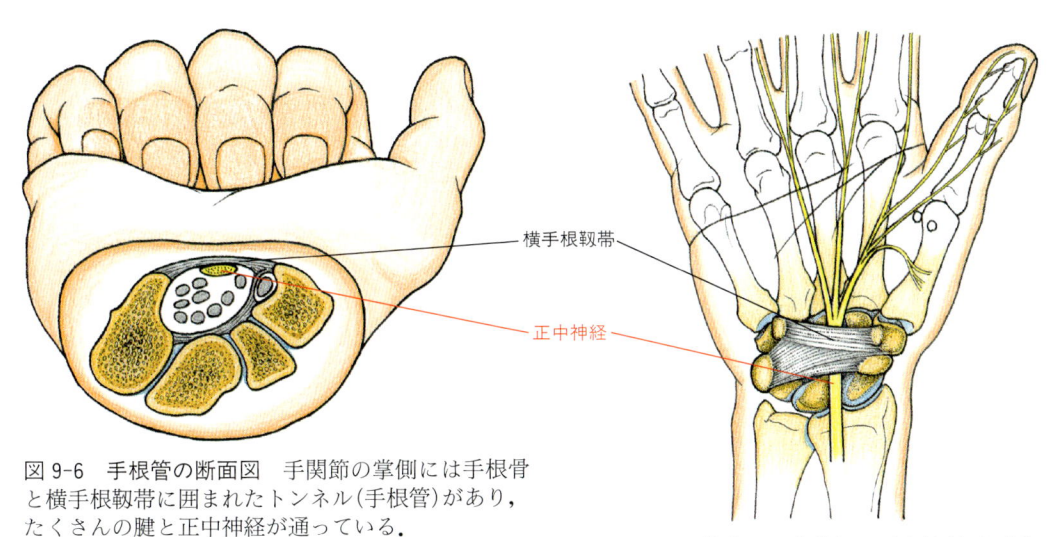

図9-6　手根管の断面図　手関節の掌側には手根骨と横手根靱帯に囲まれたトンネル（手根管）があり，たくさんの腱と正中神経が通っている．

図9-7　手根管内の正中神経　正中神経が圧迫されると，母指，示指，中指の感覚障害と母指球筋の萎縮を起こす．

【治　療】

・まず手指を使う作業を制限し，消炎鎮痛薬を使用してみる．副腎皮質ステロイド薬の手根管内注入や，手関節を中間位で固定する装具を使用する．
・保存療法で効果がないときは横手根靱帯を切離して，正中神経の圧迫を取り除く．

手背ガングリオン

【症状と経過】

　ガングリオン(ganglion)はギリシャ語で結び目，節，こぶという意味である．全身の関節の近くに発生するが，手関節周辺に多く，手背中央部がとくに多い．痛みはないか，あっても軽度である．弾性のある丸い腫瘤を皮下に触れる(図9-8 a)．大きさは米粒大から母指頭大までさまざまである．表面が平滑で，パンと張ったグリグリした塊といえる．よく触診すると偽波動がわかる．液体が貯留している腫瘤では，腫瘤の片隅を押し込むと，他方の片隅に液体内を伝わる圧力を感知することができるが，これを波動ありと診断する．ガングリオンでは粘性の高いものが貯留しているので，明確な波動ではないが，似たような圧力が伝わるので，これを偽波動という．ガングリオンの存在を念頭において丹念に触診することが必要である．手根管内に発生したガングリオンが手根管症候群の原因となることもある．

【病　態】

　実態はゼリーのような粘液を含む小袋である(図9-8 b)．発生原因には2つの説がある．1つは関節内圧が高まったときに関節包の弱点を膨隆させる．膨隆部と関節腔との交通はきわめて細いので，関節内圧が低下したときに水分は関節腔に戻れるが，高分子成分は容易に戻れない．このような一方通交の機序で高分子成分だけが貯留し，徐々に大きくなるとするヘルニア説である．ほかの説は関節周囲の靱帯組織が粘液変性を起こすとする変性説である．関節周囲に起こるだけではなく，腱鞘の周囲にも発生する．

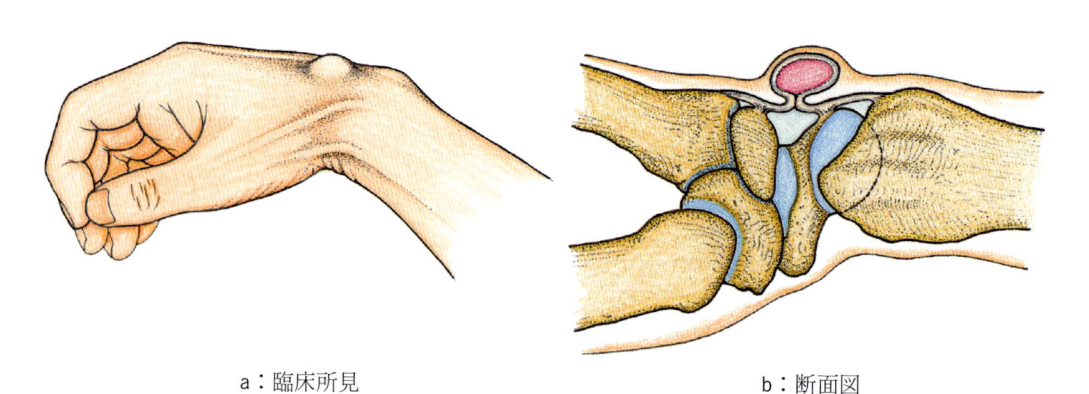

a：臨床所見　　　　　　　　　b：断面図

図9-8　手背ガングリオン

【治　療】

- 苦痛が少ない例では，放置しても障害にならないことをよく説明する．わが国では玄翁すなわちハンマーで叩けばよいといわれてきた．欧米では分厚い本すなわちバイブルで叩くという言い伝えが残っている．野蛮なようではあるが一理あり，ガングリオンの壁が破れて自然に消滅することを示している．
- 太めの注射針で内部の粘液を排出できることもある．粘液が排出されなくても，注射針の刺入点から壁が破れてガングリオンが縮小することもある．愁訴が続く場合は手術して摘出する．小袋がほかにあったり，関節包との茎が残存したりして，再発する可能性を説明しておく．

月状骨軟化症，キーンベック病

【症状と経過】

スポーツ活動や大工などの職業で手をよく使う青壮年が，利き手の関節痛を訴えたらこの疾患を考える．橈骨が尺骨より長いことによって，月状骨に過剰な負荷がかかることが原因の場合もある．

手関節の運動痛，可動制限，圧痛，軽い腫脹などの症状がある．

【病態】

月状骨は軟骨で囲まれている部分が多いので，もともと栄養血管に乏しい．小外傷が繰り返されることによって起こる無腐性壊死が本態である(図9-9,10)．X線所見から4期に分類されている(図9-11)．I期：ほぼ正常か，かすかな骨折線が認められ，MR画像で明らかな異常がわかる．II期：月状骨の硬化像がみられる．III期：月状骨の圧潰，分節化が起こり，手根骨の配列が異常となる．IV期：関節裂隙の狭小化が起こり，手関節症の所見となる．

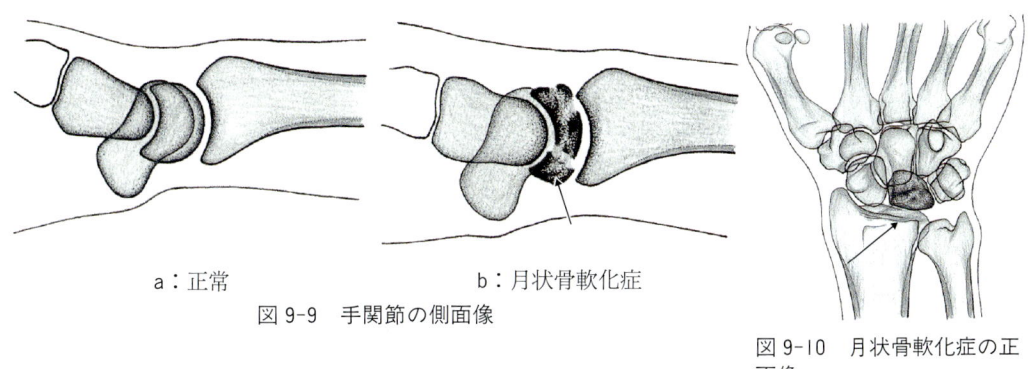

a：正常　　　　b：月状骨軟化症
図9-9　手関節の側面像

図9-10　月状骨軟化症の正面像

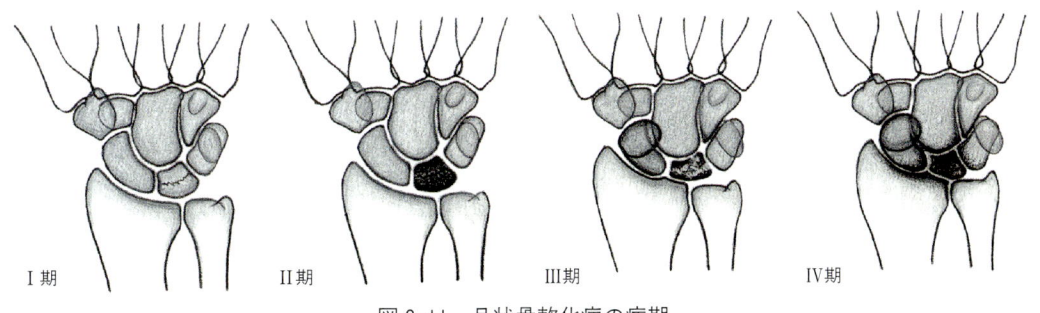

I期　　II期　　III期　　IV期
図9-11　月状骨軟化症の病期

【治療】

- ハンマーなどの衝撃が加わる作業を制限することが基本である．しかし熟練工になりかけている場合が多いので，作業を中止することは困難である．手関節の固定装具やサポーターを着用して経過をみているうちに，衝撃的作業も制限され，痛みが軽減することが多い．
- 激しい痛みが続く例には手術も考慮される．月状骨を切除して，球状にした腱を移植したり，橈骨を短縮したりする．手関節症に移行した場合は部分的手根骨間固定術が適応となる．

変形性手関節症

【症状と経過】
　手を激しく使う仕事に長期間従事した人，月状骨軟化症の末期や外傷による手関節面の変形に続発する．手関節の運動痛，変形，可動域制限，関節の不安定感，握力の低下，軋音（ギシギシ音）などの症状が起こる．立ち上がるときに手の平をつけないという困難があるが，握り拳をついて立ち上がるという習慣に代わっていることが多い．症状が軽い例はあまり受診しないので，整形外科外来では比較的まれな疾患である．

【病　態】
　手関節の関節裂隙が狭くなり，骨棘が形成される（図 9-12）．

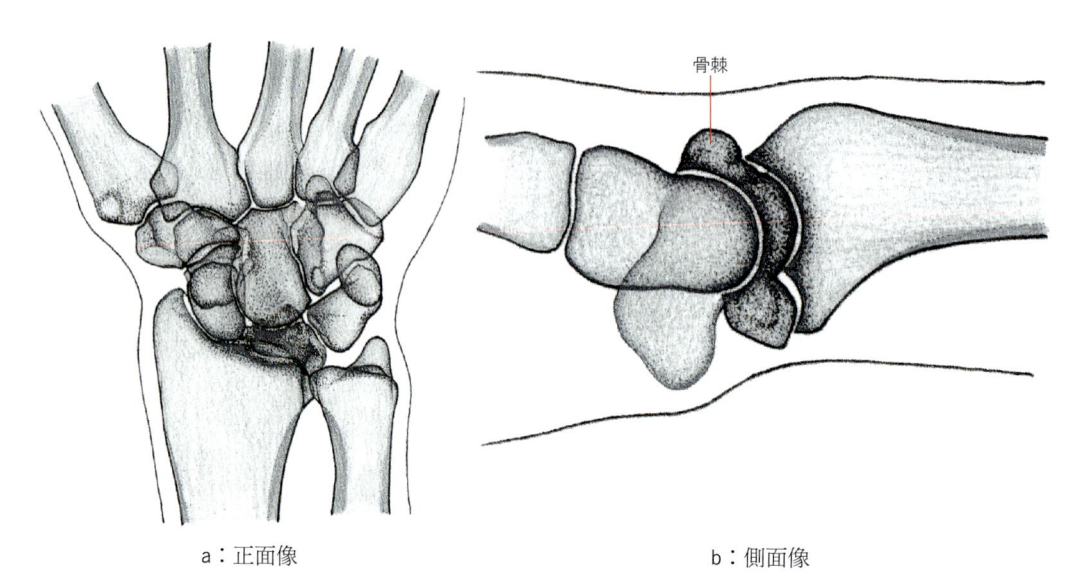

a：正面像　　　　　　　　　　　　　　　b：側面像

図 9-12　変形性手関節症

【治　療】
- サポーターや固定装具で保存的に治療する．
- 激しい痛みが続く例には手関節固定術を考慮する．しかし手関節が完全に固定されると日常動作がかなり制限されるので，傷害の激しい部位を選んで部分的手根骨間固定術を行う．
　註：母指手根中手関節症は「指の痛み」の章（109頁）で述べる．

手舟状骨偽関節

【症状と経過】

　手を強くついて転倒したときに手の舟状骨骨折を起こすことはまれではない．しかしこの骨折が受傷直後に見逃されて，捻挫や打撲として処置されてしまうこともある．受傷後かなりの月日が経ってから，手首の痛みが治らないと訴えて受診することが多い．手関節の橈側寄りに圧痛を認める．長母指伸筋と短母指伸筋の間にあるくぼみを「解剖学的嗅ぎタバコ窩」というが，この場所に特異的な圧痛があることを確認する．本症の存在を念頭において，改めて X 線撮影を行い，注意深く観察すると異常像が発見される．

【病　態】

　手の舟状骨は手掌を取り囲むように傾斜しているので，通常の X 線撮影では長軸に沿った軸射に近くなる故に，骨折線が明確にわからないことが多い．こぶしを軽く握った状態で，手関節を軽度背屈し，軽度尺屈位として背掌方向 X 線撮影を行えば，舟状骨の全体像が撮影される(図9-13)．舟状骨の血流は遠位部と中央部から供給され，近位部には骨内血流によって供給されているので，近位骨片の壊死を起こしやすい．

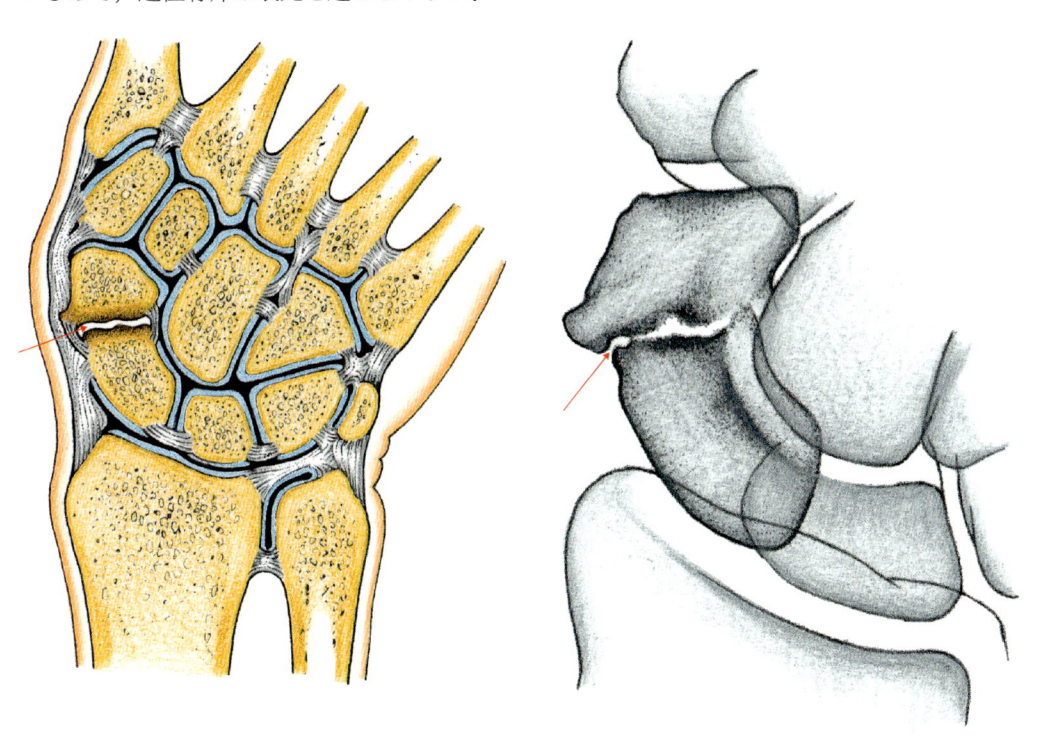

a：二分された手の舟状骨　　　　　　　　　b：手関節背屈尺屈位の X 線像

図 9-13　手舟状骨偽関節

【治　療】

・手の激しい捻挫で，受傷直後にこの骨折が確認されなかった場合，2 週間のギプス固定後に改めて X 線撮影を行って骨折の有無を確かめる．骨折が認められた例にはギプス固定期間を延長するか，骨折型によっては手術の適応となる．
・偽関節となった例には手術療法が必要である．方向が偏位した骨片を整復し，特殊なねじ釘やプレートで固定する．壊死に陥った近位骨片に自家海綿骨を移植する方法もある．

三角線維軟骨複合体(TFCC)損傷

【症状と経過】

外傷後に手関節の尺側部に疼痛が続く場合は三角線維軟骨複合体損傷の可能性がある．尺骨頭と手根骨の間に圧痛があり，最大回内あるいは最大回外時に痛みがあり，その際手関節の尺屈を強制すると痛みが増強する．手をついて転倒したり，過度に回内されて受傷することが多い．

【病　態】

三角線維軟骨，手関節尺側側副靱帯および遠位橈尺靱帯などを含む手関節の尺側支持機構を総称して三角線維軟骨複合体(triangular fibrocartilage complex, TFCC)といわれる．尺骨と手根骨間のクッションとして働き，遠位橈尺関節の安定性を与えている．三角線維軟骨は膝半月と類似の構造で，手関節の動きに従って関節面の適合を調節している(図9-14)．X線像で一見異常がみられない外傷においても，この複合体が損傷されると手関節痛が残ってしまう．

橈骨遠位端骨折後の橈骨短縮や先天的に尺骨が橈骨に比べて長い場合(プラスバリアント)などでは尺骨頭が三角線維軟骨を突き上げるので，損傷を起こしやすい．**「尺骨突き上げ症候群」**といわれる．

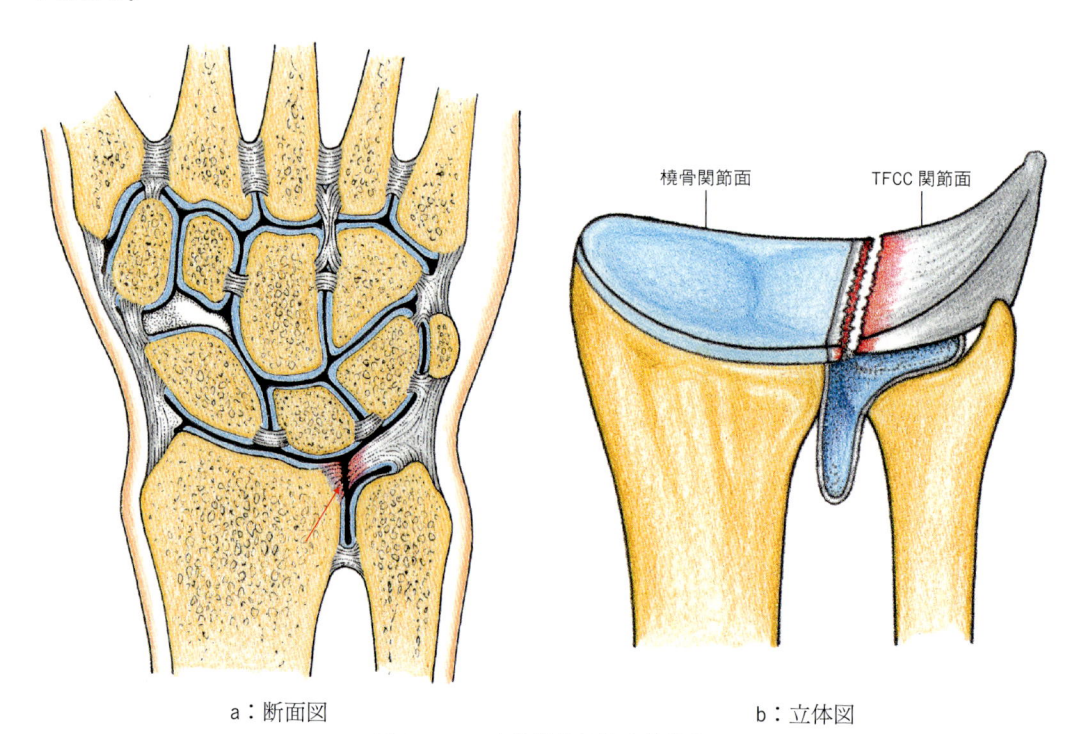

a：断面図　　　　　　　　　　　　　　b：立体図

図9-14　三角線維軟骨複合体損傷

【治　療】

MR画像や関節造影あるいは関節鏡によって診断を進める．装具などの保存療法をまず行う．症状が持続する例には，修復術，部分切除術あるいは尺骨短縮術が行われる．

註：三角線維軟骨が石灰化を起こし，偽痛風を発症することもある．

手根不安定症，尺骨突き上げ症候群

【手根不安定症】

　手根骨間の靱帯損傷などに起因し，手根骨間の配列異常によって起こる手関節症状の総称である．手関節の疼痛，可動域制限，握力低下などの症状を訴える．舟状骨周囲脱臼はもちろん，手関節の捻挫などの後に愁訴が続く場合には本症を考えて詳しく調べる必要がある．ストレスを加えての手関節運動で異常を触知したり，軋音が聞こえる．

　まずX線像で手根骨の配列異常を確かめる．両側手関節を撮影して比較するのがよい．

　正面像で舟状骨と月状骨との間隔が拡がっていないかを確認する．橈骨の長軸に対して月状骨の傾きや舟状骨の傾きに異常がないかを確かめる（図9-15）．

　配列異常が軽度な新鮮例では徒手整復や鋼線固定を行う．陳旧例で障害が強い場合には靱帯再建術や部分的手関節固定術などが行われる．

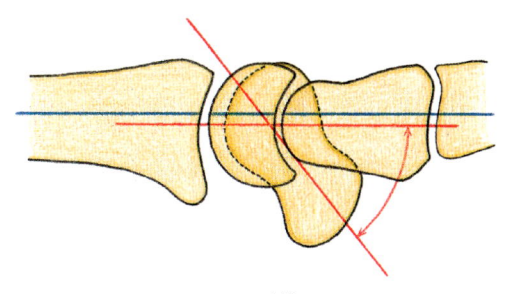

a：正常

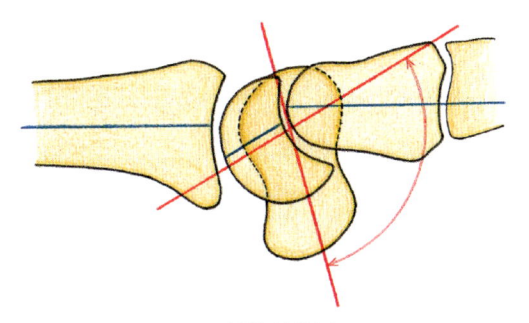

b：月状骨背屈

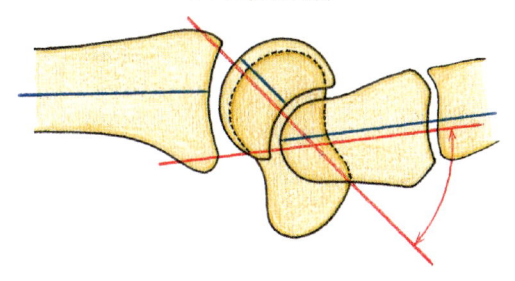

c：月状骨掌屈
図9-15　橈骨に対する月状骨の関係

【尺骨突き上げ症候群】

　橈骨と尺骨の遠位端は同じレベルになっているのが普通である．しかし尺骨が橈骨より長くて突き出ていることがあり，これを尺骨プラスバリアントという．橈骨遠位端骨折後に橈骨短縮が起こった結果の例が多いが，先天的に尺骨が橈骨に比べて長い例もある．尺骨頭が三角線維軟骨を突き上げるので，三角線維軟骨が損傷され，さらに手根骨にも突き当たって手関節痛の原因となる（図9-16）．

　尺骨の短縮骨切術や尺骨頭切除術が行われる．

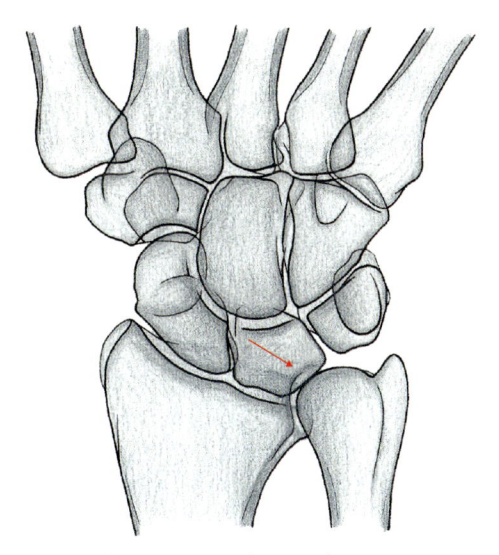

図9-16　尺骨突き上げ症候群

手関節の骨と関節，手根管

手根管

　手首は指を除いて上下肢の中でもっとも細いが，橈骨動静脈，尺骨動静脈，正中神経，尺骨神経(図9-17)のほかに手関節や指を動かす20本以上の腱が通過している重要な関門である．とくに手首の掌側の関門が重要で，手根管(carpal tunnel)という．橈骨と尺骨の遠位端および近位の手根骨が凹面を作って配列し，表層に屈筋支帯(横手根靱帯)が覆って，トンネルを形成している(図9-6, 7)．トンネルの中には長母指屈筋腱，示指から小指までの浅指屈筋腱と深指屈筋腱の腱9本と正中神経が通過している．腱は滑膜性腱鞘に包まれているが，激しく指を使い続けると炎症を起こす．その結果トンネル内の内圧が高まり，正中神経が圧迫されて手根管症候群を発症する．尺骨神経は手根管内に含まれていないが，手関節の尺側にあるギヨン管を通っている．

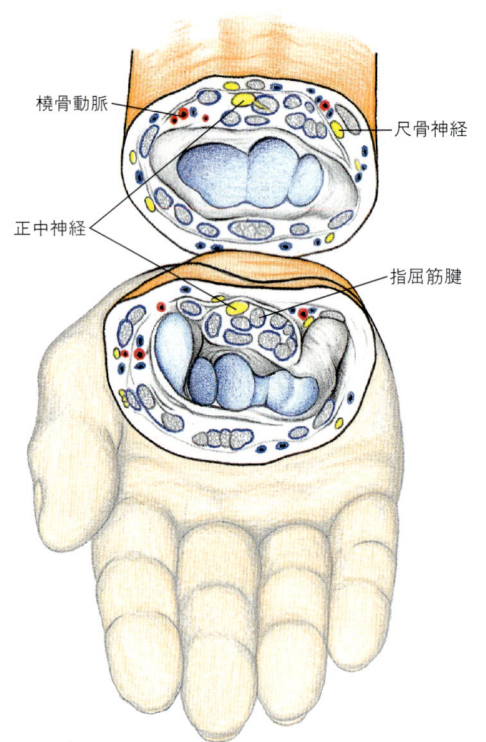

図9-17　手首の神経，血管，腱

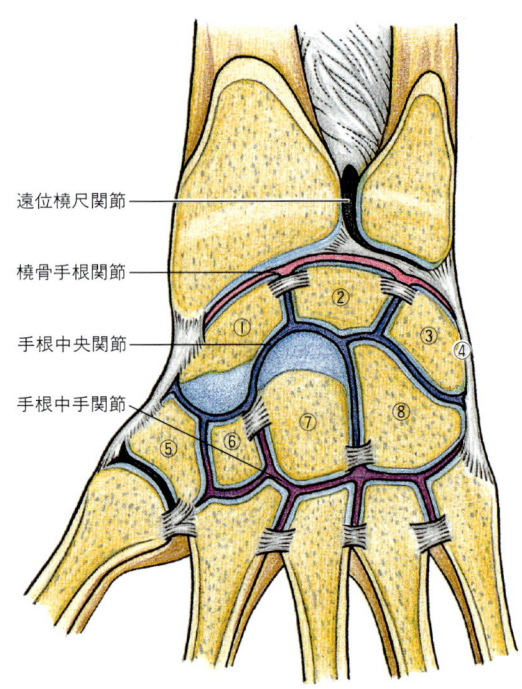

図9-18　手根骨と関節
①舟状骨，②月状骨，③三角骨，④豆状骨，⑤大菱形骨，⑥小菱形骨，⑦有頭骨，⑧有鉤骨．

手関節の骨と関節

　手根部には8つの小さい骨が連結していて(図9-18)，前腕の橈骨と尺骨との間に手関節を形成している．遠位橈尺関節は橈骨と尺骨との間の関節で，前腕の回内・回外運動を可能にしている．橈骨手根関節は橈骨と月状骨および舟状骨との間の関節で，手関節運動の主役をなしている．尺骨と三角骨との間には三角線維軟骨が介在する．手根中央関節は近位手根骨(舟状骨，月状骨，三角骨，豆状骨)と遠位手根骨(大菱形骨，小菱形骨，有頭骨，有鉤骨)との間の関節である．手根中手関節は遠位手根骨と中手骨との間の関節である．

手関節の運動

【背屈・掌屈】

橈骨に対して手根骨が背屈・掌屈する（図 9-19）．手関節は背屈 85°可能で，手の平をついて体重を支えることができる．掌屈も 85°可能で食べ物を口に運ぶのに重要な機能を果している．橈骨手根関節すなわち月状骨は橈骨に対して背屈時 35°，掌屈時に 50°しか動かないが，これに手根中央関節の動きが加わって 85°の可動域を得ている．

【橈屈・尺屈】

橈骨と尺骨は一連のアーチ状関節面をなし，橈屈・尺屈（図 9-20 b）を可能にしている．

【回内・回外】

遠位橈尺関節で回旋することによって前腕の回内・回外すなわち手のひらを返すことができる（図 9-20 a）．

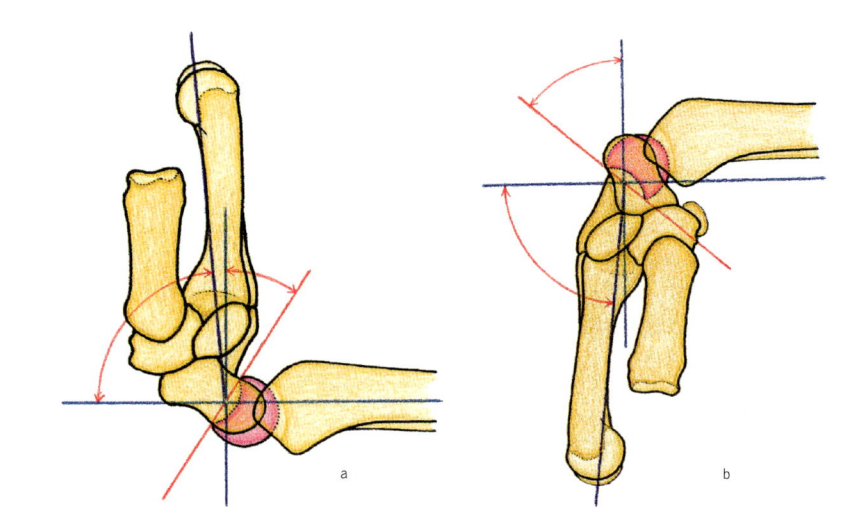

図 9-19　手関節の背屈と掌屈

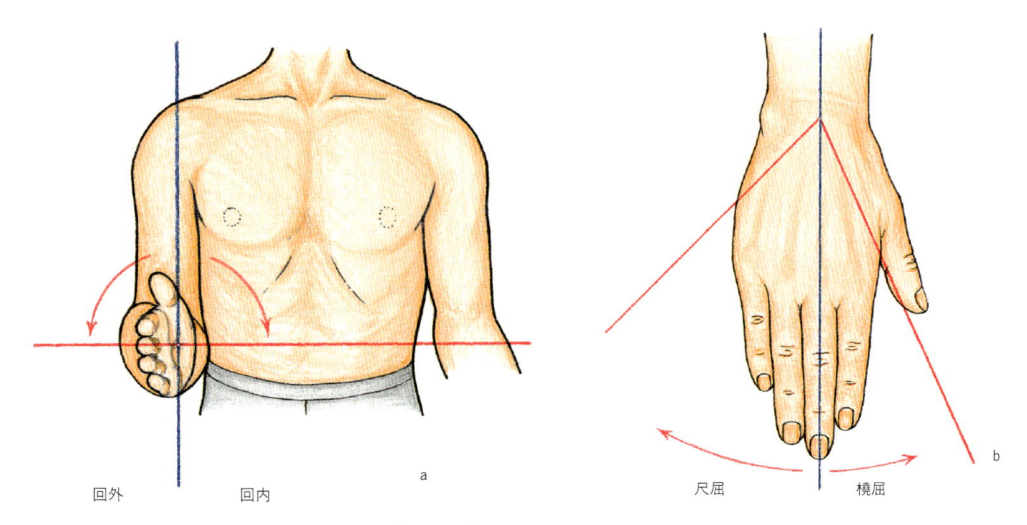

図 9-20　前腕回内・回外，手関節橈屈・尺屈

手関節は多重ベアリングのきわめて巧妙な連結器である．これらの運動によって，発達した人間の手指の方向転換に応じている．

ほっと一息　患者さんは丸椅子，なぜ？

昔からの慣習で患者さんは不安定な椅子に座らされている．
足腰や目の不自由な人には背もたれ付きの椅子が必要である．

　医者は背もたれや肘掛け付きの椅子に座り，患者さんは貧弱な丸椅子に腰掛けているのが，一般的な診察室の風景ではなかろうか？　好意的に解釈すれば，背部の打・聴診，整形外科では脊柱の診察に便利であるという理由も成り立つ．しかし，医者が上位で，患者さんは下位という古い慣習の流れを感じないでもない．

　先日，ある大学病院の眼科を受診したが，そこでも丸椅子に座らされた．内科や外科で使用されている丸椅子が全科に一様に配置された故である．慣習を省みることなしに踏襲してきたことを，医者の一人として深く反省させられた．

　人が椅子に腰掛けるときの動作を観察すると，まず背もたれや机に手を付いてから腰を降ろしていくのが普通である．足・腰の悪い患者さんや高齢者には手の支えなしには腰掛けることができない人もいる．丸椅子は腰掛けていても不安定である．

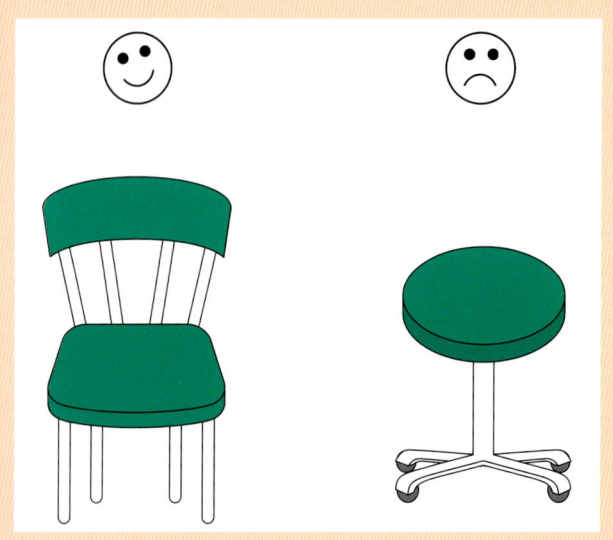

図　安定な背もたれ付きの椅子と不安定な丸椅子

　診察室内での転倒の危険を避け，ゆったりと座ってもらって患者さんの話を聞き，医者側の説明を聞いてもらうためには，是非，背もたれのある椅子に替えるべきである．

（整形外科49巻1号43頁　98年1月掲載）

10 手指の痛みと変形

疾患・症候名	好発年齢 10 20 30 40 50 60 70	診断のヒント	頁
成人のばね指	40-55	中年女性の母指，中指，環指に多い．指の屈伸時に弾発現象が起こり，中手指節関節掌側に圧痛のある小結節を触れる．	106
ヘバーデン結節（遠位指節間関節症），ブシャール結節（近位指節間関節症）	55-70	40歳以降の女性に多い．遠位指節間関節の肥大，変形をヘバーデン結節という．衝撃が加わると痛むことがある．長期的には痛みは自然に消退する．近位指節間関節の肥大変形をブシャール結節という．	107
手指の関節リウマチ	30-60	関節リウマチの好発部位．中手指節関節，近位指節間関節の両側性罹患が特徴．指の尺側偏位，スワンネック変形，ボタン穴変形などを起こす．遠位指節間関節のみに腫脹が起こるのはリウマチではなくヘバーデン結節である．	108
母指手根中手関節症	45-65	閉経後の女性に多い．母指に軸圧を加えながら分回すと激痛がある．X線像では手根中手関節の変形，亜脱臼，関節裂隙狭小化．	109
槌指（つちゆび），突き指	30-55	外傷による遠位指節間関節の屈曲変形で，伸筋腱の断裂が原因．突き指と総称されている外傷の中に腱断裂や腱付着部の剥離骨折を伴う．	110
子どものばね指，にぎり母指，強剛母指	1-2	1-2歳の子どもの母指指節間関節が屈曲位をとり，伸ばすとコクンという．にぎり母指は中手指節関節で屈曲位となり，コクンとならない．	111
指先部の化膿性炎症	25-55	指の先は外傷を受けやすく，汚い異物が入り込むことも多い．瘭疽，爪郭炎（爪周囲炎），爪下炎などに発展する．	112
反射性交感神経性ジストロフィー，ズデック骨萎縮	50-65	橈骨遠位端骨折などの外傷後に起こる反射性交感神経性ジストロフィー．手と指の腫脹と強い痛みが起こり，拘縮を残す複合局所疼痛症候群のⅠ型に分類されている．	113
デュピュイトラン拘縮	55-70	手掌の腱膜が肥厚収縮して，環指と小指が伸ばせなくなる．男性に多く，遺伝的素因が関与する．	114
ボタン穴変形	40-60	外傷，熱傷，リウマチなどによって近位指節間関節の背側が損傷されて起こる変形．近位指節間関節屈曲，遠位指節間関節過伸展となる．	114
内軟骨腫	30-50	基節骨に多い．骨の内部が軟骨と置き換わり，皮質骨が薄くなる．病的骨折を起こして気付くことが多い．	114
手指の機能解剖①	手と指の骨と関節，母指球筋，小指球筋，腱と腱鞘などの説明図．		115
手指の機能解剖②	骨間筋，虫様筋，指背腱膜の構造と指の伸展機構．		116
上記以外に考慮すべき疾患	手根管症候群，指関節側副靱帯損傷，風棘（指骨の結核），グロムス腫瘍，屈筋腱鞘ガングリオン，示指・中指の手根中手関節症，振動障害，書痙，フォルクマン拘縮など．関節リウマチでは上記の他に指の尺側偏位，スワンネック変形，腱の皮下断裂が起こる．		

成人のばね指

【症状と経過】

どの年齢にも発症するが，とくに中年女性に多い．母指，中指，環指に多く，ときには小指，示指にも起こる．指を曲げようとしたときに，何か引っかかる感じや軽い痛みを感じるのが初期の症状である．引っかかり感が強くなると，ばね現象が起こる．指を伸ばそうとすると，あるところでいったん動かなくなり，そこを越えるとコクンとばねのように指が伸びる．屈曲の時にも軽いばね現象が起こる．ばね現象が起こる瞬間に痛みを感じるが，その部位を明確に表現できない患者さんが多い．指の付け根の手掌部に，かなり硬い米粒大から小豆大のしこりを触れ，圧痛がある．進行すれば，指を伸ばすことができなくなる．朝方に指のこわばりが強く，指を伸ばすことが困難なことが多い．特に誘因のないことが多いが，指を使う仕事の集中が誘因となることもある．

【病　態】

指を屈曲する腱は腱鞘という「さや」の中で滑走している．腱鞘には2種類ある(図10-1)．腱に直接に接しているのは滑膜性腱鞘で，内外2層が袋状になり，この中にある滑液によって腱の滑りをスムースにしている．滑膜性腱鞘の外側に靱帯性腱鞘があり，腱が指の骨から離れないように支持している．何らかの原因で滑膜性腱鞘の炎症や浮腫が起これば，靱帯性腱鞘内の滑走が障害される．その結果，靱帯性腱鞘が肥厚して，さらに滑走が障害される(図10-2)．

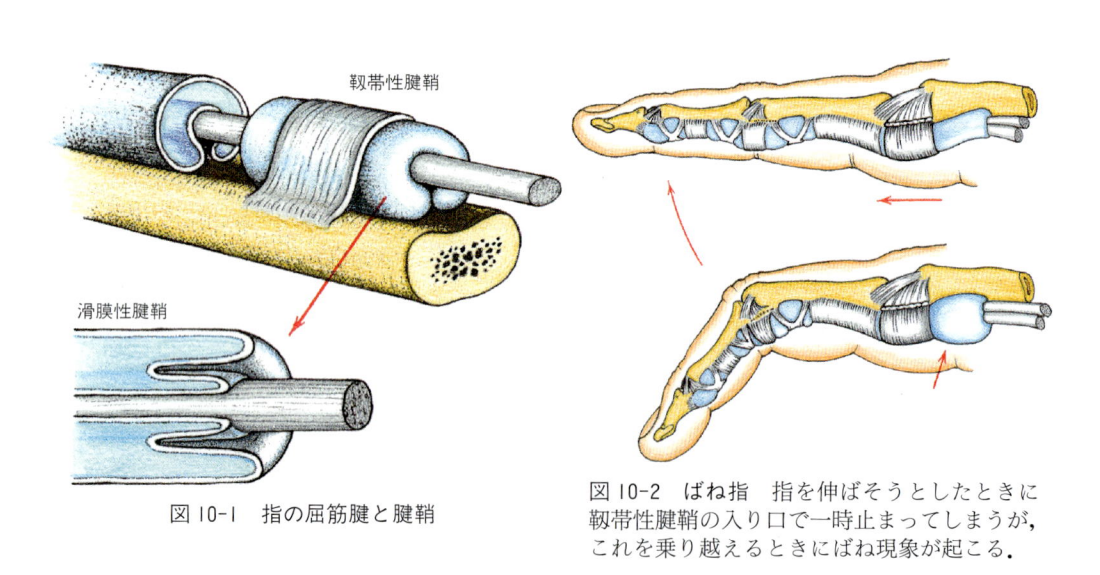

図10-1　指の屈筋腱と腱鞘

図10-2　ばね指　指を伸ばそうとしたときに靱帯性腱鞘の入り口で一時止まってしまうが，これを乗り越えるときにばね現象が起こる．

【治　療】

- 多くは自然に治癒するが，手指を使う仕事をできるだけ避けるようにする．腱鞘内の滑走には潤滑液が働いているが，その働きをよくするにはアイドリングが必要である．朝方にこわばっている手を温浴に入れて，無理な力を加えずにゆっくり屈伸する．副腎皮質ステロイド薬入り局所麻酔薬を局所に注射することもあるが，注射そのものが痛い．
- 非常に難治な例には腱鞘切開術が行われる．

ヘバーデン結節（遠位指節間関節症），ブシャール結節（近位指節間関節症）

【症状と経過】

指先の関節の節くれ立ちである．指先に近い関節を遠位指節間関節という．40歳過ぎの女性に多い．両側の遠位指節間関節の肥大，変形が徐々に現れる．衝撃が加われば痛むことがあるが，長期的には痛みは自然に消退する．可動域も制限されるが，日常動作に障害はない．

遠位指節間関節が主病変とならない関節リウマチとの鑑別が重要である．

【病　態】

遠位指節間関節の加齢変化で，変形性関節症である．関節裂隙が狭くなり（図10-3），骨棘のために関節が肥大する（図10-5）．体質的な要因が関与していると考えられ，母指の手根中手関節症と合併することが多い．英国のHeberdenは全身性の関節症の特徴の1つとしてこの病態を記載し，ヘバーデン結節と呼ばれるようになった．

一方，近位指節間関節の両側性肥大で（図10-4,6），関節リウマチに起因しない場合はブシャール結節と呼ばれる．

図10-3　ヘバーデン結節のX線像

図10-4　ブシャール結節のX線像

図10-5　ヘバーデン結節　遠位指節間関節の肥大．

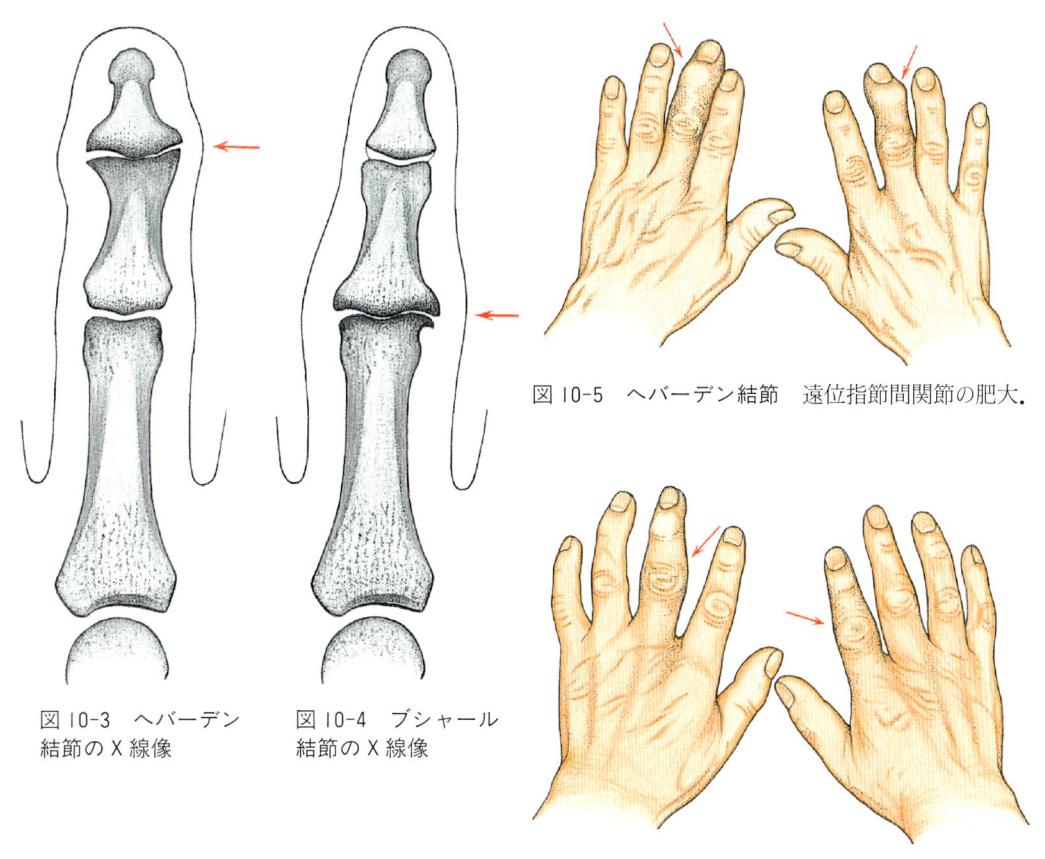

図10-6　ブシャール結節　近位指節間関節の肥大．

【治　療】

・心配のない病気であることを説明して，経過をみる．

手指の関節リウマチ

症状と経過
　中手指節関節，近位指節間関節は関節リウマチの好発部位である．これらの関節に両側性の腫脹があれば，まず関節リウマチを考える．初期は腫脹と疼痛であるが，可動域制限とさまざまな変形をきたし，日常動作が障害される．

病態（図10-7）
　初期は軟部組織の腫脹（図10-8）と，骨端部の骨萎縮（図10-7 a）が特徴である．進行期には関節裂隙が狭くなり，骨端部の骨破壊がみられる（図10-7 b）．末期には関節の破壊が進行し，亜脱臼，変形，拘縮や強直をきたす（図10-7 c）．中手指節関節の尺側偏位，近位指節間関節が過伸展し遠位指節間関節が屈曲するスワンネック変形（図10-9），近位指節間関節が屈曲し遠位指節間関節が伸展するボタン穴変形（114頁，図10-22）などが多い．伸筋腱が尺側に亜脱臼して，伸展ができなくなる．

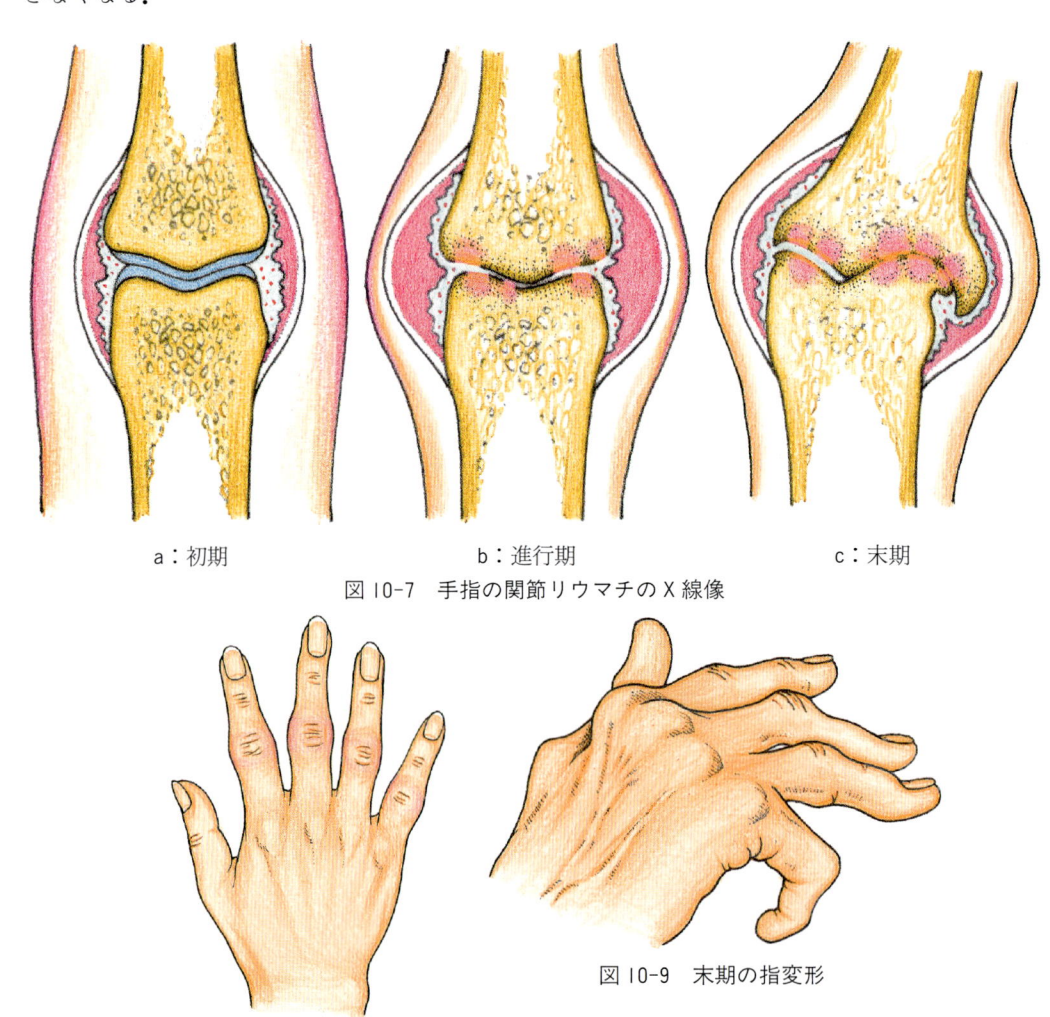

　　a：初期　　　　　　　b：進行期　　　　　　c：末期
　　　　　図10-7　手指の関節リウマチのX線像

図10-9　末期の指変形

図10-8　初期の近位指節間関節の腫脹

治療
　抗リウマチ薬や抗炎症薬による全身管理を行う．衣服の着脱，整容・食事動作などの日常動作の障害に対して自助具などを工夫して，生活の自立を図る．

母指手根中手関節症

【症状と経過】

手根骨と中手骨の間の関節を手根中手関節という．つまみ動作で母指の付け根の関節に痛みを感じ，腫脹，肥大，亜脱臼を起こす病気である．母指の長軸方向に圧迫を加えながら分回し運動を加える(grind test)と強い痛みを訴える．進行すれば母指の内転拘縮が起こり，母指を開けなくなる．高年の女性に多発し，両側性のことが多い．しかし母指の使いすぎによっても発症する．

【病態】

母指はつまむ，開く，挟むなど多彩な運動ができる構造になっている(図10-10)．手根中手関節は大菱形骨と中手骨との間の関節である．大菱形骨は3次元の鞍状を呈し，これを中心として母指をぐるりと回転できる(図10-11)．

本態は手根中手関節の変形性関節症である．ヘバーデン結節を合併する傾向があり，家系内発生がかなりあることから，遺伝的体質が関与していると考えられている．

X線像では関節裂隙が狭くなり，骨棘が形成され，中手骨の橈側亜脱臼がみられる(図10-12)．

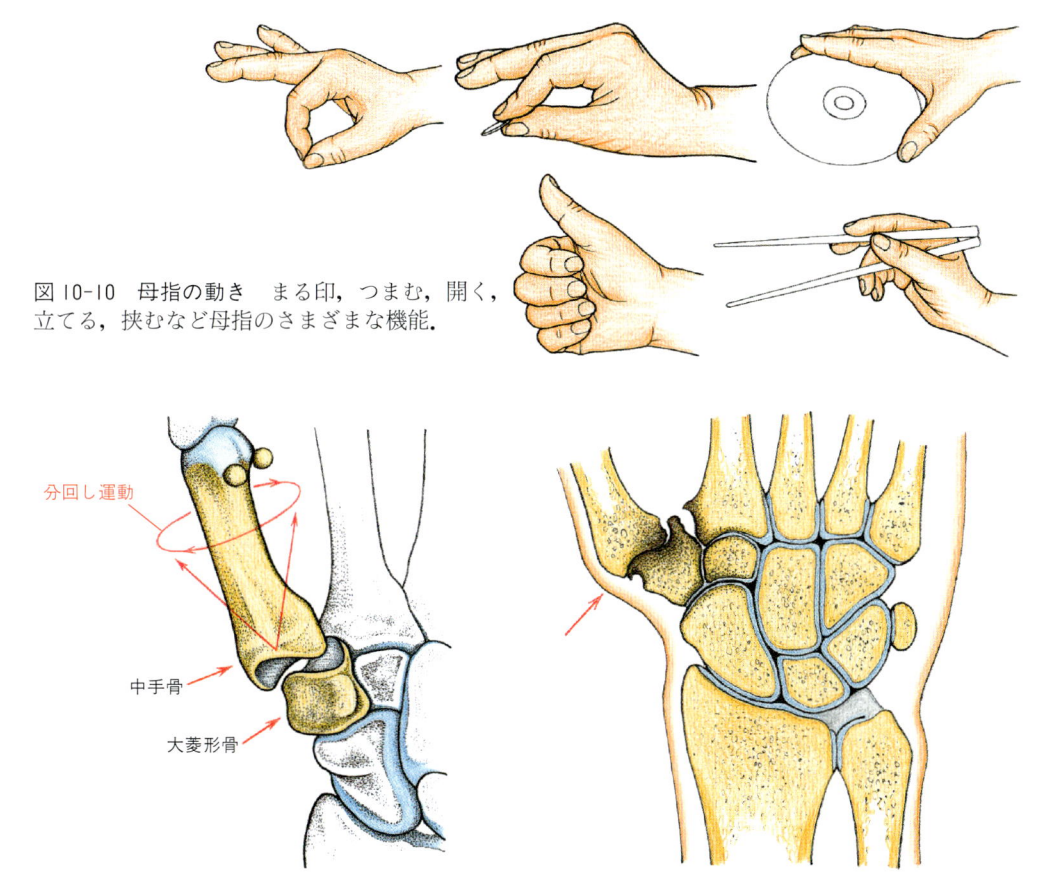

図10-10 母指の動き まる印，つまむ，開く，立てる，挟むなど母指のさまざまな機能．

図10-11 母指手根中手関節の可動性

図10-12 母指手根中手関節症

【治療】

- まず母指を使う作業を制限する．テーピングテープや装具による固定を行う．一時的に強い痛みがあっても，安静によって痛みは軽快することが多い．
- 激しい痛みが続き，仕事や日常動作に障害がある場合は手術療法の対象になる．靱帯再建術，関節固定術，大菱形骨切除術，腱球移植術などさまざまな手術が行われている．

槌指，突き指

【症状と経過】
　いわゆる突き指には軽い捻挫から靱帯損傷や骨折・亜脱臼まで多様なものが含まれている．突き指は野球などのボールの受け損ないによることが多く，中指と環指に多発する．指の先を伸ばすことができなくなり，指先がハンマーのように曲がった状態を槌指という．

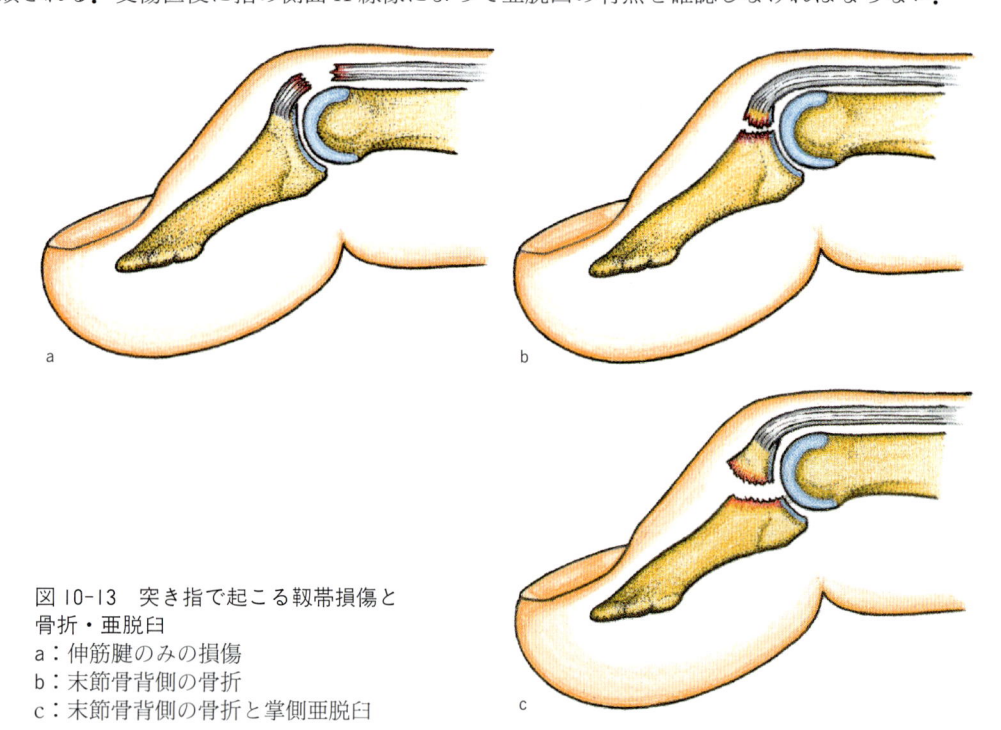

【病態】
　突き指になったときに遠位指節間関節が強く屈曲されるが，組織の損傷は図10-13の3種に分類される．受傷直後に指の側面X線像によって亜脱臼の有無を確認しなければならない．

図10-13　突き指で起こる靱帯損傷と骨折・亜脱臼
a：伸筋腱のみの損傷
b：末節骨背側の骨折
c：末節骨背側の骨折と掌側亜脱臼

　遠位指節間関節が曲がったままで放置されると，近位指節間関節の過伸展変形を生じスワンネック変形に移行することもある．しかし放置された槌指のままで，日常動作にとくに支障のない例もある．

【治療】
- 遠位指節間関節の亜脱臼がなければ，装具によって伸展位で固定する．プラスチック製のキャップ式装具(図10-14)が市販されている．固定期間は6-8週くらいが必要である．
- 亜脱臼がある場合には正しく整復し，経皮的に鋼線で固定する．陳旧例に対する伸筋腱再建術ではよい結果を得ることが困難とされている．

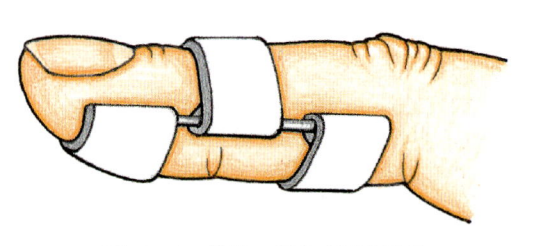

図10-14　槌指に対する固定装具

子どものばね指，にぎり母指，強剛母指

【症状と経過】
　子どものばね指(図10-15)では，1-2歳の子どもの母指が伸ばせない，母親が他動的に伸ばしてやるとコクンという，と訴える．母指の指節間関節が伸展できない．母指の基部掌側に粟粒〜米粒大の硬いものを触れる．子どもはとくに痛みを訴えることはない．
　一方，**にぎり母指**(図10-16)は基部の中手指節関節で屈曲位となっているが，ばね現象がなく他動的に容易に伸展できるのが普通である．しかし容易に伸展できない例もあり，**強剛母指**といわれる．

【病　態】
　ばね指の原因は先天的な腱鞘の狭窄あるいは腱の肥厚とする説があるが，明らかではない．

図10-16　にぎり母指　中手指節関節が伸びない．

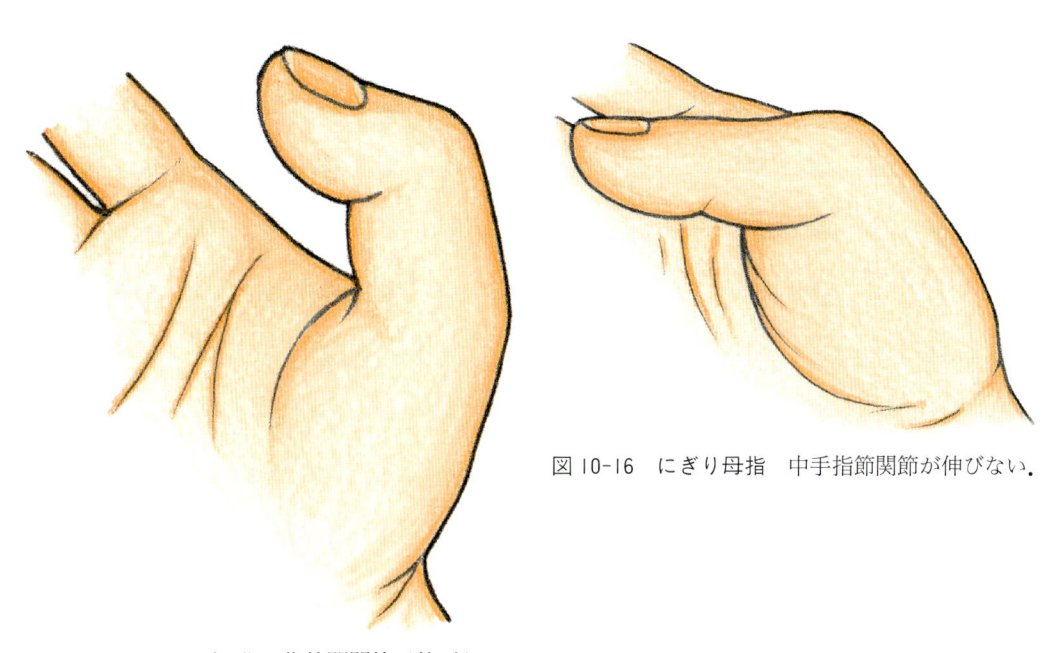

図10-15　小児のばね指　指節間関節が伸びない．

【治　療】
・大多数の例が自然に治癒することを親に説明して，経過をみる．夜間の装具固定を行う場合もある．
・5-6歳まで待っても症状が残る例には腱鞘切開術を行う．

指先部の化膿性炎症

【症状と経過】

指先は外傷を受けやすく，汚い異物が入り込むことも多い．

瘭疽（ひょうそ）は指先の指腹部の化膿性炎症で，発赤，腫脹と拍動性の激しい痛みを起こす特徴がある（図10-17）．

爪周囲炎は爪郭の化膿性炎症である．爪郭は爪の両脇の溝のことである．爪周囲のさかむけ，深爪などが原因となる．爪周囲の発赤，腫脹，圧痛を訴える．爪の下に膿瘍が貯留する（図10-18）．

【病　態】

指先の腹，すなわち指腹は英語で finger pulp という．pulp は果肉，髄という意味で，指腹は特殊な構造を持っている．末節骨掌側から皮膚に向かって線維性の隔壁があり，小嚢を形成してその中に脂肪を含んでいる．この部に感染が起こると，膿汁が小嚢に貯留し，内圧が高まって，激痛をきたす．

爪郭に始まった炎症は爪の下の爪上皮に拡がる．内圧が高まって爪を押し上げるので，激痛をきたす．

このような特殊な構造によって，指尖部の化膿は難治性になる傾向がある．

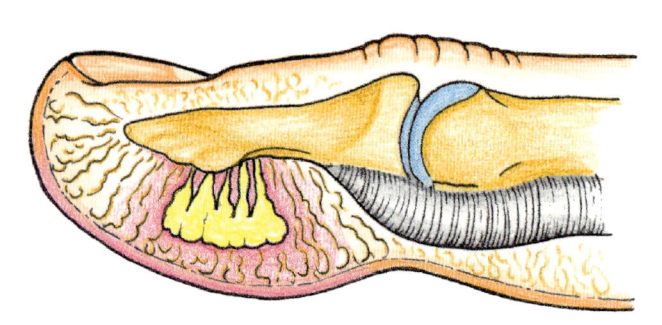

a：側面像

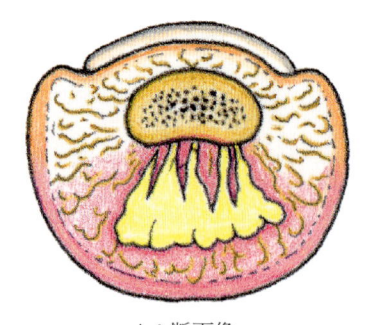

b：断面像

図10-17　瘭疽

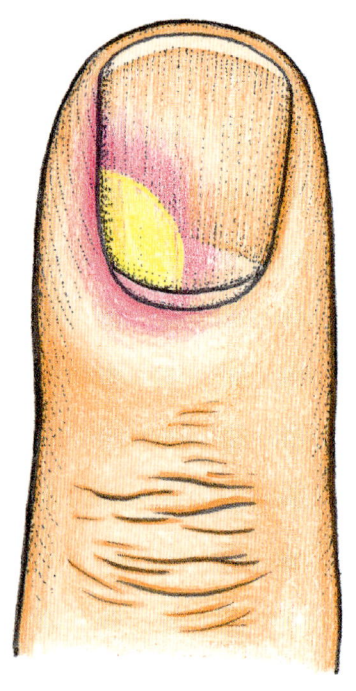

図10-18　爪周囲炎

【治　療】

- 初期には抗菌薬の投与と局所の冷却を行う．
- 膿瘍が貯留すれば切開排膿の必要がある．瘭疽では側方縦切開で排膿する．
- 爪周囲炎では爪の部分切除を行う．

反射性交感神経性ジストロフィー(RSD)，ズデック骨萎縮

【症状と経過】(図10-19)

手関節や手の外傷に引き続いて手指の強い痛みと腫脹が起こり，拘縮を残す．橈骨遠位端骨折に続発することがもっとも多い．しかし肩から指までどのレベルの骨折や靱帯損傷にも続発する．

本症の4大徴候として，①焼け付くような自発痛と運動痛，②手全体に及ぶ腫脹，③すべての関節の運動制限，④発赤，チアノーゼ，さらに蒼白と進む皮膚の変色が挙げられる．発赤があるにもかかわらず，触ると冷たいことがあり，汗っぽく濡れている．症状は難治性で，患者さんはもちろん医療担当者も難渋する．

【病態】

交感神経の反射異常により，末梢血流と末梢神経の障害を起こすとされている．次の5型に分類される．

①Minor causalgia：四肢遠位の感覚神経に加わった小外傷で発症する．
②Minor traumatic dystrophy：神経損傷を伴わない手足の打撲や捻挫などの軽度の外傷で発症する．
③Shoulder-hand syndrome：頚や肩の外傷で発症したり，心筋梗塞や脳血管障害に続発する．
④Major traumatic dystrophy：骨折など四肢の重篤な外傷に続発する．
⑤Major causalgia：正中神経や尺骨神経などの混合神経幹損傷で発症する．

X線像では軟部組織の腫脹が明瞭で，皮質骨と骨梁の希薄化を認める(図10-20)．

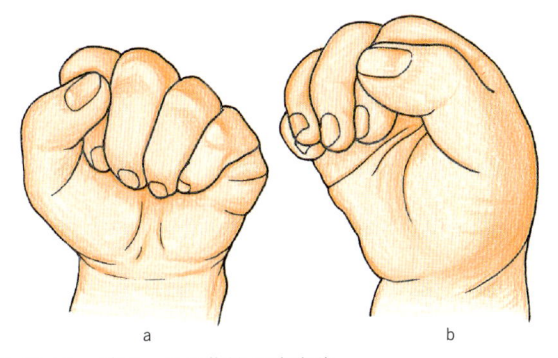

図10-19 ズデック骨萎縮の臨床像
a：正常側，b：患側の右は腫れが強く，指先が手掌に届かない．

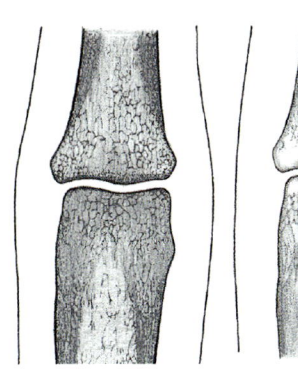

a：正常　　b：ズデック骨萎縮
図10-20 指のX線像

【治療】

温浴あるいは温冷交代浴の中で痛みを感じない範囲で指の自動運動を丹念に行う．薬物療法として短期間の副腎皮質ステロイド薬，交感神経遮断薬，自立神経調節薬の投与を試みる．星状神経ブロック，局所静脈内神経ブロックなどが行われる．ペインクリニックとの連携による治療が必要である．

註：手関節の章「橈骨遠位端骨折」(94頁)を参照．

デュピュイトラン拘縮，ボタン穴変形，内軟骨腫

【デュピュイトラン拘縮】

手掌の腱膜が肥厚収縮して，環指と小指が伸ばせなくなる病気である（図10-21）．男性に多く，遺伝的素因が関係している．洗顔や手袋をはめるのに不自由を訴えるが，痛みはない．手掌に硬い索条物を触れる．徐々に進行する．保存療法は無効である．日常動作の障害が強い例には腱膜切開や腱膜切除術を行う．

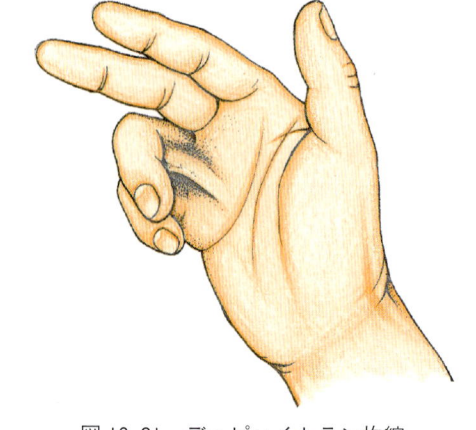

図10-21　デュピュイトラン拘縮

【ボタン穴変形】

外傷や関節リウマチによって指の伸展機構が障害されて起こる変形である（図10-22）．近位指節間関節が屈曲位となり，遠位指節間関節が過伸展位となる．近位指節間関節の背側中央部を通っている中央索は両側方にある側索をつなぎ止める役目をしている．中央索が損傷されると側索が掌側に逸脱して，近位指節間関節がボタン穴から突出した状態となる．

新鮮例では近位指節間関節を伸展位で装具固定する．陳旧例では腱形成術を行う．

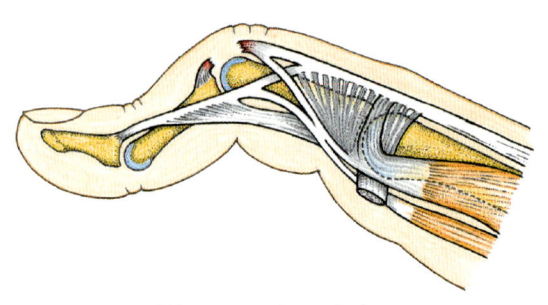

図10-22　ボタン穴変形

【内軟骨腫】

手指の基節骨と中手骨によく発生する良性腫瘍である．約半数は10-20歳台とされているが，どの年代にもみられる．無症状で経過し，ちょっとした外傷を契機に骨折を起こして，痛みを訴えて受診する例が多い．X線像では骨幹端部から骨幹部にかけて境界鮮明な骨透明巣がみられ，内部に点状の石灰化像を認める（図10-23）．薄くなった皮質骨が膨隆し，かすかな骨折線を認める．

良性腫瘍ではあるが，再骨折と軟骨肉腫への悪性化の可能性を考慮して，腫瘍内切除と骨移植を行う．

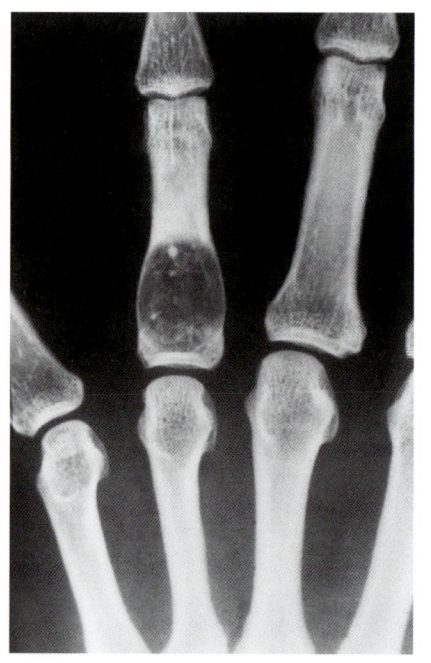

図10-23　内軟骨腫
（標準整形外科学9版　図21-5，307頁より）

手指の機能解剖①

【指の骨と関節】（図10-24）

指は手根骨につながる中手骨，基節骨，中節骨および末節骨の4本の骨が連結している．いわゆるナックルに相当するのが中手指節関節で指の中央部が近位指節間関節，末端が遠位指節間関節である．母指には中節骨がない．

【皮膚のひだ】

手相で生命線，頭脳線，感情線といわれる皮膚のひだはそれぞれ母指球皮線，近位手掌皮線，遠位手掌皮線という．母指と小指を近づける対向運動や中手指節間関節を曲げたときに深まる．皮線は指紋と同様に個人特有で，個人の識別に用いられている．

【手掌部と内在筋】

手指の力を抜いて安静位にすると手掌部と指はちょうど野球のボールを収め込めるように丸くなる．皮膚の直下にある手掌腱膜の緊張がとれた状態である．母指の付け根がもり上がっているが，母指を外転・屈曲・対立させる母指球筋がある部位である．小指の付け根ももり上がっているが，小指を外転・屈曲・対立させる小指球筋がある部位である（**図10-25**）．

指の掌側にある腱鞘内には浅指屈筋腱と深指屈筋腱が走っているが，この部位での損傷後に癒着が起こる危険が高いので，慎重に対処しなければならない．中手骨の間に骨間筋があり，その掌側に虫様筋があって，指の細かい運動に関与している（**図10-26**）．母指球筋，小指球筋，骨間筋および虫様筋を手の内在筋という．

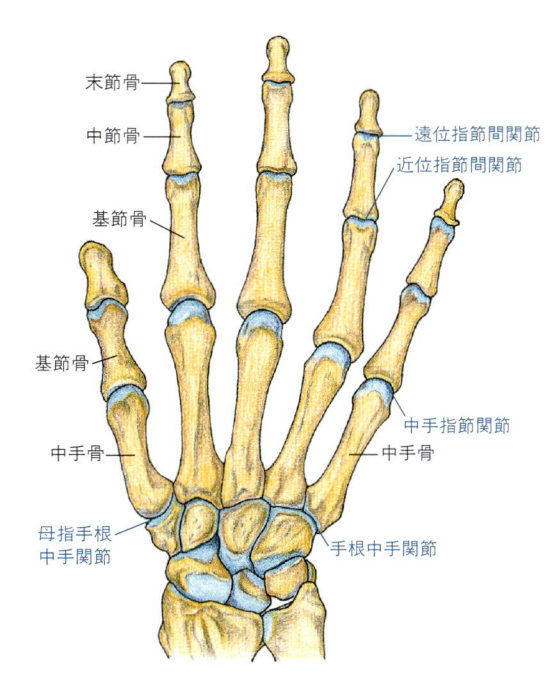

図10-24　手指の骨と関節

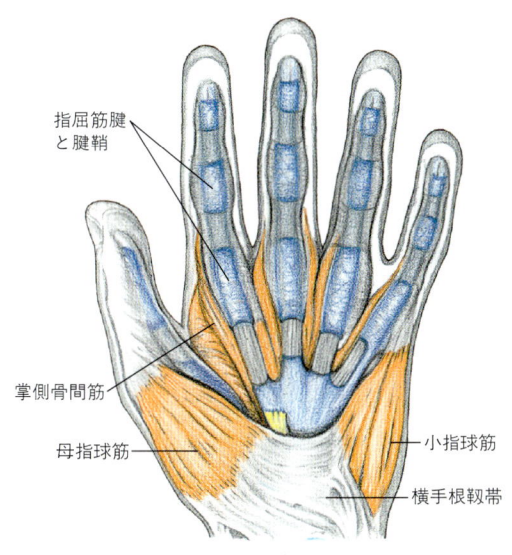

図10-25　手掌を通る腱と手掌に筋腹のある筋肉

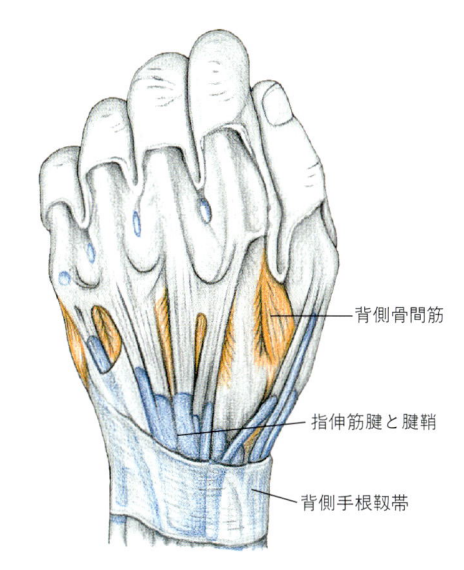

図10-26　手背を通る腱と手背に筋腹のある筋肉

手指の機能解剖②

骨間筋と虫様筋

　背側骨間筋は指の外転を，掌側骨間筋は指の内転を行う(図10-27)．

　指の背側中央には指伸筋腱が通っている．骨間筋と虫様筋の腱が指背腱膜に移行し，指伸筋腱と合流して中央索と側索を形成する．中央索は中節骨の基部に付着し，側索は末節骨の基部に付着する(図10-28)．この巧妙な機構によって骨間筋と虫様筋は中手指節間関節を屈曲させ，近位指節間関節や遠位指節間関節を伸展させる．骨間筋と虫様筋は正中神経と尺骨神経に支配されているので，これらの神経損傷では指節間関節の伸展ができなくなる．

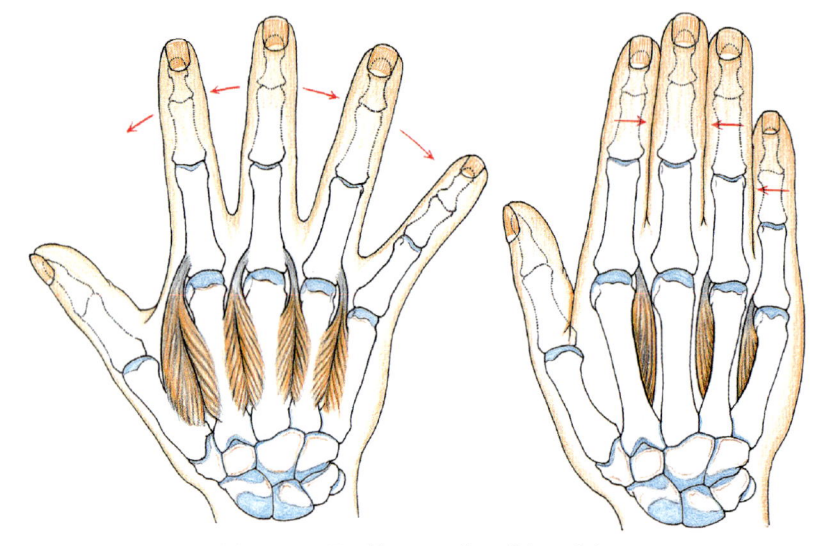

図10-27　骨間筋による指の外転・内転

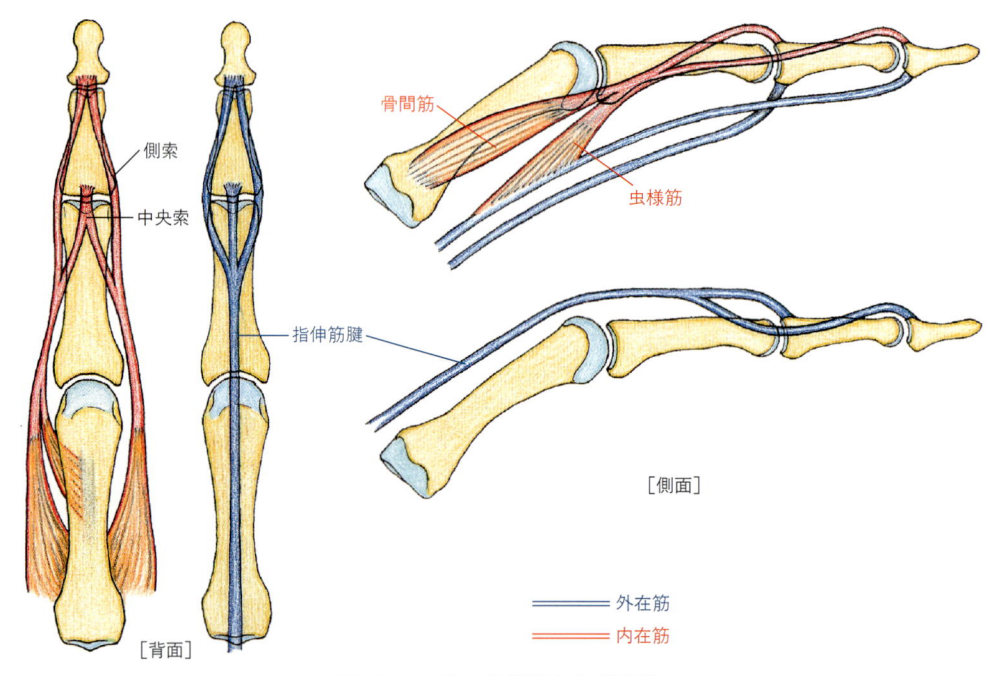

図10-28　指の伸筋腱と指背腱膜

11 股関節の痛みと歩行障害

疾患・症候名	好発年齢	診断のヒント	頁
変形性股関節症	40〜60歳代	成人の股関節疾患としてもっとも高頻度．先天股脱，ペルテス病，大腿骨頭すべり症などによる二次性が多い．下記の前股関節症と一連の疾患である．一次性のものもあり，高齢化とともに増加傾向にある．	118 119
先天性股関節脱臼，前股関節症	20〜40歳代	乳幼児期の先天股脱は疼痛を訴えない．思春期以後に股関節から膝関節部の疼痛を訴え，歩行障害が目立つようになる．	120
大腿骨頚部骨折，大腿骨転子部骨折	50〜70歳代	高齢者が転倒したら，まずこれらの骨折を考える．明らかな転倒の既往がないこともあるので注意を要する．正面X線像で骨折線が明らかでないこともある．	121
大腿骨頭壊死症	A: 20〜30歳代 / B: 40歳以降	先天股脱などの既往がなくて股関節痛が出現したら，本症を考える．ステロイド性(A)は20-30歳台に，アルコール性・特発性(B)は40歳以降に多い．両側発生例が多いので，疑わしい例には両側のMR検査を行う．	122
骨盤・大腿骨の腫瘍性疾患	40〜60歳代	骨盤，大腿骨近位部の腫瘍は頑固な股関節部痛の原因となる．転移性腫瘍が多いが，原発腫瘍や腫瘍類似疾患の好発部位でもある．	*
股関節の関節リウマチ，寛骨臼底突出症	30〜60歳代	関節リウマチのかなりの例に股関節の障害がみられる．朝のこわばりや手関節の病変に注意．寛骨臼の臼底が骨盤腔内に突出する変形を臼底突出症という（原発性もある）．	123
ペルテス病	10歳前後	男児に多い．歩行時の大腿部にかけての痛みと歩行異常．側面X線像で大腿骨骨頭核の濃縮や変形を確認．内反股，大転子高位を残して治癒．将来，変形性関節症に移行する．	124
単純性股関節炎	10歳前後	幼児の股関節痛では本症も疑う．一過性であるが，ペルテス病，若年性関節リウマチ，股関節結核などの初期との鑑別が重要．	126
大腿骨頭すべり症	10歳代	男性肥満児に多い．片側または両側性の内反股を残す．後に変形性股関節症へ移行する．	125
急性化膿性股関節炎	乳児期	乳児がおむつ交換のときに号泣する場合には，本症を考える．外観上の腫れはなく，ただ患肢を動かそうとしない．	126
強直性脊椎関節炎	20〜40歳代	股関節は強直性脊椎炎の好発部位なので，強直性脊椎関節炎ともいわれる．仙腸関節の変化に注意．男性に多い．	127
股関節結核，大転子結核	20〜40歳代	現在はまれな疾患となったが，忘れてはならない．	127
股関節の機能解剖		大腿骨骨頭，寛骨臼，大転子．筋肉の走行．無痛性，支持能力，可動性の3大機能．	128
股関節にかかる力		正常でも片脚立位では体重の4倍の力がかかる．亜脱臼位ではさらに増大する．	129
下肢伸展挙上の力		背臥位で膝を伸ばしたままで下肢を持ち上げるときには股関節に体重相当の力が加わる．	130
人工股関節		人工股関節の基本構造と手術適応．	131
上記以外に考慮すべき疾患		若年性関節リウマチ，腸腰筋炎（膿瘍），離断性骨軟骨炎，滑液包炎，石灰沈着性腱炎，弾発股，一過性大腿骨頭萎縮症なども考えられる．腰痛を主訴として受診したが，真の原因は股関節疾患であったという例がある．	

＊図解頁なし

変形性股関節症①

【症状と経過】

　成人，とくに女性の股関節疾患としてもっとも多い．歩きすぎた後に脚(あし)や腰がだるい，重いといった症状で始まり，次第に股関節中心の痛みを訴える．故に腰椎椎間板ヘルニアや膝関節症と混同される例もある．初期には年に数回，痛みを感じるが数日で痛みが軽快して，日常動作に支障がない．進行すると，毎月，毎週，毎日と痛みを感じる間隔が短くなり，痛みが軽快するまでの日数も長くなり，さらに一歩ごとに痛みを感じるようになる．立ち上がり後の第一歩がとくに痛い．無意識に痛みのあるあしをかばって，痛みのある側へ肩が揺れる異常歩行となる．股の開きが悪くなり，痛いほうのあしが短く感じるようになる．自分のあしが持ち上がらないので(130頁参照)，車に乗るときに手であしを持ち上げたり，寝ていて毛布一枚を蹴上げるのが困難となる．末期には安静にしていても痛みがあり，夜寝ていても痛みのために目を覚ますようになる．

【病態】

　正常の股関節では，大腿骨頭が寛骨臼の中に完全に収まっている(図11-1)．片脚立位では股関節に体重の4倍の力が加わっている(129頁参照)．先天性股関節亜脱臼や臼蓋形成不全では寛骨臼が浅くなり，臼蓋すなわち屋根の部分の傾斜が強くなっている．X線像上で体重を受けられる屋根の横幅比(P/N)が1/2になれば，面積は1/4になる．広いヒールの靴で踏まれるのに比べて，尖ったヒールの靴で踏まれれば驚くほど痛いものである．体重を受ける部分の面積が小さくなっているので，関節面軟骨にかかる荷重が大きい．この荷重が長年にわたってかかり続けることによって，荷重部軟骨がすり減ることが股関節症の基本的病態である(図11-2)．

　ペルテス病や大腿骨頭すべり症，その他の病気で骨頭や寛骨臼の形状が変形すれば，股関節の当たり面が不良となり，力が集中した関節面の軟骨がすり減る．これら何らかの病変に続発する股関節症を二次性股関節症という．特別な先行病変が明らかでない一次性股関節症もあるが，その例数は少ない．しかし高齢人口の増加と，食習慣の変化によって，欧米並に一次性股関節症が増加する可能性がある．

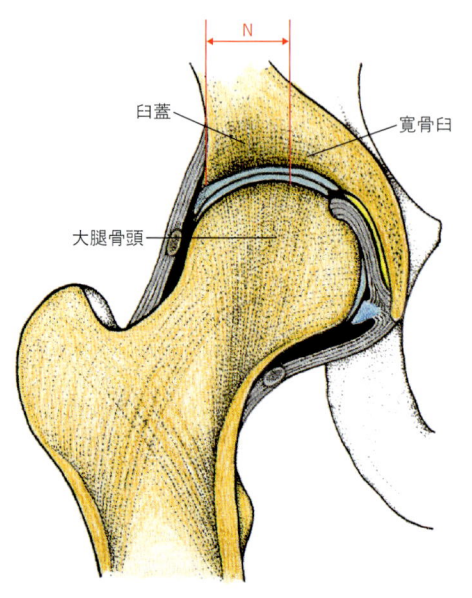

図11-1　正常股関節　骨頭の受け皿全体が寛骨臼で，屋根の部分が臼蓋．N＝正常の荷重横幅．

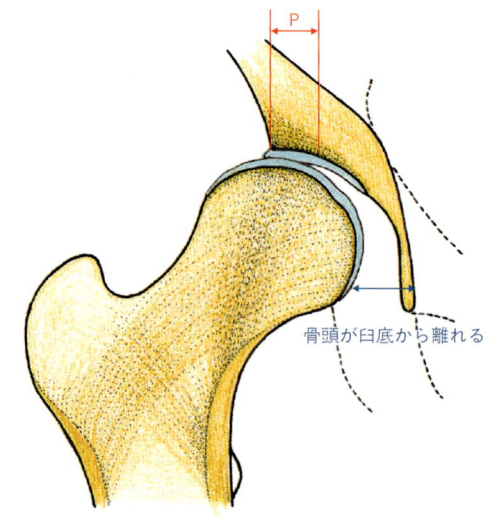

図11-2　初期股関節症　骨頭が外側に移動し，臼蓋からはみ出し，臼蓋の傾斜も強い．P＝亜脱臼の荷重部横幅．

変形性股関節症②

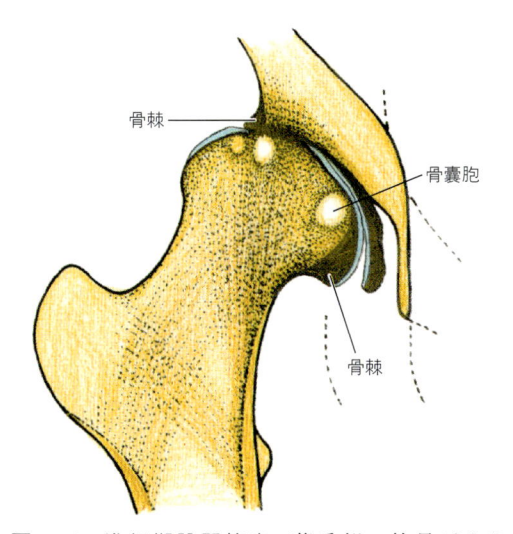

図11-3 進行期股関節症　荷重部の軟骨がすり減って，関節の隙間が狭くなり，硬化した軟骨下の骨が部分的に接触する．骨棘が形成され，骨頭も変形する．一歩踏み込むたびに痛みを感じる．

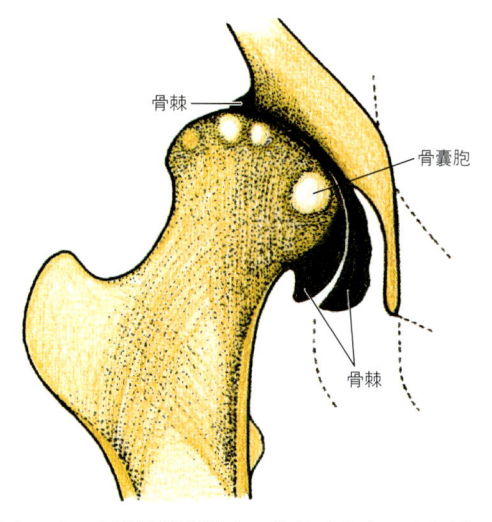

図11-4 末期期股関節症　軟骨が完全にすり減って，関節の隙間が消失し，硬化した軟骨下の骨が全面的に接触する．硬化した骨の一部が吸収され骨嚢胞となる．安静にしていても痛みを感じる．

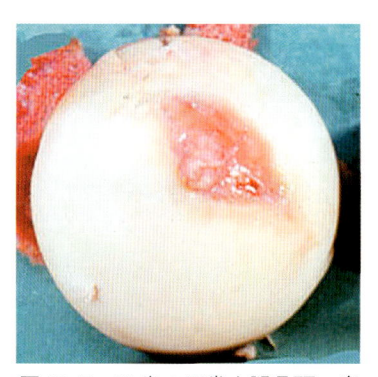

図11-5 84歳の正常大腿骨頭　真珠のようにきれいな軟骨で覆われている．

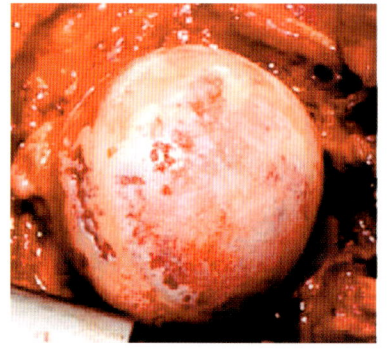

図11-6 末期股関節症(65歳)の大腿骨頭　楕円球のように変形した骨頭表面の軟骨は消失し，骨が露出している．

【治療】

- 病態を理解し，痛い関節に無理をかけないことが基本である．階段昇降など日常動作の障害を記録し，痛みが起こった時期と痛みが治まるまでの日数を記録する．痛みを感じる間隔が短くなり，痛みが治まるまでの日数が長くなるのが病状進行の重要な目安であるので，この記録を担当医に提示し，定期的にX線診断を受ける．痛みが起こる前にあし(脚)が重い，だるいなどの前兆があるので，早めに休みを入れる．杖一本を使うことによって股関節にかかる力は体重の半分に軽減できるので(129頁参照)，積極的に杖を使用する．
- 関節面の適合性を改善する目的で寛骨臼や大腿骨を回転したりする手術，または緊張している筋肉を緩める手術が行われている．最終的には人工股関節(131頁参照)の適応になることが多い．しかし人工股関節の耐用年数にも限界があるので，できるだけ股関節に負担がかからないように生活環境を改善しておくことが重要である．

先天性股関節脱臼，前股関節症

【症状と経過】

かつては乳幼児における代表的股関節疾患であった．乳幼児の大腿骨頭が関節包内で脱臼，あるいは亜脱臼となっており，臼蓋の形成不全を伴う状態を先天性股関節脱臼と称してきた（図11-7, 8）．周産期および出生後の発育過程で脱臼が起こるということがわかってきて，現在は「発育性股関節脱臼」といわれる傾向にある．

股関節の痛みを訴えるのは成長終了後であるが，前述の変形性股関節症の原因として重要なので，その病態を理解しておかなければならない．発生率は出産1,000に対して1-3（0.1-0.3％）で，女児に多い．新生児や乳児の下肢の位置や大腿内側の皮膚の「ひだ」が左右非対称であることなどで気付かれることもある．歩行開始後の乳幼児では歩行異常で気付かれることもある．

股関節症患者の既往歴に，中学・高校生の頃，長歩きしたり，スポーツをした後に股関節痛を覚え，その痛みは翌日には軽快してしまったので，詳しい診察を受けなかったという例があるが，亜脱臼や臼蓋形成不全による症状で，前股関節症といわれる．

【病　態】

先天股脱が同一家系内に多くみられること，一卵性双生児にほとんど同じ脱臼像が発症することなどから遺伝的要因が関与していることは否定できない．しかし関節は1つの組織の塊が2つに分かれてできあがるので，脱臼は股関節発生後の現象である．関節が軟らかい体質が脱臼発生に関係し，この体質が遺伝すると考えられている．軟らかい体質の乳幼児であっても，おむつのあて方の改善など出生後に脱臼を起こしやすい肢位を取らせないことによって発生率は激減した．

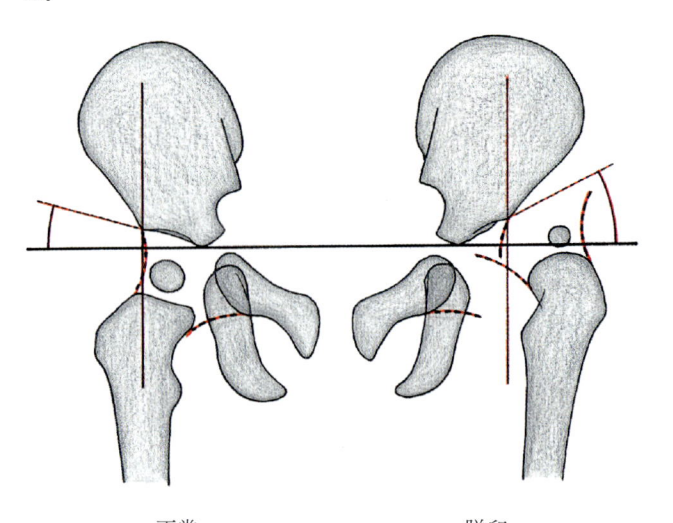

図11-7　乳児先天股脱のX線像　乳児の大腿骨頭は軟骨で占められている部分が大きい．脱臼を診断するための補助線が設定されている．

【治　療】

乳幼児の先天股脱に対してはリーメンビューゲルという装具による治療が第一選択となっている．乳幼児期の治療後に亜脱臼や臼蓋形成不全が残って，股関節症に移行することが問題である．

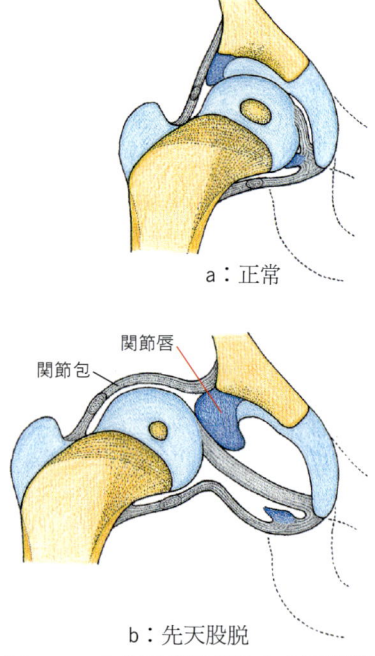

図11-8　正常乳児股関節と先天股脱の模式図　正常の大腿骨頭は関節唇でカバーされている．完全脱臼では大腿骨頭が関節唇の外側に移動していて，関節唇を乗り越えなければ整復されない．

大腿骨頸部骨折，大腿骨転子部骨折

【症状と経過】

　高齢者が転倒して立ち上がれなくなったら，まず股の付け根の骨折を考える．大腿骨の骨頭直下で折れるのが大腿骨頸部骨折（図11-9），これより遠位の大転子レベルで折れるのが大腿骨転子部骨折（図11-10）である．転子部骨折は頸部骨折に比べて，より高齢者に起こる．股の付け根の部分に痛みを訴え，自分の足を持ち上げたり，足が踏み立てられなくなる．頸部骨折は外見上の腫れがはっきりしないのに対して，転子部骨折では腫れや皮下出血が明らかである．家庭内や高齢者介護施設内で起こることが多い．速やかに診療可能な病院を受診する．

【病態】

　大腿骨骨頭直下から大転子・小転子までの大腿骨頸部は骨粗鬆症によってとくに骨が薄くなる部位である．片脚で立ったときには股関節に体重の4倍の力が加わるが，この力が加わった状態でよろめくと，大腿骨頸部にはねじれの力が加わって骨折する．転倒の結果骨折が起こるのではなく，骨折が起こった結果転倒するとも考えられている．室内での骨折が多いが，立ち上がってすぐ方向転換するときにとくに多い．方向転換するときは片脚立位の状態で両脚が交叉することになるので，非常に不安定となる．高齢者には何かにつかまって方向転換するように指導する．

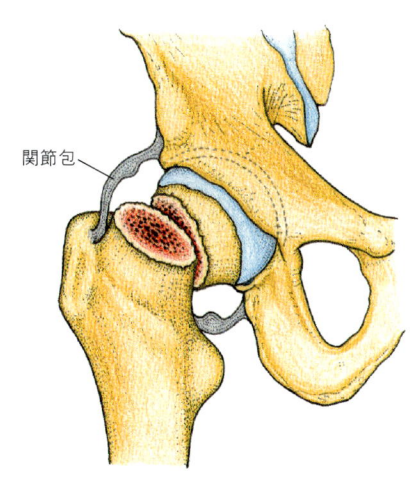

図11-9　大腿骨頸部骨折　大腿骨頭の直下で骨折する．骨折部が関節包内にあるので，骨頭への栄養血管も損傷される．

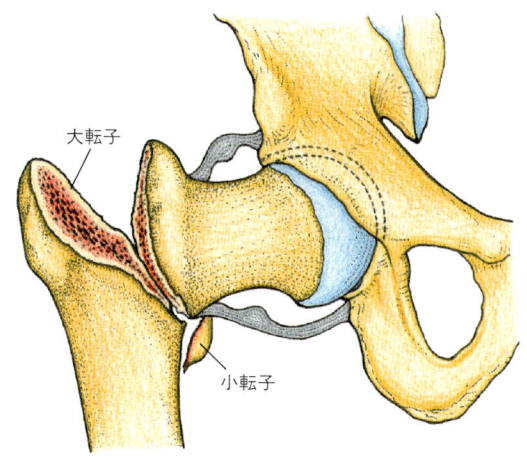

図11-10　大腿骨転子部骨折　関節包外の骨折である．大転子や小転子がばらばらになることもある．骨癒合は起こりやすい．

【治療】

▶大腿骨頸部骨折

　圧迫スクリューで固定する方法と，人工骨頭を挿入する方法がある．術後の安静期間が短い人工骨頭手術が繁用されている．転位がごく軽度の骨折でも保存療法中に大きく転位することがあるので，スクリュー固定する．

▶大腿骨転子部骨折

　安定型に対しては下肢の鋼線牽引でも対応できる．しかし80歳以上の高齢者では2-3日間の臥床によって認知症や呼吸・循環器系の合併症を起こすことが多い．圧迫スクリュープレートやエンダー釘などの内固定によって，臥床期間の短縮が図られている．

大腿骨頭壊死症

【症状と経過】

　血流障害のために大腿骨頭の一部が壊死してしまう病気である．膠原病などに対する副腎皮質ステロイド薬連用に続発するステロイド性，アルコール類の常習的多飲によるアルコール性，特定の原因が不明な特発性に分けられる．ステロイド性は20-30歳にも発症するがアルコール性と特発性は壮年期以後に多い．男性が女性の2-3倍の頻度とされている．約50％が両側に発症する．

　階段を踏みはずしたなど軽い外傷を契機にして，急に股関節痛を覚えることが多い．この初期の急性疼痛はすでに骨頭壊死に陥っていた大腿骨頭が，軽微な外力によって微小骨折を起こすことによる．しかし初期の痛みは短期間に軽快するので，あまり自覚していない患者さんが多い．痛みが持続的になり，股関節の動きも悪くなり，歩行障害が目立つようになる．

【病　態】

　骨頭の壊死は頭頂部の前方に発生することが多い．初期例では，骨頭の軽い骨硬化像があるかないかという程度の変化なので，単純X線正面像だけでは診断がつかないこともある．股関節90°屈曲，45°外転位の側面像撮影が必要であり（図11-11），MR画像は初期病変も検出可能である．壊死に陥った部分は微小な外力によってつぶれ，骨頭の変形を起こす（図11-12）．関節面の適合が不良となり，変形性関節症に移行する．

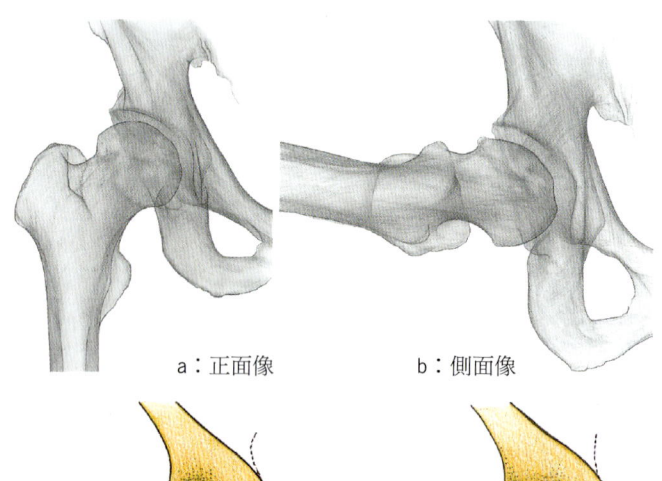

図11-11　大腿骨頭壊死のX線像
正面像では骨頭荷重部の骨硬化がみられる程度で変形が判断できない．側面像では骨頭前方部がつぶれているのがわかる．

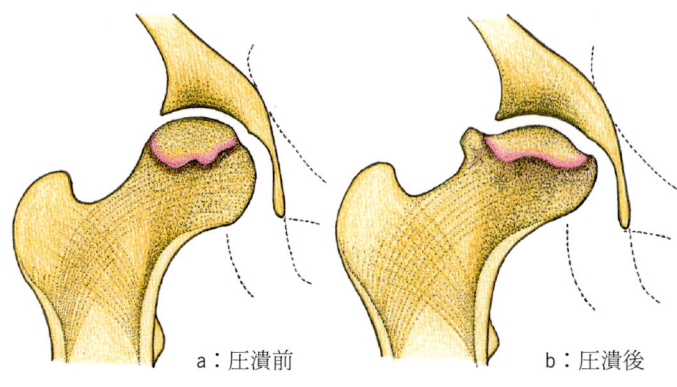

a：正面像　　b：側面像

図11-12　大腿骨頭壊死の模式図
圧潰前には骨頭の輪郭は球形であるが，壊死部を取り囲んで骨硬化帯が現れる．圧潰後は骨頭が変形し，対応する寛骨臼にも軟骨変性が起こる．

a：圧潰前　　b：圧潰後

【治　療】

　壊死部の大きさと場所によって経過が異なる．壊死部が小さく，臼蓋荷重面の内側に限定されていれば，症状が自然に寛解する．壊死部が大きく荷重面に当たっていれば手術の対象となる．大腿骨の骨切り術によって荷重面を移動する手術，人工骨頭置換術，人工関節置換術などが行われる．

股関節の関節リウマチ，寛骨臼底突出症

【症状と経過】

　股関節にリウマチ病変が現れる頻度は思ったより高い．先行した膝関節，足関節や足の障害のためにあまり歩かなくなっており，股関節の腫れは目立たないので，股関節の障害に気付くのが遅れる傾向がある．経過の長いリウマチ患者さんには股関節痛の有無を確かめ，定期的にX線撮影を行う必要がある．股関節の痛みが進むと，あし(脚)が持ち上がらなくなり，車に乗るときに手で自分のあしを持ち上げるようになる．

【病　態】

　初期には骨軟骨の病変がみられないが，滑膜炎症による股関節周辺の軟部組織の腫れがX線像で認められることがある．中期には関節裂隙が狭くなり，骨萎縮や辺縁びらん像がみられる．進行期には骨破壊像がみられ，関節裂隙が消失する．末期には骨破壊が進み，骨頭や寛骨臼の一部が消失する(図11-13)．

▷鑑別診断

　強直性脊椎関節炎では仙腸関節の破壊・癒合の所見，股関節結核は片側性であることにより鑑別される．

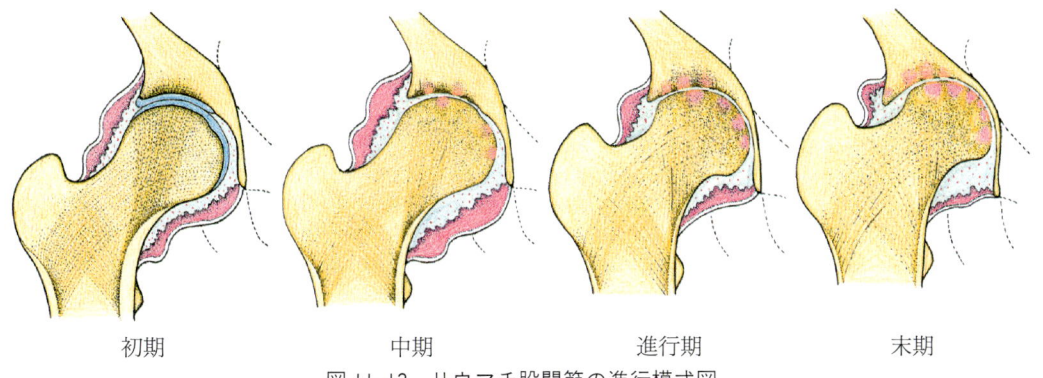

　　　初期　　　　中期　　　　進行期　　　　末期

図11-13　リウマチ股関節の進行模式図

【寛骨臼底突出症】

　寛骨臼の内側すなわち底が骨盤腔内に突き出す病変(図11-14)を寛骨臼底突出症といい，次の種類がある．

▷リウマチ性

　リウマチ病変によって寛骨臼底部が破壊されるが，残った皮質骨が荷重によって変形して骨盤腔に突出する．

▷一次性

　特別な原因が特定できない．骨粗鬆症や中心型股関節などが基盤になっている可能性がある．

【治　療】

・杖や歩行補助具により負担を軽減させる．
・生活背景や本人の希望により人工股関節手術を行う．

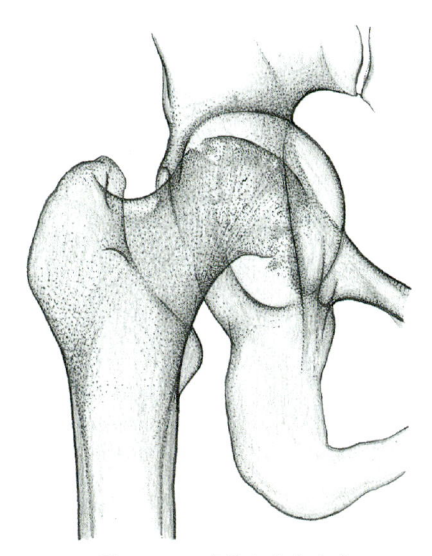

図11-14　寛骨臼底突出症

ペルテス病

【症状と経過】

　幼稚園児から小学校低学年の男児に多い．発病初期に大腿部から膝が痛いと訴えることが多く，股関節痛を訴えるのが遅れる傾向がある．幼稚園や学校からの帰りに肩を振って歩いてくる．本人が無意識に跛行しているので，ふざけていると親が勘違いして注意すると，跛行せず普通に歩くことがある．無意識の跛行によって痛みを回避している故に，痛みの訴えよりも歩き方をよくみていることが重要である．股関節の外転が制限され，屈曲・内転拘縮となって患肢が短く感じるようになる．

【病　態】(図11-15)

　大腿骨頭への栄養血管が一時的に閉塞して，骨端核が壊死に陥る病気である．血管閉塞がなぜ起こるのか，なぜ発育期男児に好発するのかを説明できる原因は不明である．壊死そのものは一時的で，修復される．しかし壊死骨は荷重に弱いので，骨頭がつぶれて扁平となり，寛骨臼との適合が悪くなる．

　初期には骨の変化はみられなく，内側の関節裂隙が少し広くなるくらいで，単純性股関節炎との鑑別が困難である(126頁参照)．壊死となった骨端核はX線像では硬化像を呈し，扁平となる(図11-15 a)．発症後2-3年で，壊死になった骨に再生血管が入り込み，肉芽組織で吸収され，さらに新しい骨組織で置換され，X線像では分節像となる(図11-15 b)．壊死骨の吸収と骨新生が進み，3-4年で骨修復が終了し，変形が残る(図11-15 c)．変形骨頭に対応して寛骨臼も変形する．残った変形と適合不良が変形性股関節症の原因となる．

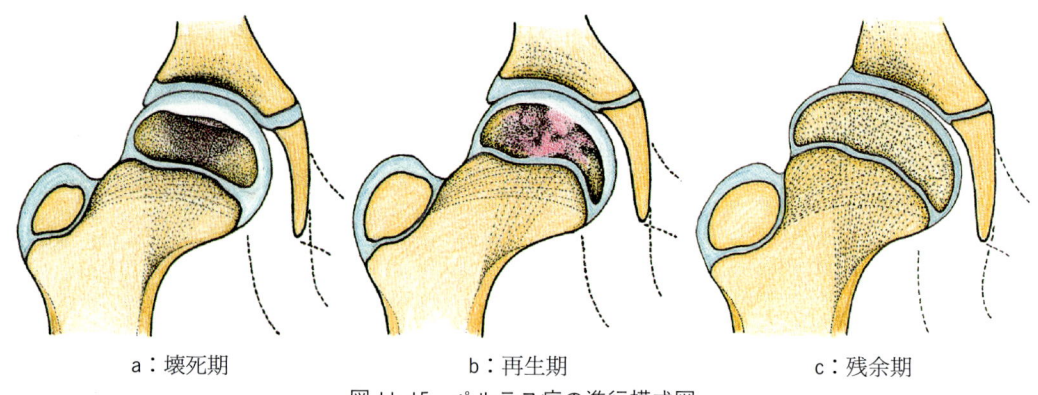

　　　　a：壊死期　　　　　　　b：再生期　　　　　　　c：残余期
図11-15　ペルテス病の進行模式図

【治　療】

- 発症年齢と壊死部の大きさ，および荷重部にかかる壊死部の範囲によって予後が異なる．壊死部が小さく，側面像で前方に限局している例では，自然経過をみる．壊死範囲が荷重部に大きく占めており，骨端線まで障害された例では予後がよくない．発症年齢が8歳までは予後がよく，9歳以後は予後不良である．
- 壊死部がつぶれることを防止することが治療原則である．免荷装具を長期間つける方法もあるが，子どもの心理的影響もあるので，最近はあまり行われない傾向にある．
- 治療期間を短縮するために手術が行われる．大腿骨頭が寛骨臼蓋の下に十分に包み込まれることを目的にして，大腿骨骨切り術や臼蓋補正手術が選択される．

大腿骨頭すべり症

【症状と経過】

　成長が盛んな 10-16 歳の肥満男児に多い．大腿骨頭が骨端線ですべって内方後方にずれる病気である．急性型と慢性型があるが，急性型はまれである．急性型では股関節痛を訴えるが，慢性型では異常歩行を主訴として受診する．膝痛や下肢全体の痛みを訴えることが多いので，歩き方をよく観察し，この病気を疑って両股関節の X 線診断を行う（**図 11-16**）．患肢が著しく外旋位をとり，股関節の屈曲・外転・内旋が制限される．背臥位で股関節を屈曲していくと，患肢が外転・外旋して開排する（ドレーマン徴候）．すなわち対側の肩の方向には屈曲できない．患肢は短縮し，トレンデレンブルク現象が陽性となる．

　すべりを残して骨端線が閉鎖すると内反股となり，後に変形性股関節症の原因となる．

【病　態】

　骨は骨端核と骨幹端部の間にある骨端成長軟骨板，すなわち骨端線で成長していく．この部位では軟骨細胞が盛んに増殖し，肥大した軟骨細胞が柱状に配列している．思春期には軟骨増殖がとくに盛んなので，急激な体重増加に対して力学的弱点になっている．成長軟骨板が折れ曲がったり，ずれたりして大腿骨頭がすべる．肥満児に多く，二次性徴の発達が遅れることから，成長ホルモンと性ホルモンとのバランスの崩れが関係していると考えられている．

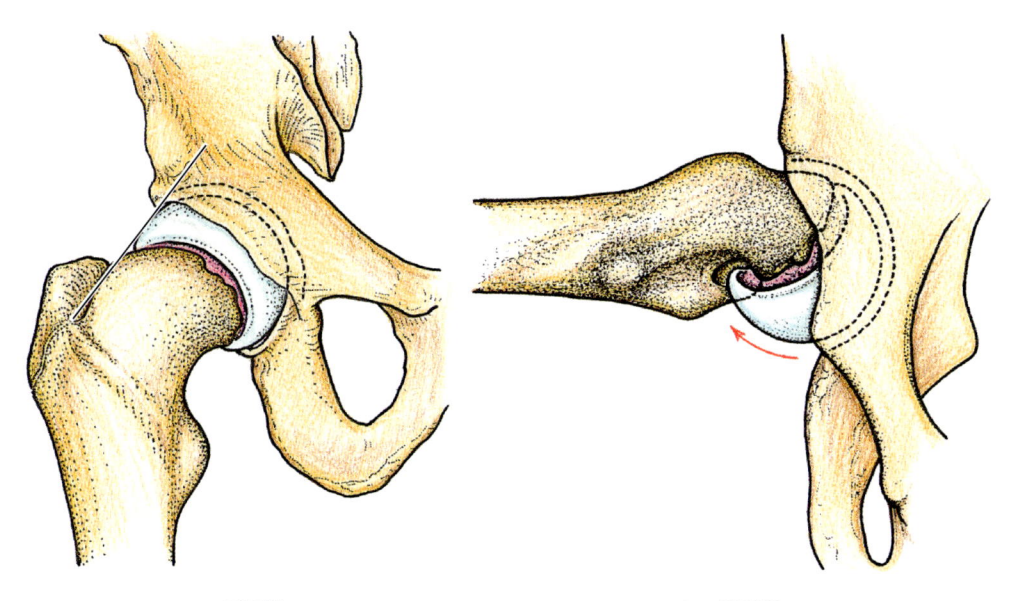

　　　a：正面像　　　　　　　　　　　　　　b：側面像

図 11-16　大腿骨頭すべり症の X 線像　後方へのすべりが著明なので，側面像が重要である．正面像でも大腿骨頸部外側の延長線を引いてみると，正常ではこの線より少し外側にはみ出すべき骨端核がこの線の内側に隠れる．骨端線の幅が増大し，骨幹端部の輪郭が不整となる．

【治　療】

- すべりが軽度な例はその位置で金属ピンを刺入して固定する．
- すべりが高度な例には大腿骨骨切り術を行う．骨端線が荷重方向とできるだけ垂直になるように，三次元での骨切り角度を決める．
- 両側例が多いので，片側例の対側にも予防的ピン固定が必要である．

単純性股関節炎，急性化膿性股関節炎

【単純性股関節炎】

子どもが股関節や大腿部から膝にかけての痛みを訴え，跛行する一過性の病気である．ペルテス病の初期と紛らわしいので，確定診断保留のまま一定期間の観察が必要とされる(observation hip)．患肢は外転・外旋位をとり，見かけ上患肢が長くみえる．屈曲位での内旋がとくに制限される．X線像で骨の異常はない．注意して観察すると，腫れている軟部組織の陰影がわかる．大腿骨頭が側方に移動し，内側関節裂隙が広くなる(図11-17)．MR画像によって軟部組織の腫れや関節液の貯留を確認できる．しかしペルテス病の初期にも同様の所見があるので，一度の診察で鑑別できない．ペルテス病では症状が進行するが，本症では2-4週間で症状が消失する．痛みがある期間は安静を保てるが，痛みが軽快すれば，子どもは元気に歩き出す．原因は不明である．

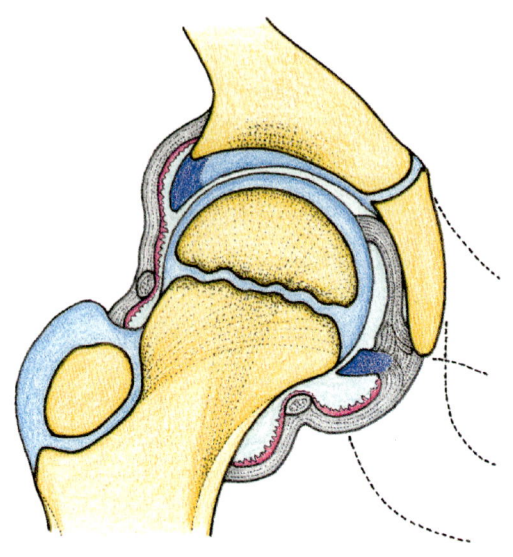

図11-17 単純性股関節炎

【急性化膿性股関節炎】

乳児が不機嫌で元気がなく，活発に動かしていたあし(脚)を動かさなくなったら本症を考える．おむつ交換のときに号泣する．外見上の腫れは目立たないが，関節内および周辺には腫れが進んでいる(図11-18 a)．原因は肺炎などほかの感染巣からの血行性感染，および新生児に対する大腿静脈穿刺による直接感染である．

単純X線像では，大腿骨頭の軽度側方移動がみられることもある(図11-18 b)．骨頭核出現以前すなわち3カ月未満，とくに新生児では，画像診断が困難で，手遅れになる危険がある．上記の臨床症状で本症の疑いがあれば，積極的に股関節の関節穿刺を行い，膿を証明して診断を確定する．

▷治 療

診断確定後は速やかに関節切開を行って，排膿する．治療が遅れると，乳児の骨や軟骨は急速に破壊・吸収される．大腿骨頭，骨幹端部および寛骨臼が破壊され，股関節は脱臼してしまう．骨端線が損傷されるので，患肢の成長が阻害され，非常に短いあしになってしまう．

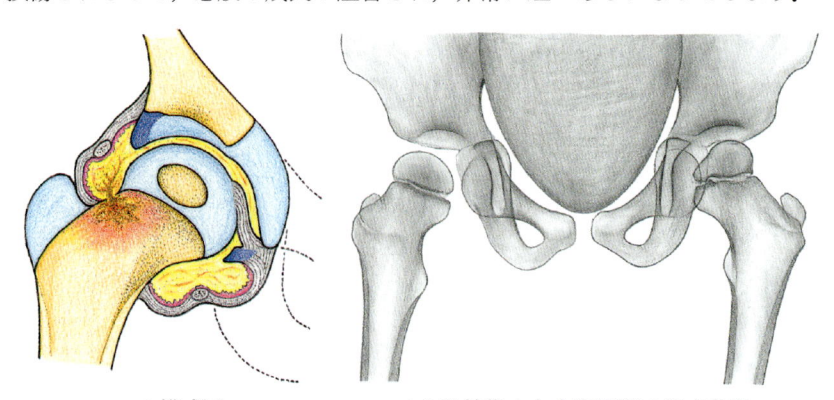

a：模式図　　　　　　b：X線像：右大腿骨頭の側方移動
図11-18　急性化膿性股関節炎

強直性脊椎関節炎，股関節結核，大転子結核

【強直性脊椎関節炎】

腰痛，胸部痛などで始まり仙腸関節のほか股関節，膝関節，肩関節などの関節の動きが悪くなり，最後にまったく動かなくなる(強直という)全身性の病気である．男性に多く，20歳台に発症し，徐々に進行する．

股関節だけのX線像をみると関節リウマチに類似しているが，仙腸関節にも破壊像や癒合像がみられるので鑑別できる．脊椎も広範に癒合し，竹節状に強直する(**図11-19**)．

リウマチ類縁疾患の1つとされているが，リウマチ血清反応は陰性である．赤沈値が亢進し，血清HLA-B27が証明される．ankylosing spondylitisの和訳として強直性脊椎炎がよく用いられているが，四肢の関節も侵すので強直性脊椎関節炎が実態を表している．

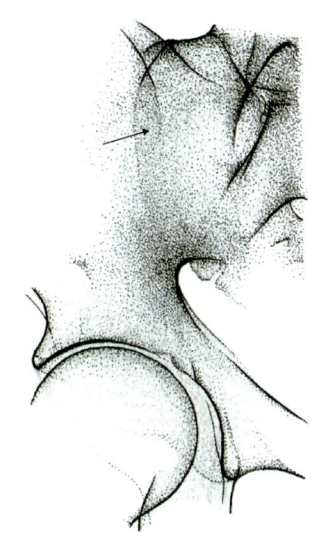

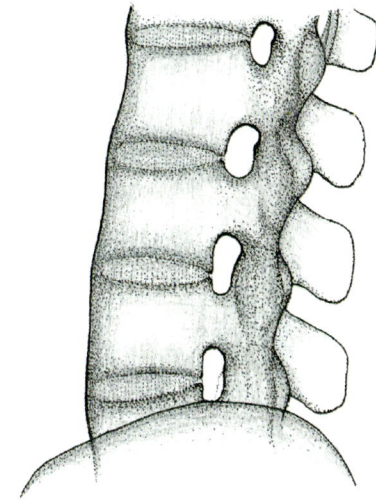

a：仙腸関節の癒合　　　b：竹節状に強直した脊椎
図11-19　強直性脊椎関節炎

【股関節結核，大転子結核】

現在はまれになったが，忘れてはならない股関節疾患である．かつては小児に発症することが多く，ペルテス病との鑑別が重要とされた．最近ではむしろ高齢者にみられる．片側の股関節痛を訴え，動きが悪くなる．股関節全体の骨萎縮が特徴で，関節裂隙も狭くなるので，リウマチ股関節との鑑別が問題となる(**図11-20**)．脊椎カリエスや仙腸関節結核の膿瘍が大転子部に流れ込んで大転子結核を発症する．大転子の輪郭が崩れる．結核性膿瘍をMR画像で確認できる．赤沈値の亢進，ツベルクリン反応が陽性となる．

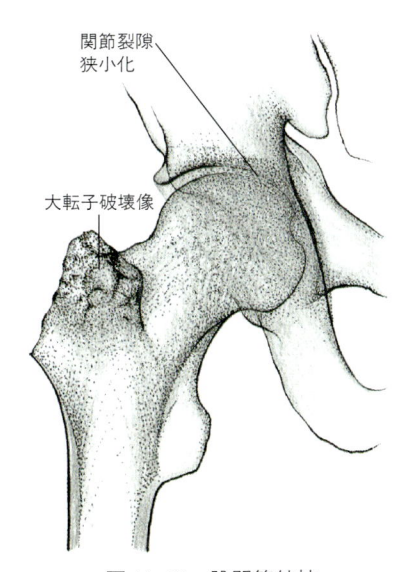

図11-20　股関節結核

股関節の機能解剖

【股関節の解剖】(図11-21)

　大腿骨骨頭は直径40-60 mmの球形で，表面は広く軟骨で被われている．寛骨臼は骨盤の一部であるが，軟骨で被われた半球面で骨頭を包み込んでいる．天井に相当する部分が臼蓋で，骨頭の荷重面を十分にカバーしており，その辺縁には線維軟骨の関節唇が付いている．内側の部分を臼底といい，プルヴィナールと呼ばれる脂肪体と骨頭靱帯を収容している．大転子は外側に突出した部分で，股関節外転筋が付着している．小転子は内側の小骨突起で股関節屈筋が付着している．応力に対応する骨の網目がみられるが，骨頭から大腿骨頚部にかけて垂直に走るのが主圧迫骨梁で，骨頭から大転子にかけてカーブしているのが主引っ張り骨梁である．関節包は厚く強靱である(図11-22)．大腿骨骨頭への栄養血管は頚部の被膜から進入しているが，この血管が断裂したり閉塞したりすると骨頭の壊死を発生する．

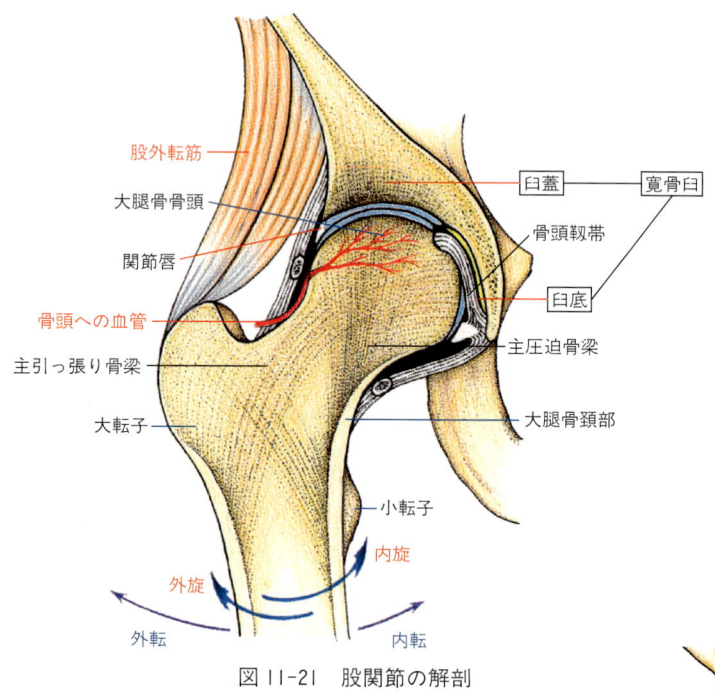

図11-21　股関節の解剖

【股関節の運動】

　屈曲・伸展，外転・内転および外旋・内旋の6方向の運動が可能である．歩行時に軸足として残った股関節は内旋位となっているので，内旋が制限されると歩幅が狭くなる．

【股関節の3大機能】

①無痛性：痛みがないこと．
②支持性：体重を支えられること．
③可動性：関節が動かせること．

　治療に際しては，まず痛みをとることを優先して，可動性を犠牲にしても支持性を獲得することを目標とする．

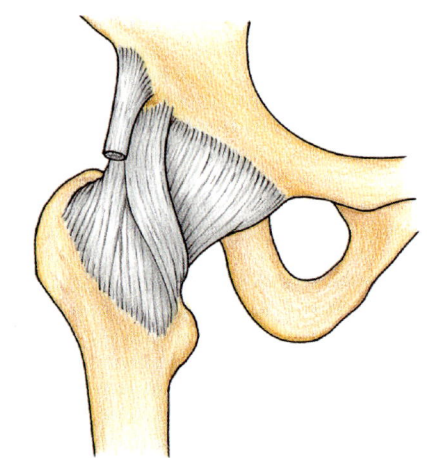

図11-22　関節包の走行　股関節前面の関節包は伸展外転内旋位で緊張し，屈曲内転外旋位で弛む．痛みのある関節では屈曲内転外旋位となる．

股関節にかかる力

【片脚立位時の合力】

片脚で立ったとき，横倒れを防ぐ筋力が股関節の外側にかかる．骨頭中心から体重荷重線までのてこの柄（LW）と，骨頭中心から横倒れを防ぐ筋力の作動線までのてこの柄（LM）の比はほぼ3：1であるから，筋力は体重の約3倍である．股関節には体重の4倍の力が加わることになる（図11-23）．

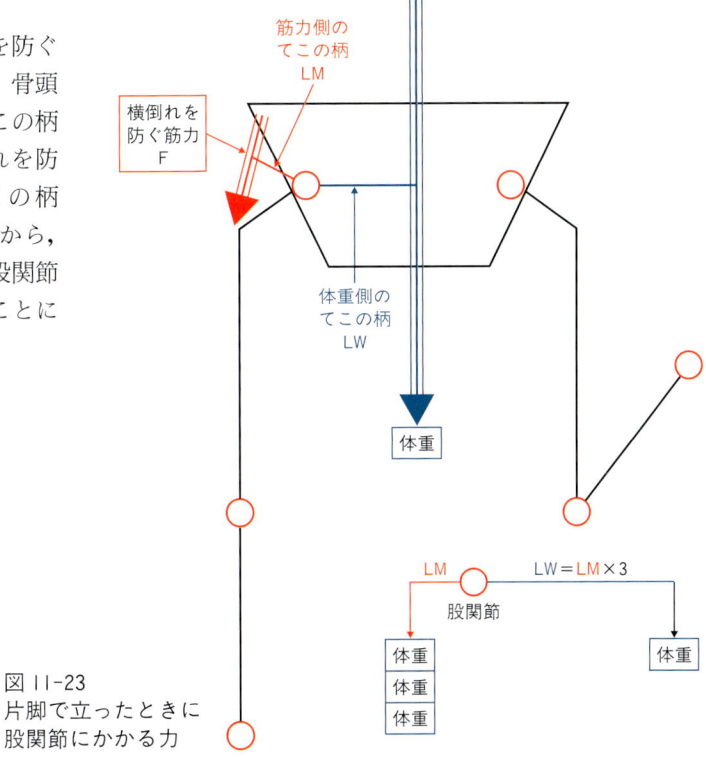

図11-23 片脚で立ったときに股関節にかかる力

【杖の効用】（図11-24）

杖一本で横倒れを防止できるので，股関節外側の筋力を使わないですむ．その結果，股関節にかかる力は体重の1/2相当となる．股関節に痛みのある患者さんには杖の積極的使用を勧める．

手すりや壁につかまっても同じ効用があるので，家屋内には手すりを付ける．

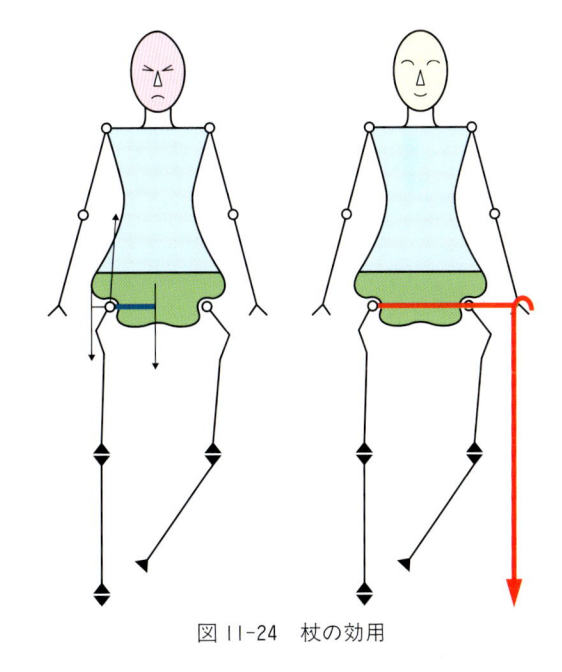

図11-24 杖の効用

下肢伸展挙上の力

【下肢伸展自動挙上テスト】

股関節の診察でもっとも重要なテストである．背臥位で膝を伸ばしたまま下肢を持ち上げる．痛みの激しい例では下肢がまったく持ち上がらない（図11-25）．

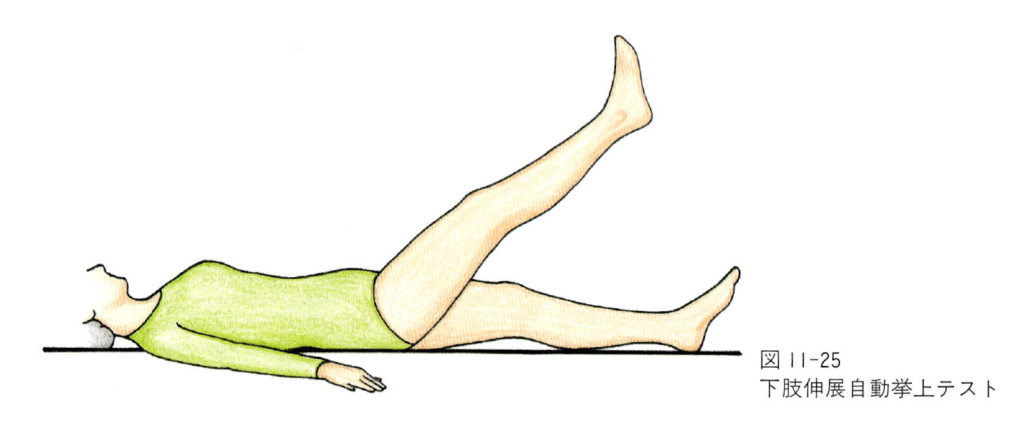

図11-25
下肢伸展自動挙上テスト

【下肢伸展挙上時に必要な力】（図11-26）

一般的に股関節の痛みは膝関節痛より激しいが，股関節の先にぶら下がっている下肢全体が，膝関節の先にぶら下がっている下腿と足よりも重く，てこの柄が長いからである．

股関節を曲げる筋肉は股関節のすぐ下に付いている．下肢の重心は膝の少し上にある．骨頭中心から重心までの距離（LL）は骨頭中心から屈筋腱付着部までの距離（LF）の約6倍である．下肢の重みは体重の1/6くらいであるが，てこの柄の比が約6：1なので，**股関節には体重相当の合力がかかる**．

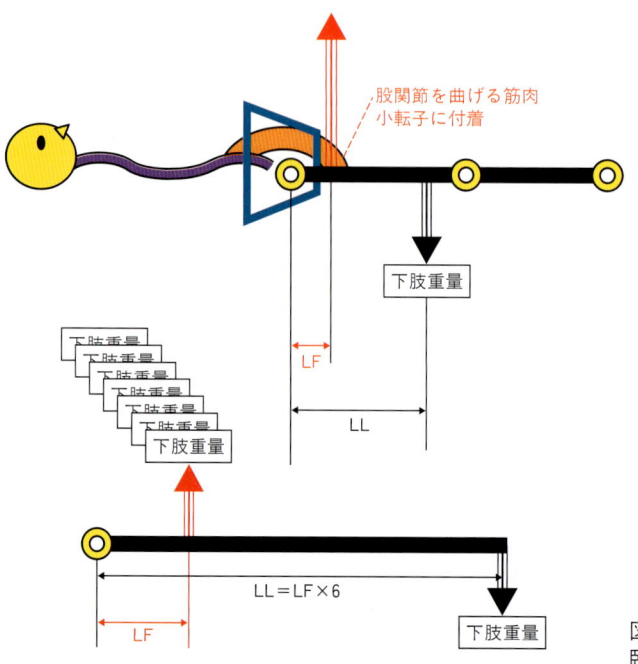

図11-26
臥位で下肢を持ち上げるときに要する力

人工股関節

【人工股関節の基本構造】(図11-27)

　寛骨臼をプラスチック製のソケットで置換し，大腿骨骨頭を切除して金属性のステムを挿入する．これらの人工物と骨との界面に骨セメントを使用する方法と使用しない方法がある．摺動面にセラミックを使用する製品もあるが，まだ長期成績は出ていない．

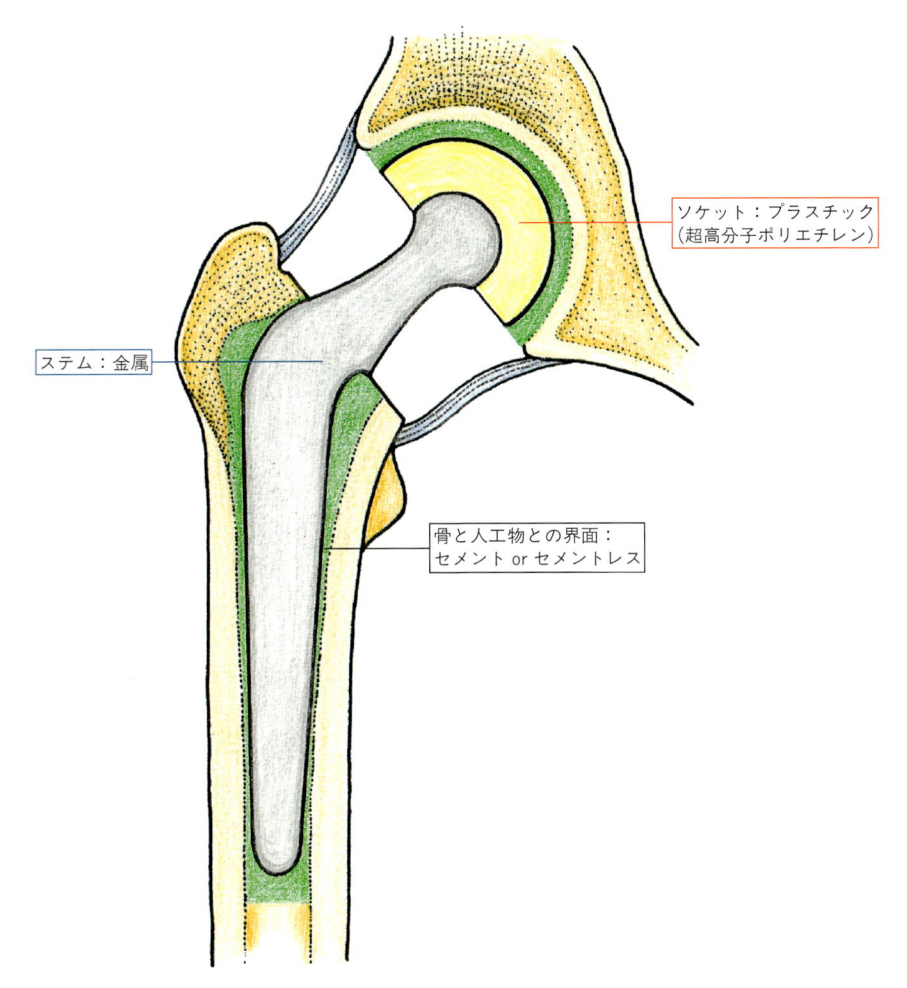

ソケット：プラスチック
（超高分子ポリエチレン）

ステム：金属

骨と人工物との界面：
セメント or セメントレス

図11-27　人工股関節の基本構造

【人工股関節を勧める3大条件】
①我慢できない痛みを訴える．
②夜間痛がある．
③杖を常用している．

【人工股関節の耐用性】
・ソケットのプラスチックはすり減るものである．摩耗粉となったプラスチックは大食細胞に貪食されるが，その大食細胞から骨を溶かす酵素が産生される．母床である自分の骨が溶けて，人工股関節が緩んでしまう．
・人工股関節は一歩ごとにすり減ることを常に意識して，大切に使うことが重要である．

ほっと一息　関節の潤滑と関節のアイドリングの勧め

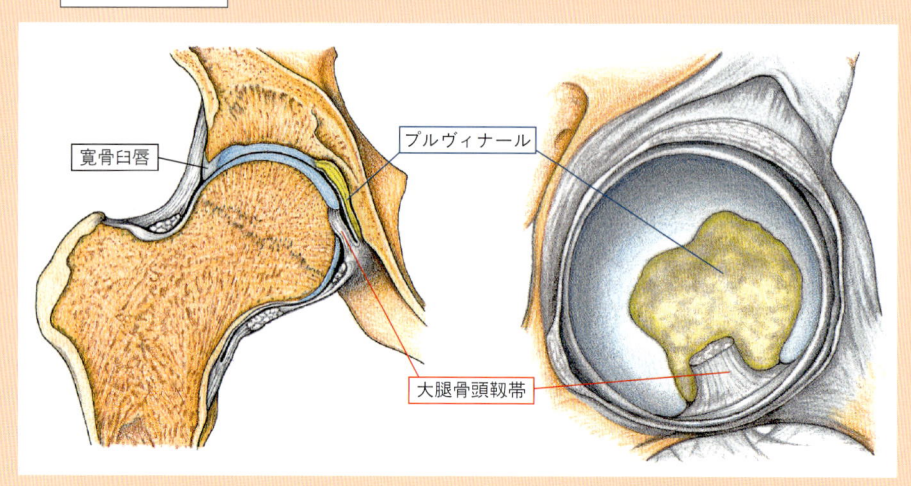

図1　股関節の断面　　　図2　骨頭を除去してみた寛骨臼

　股関節には機能的役割がよく解明されていない構造物がある．自然の神様は無用なものをお作りにならないであろうと信じて，プルヴィナールと大腿骨頭靱帯の機能的意義をあれこれ考え続けてきた．

　プルヴィナールは，クッション・枕という意味で，寛骨臼の底にある組織である（図1, 2）．プルヴィナールの表面は滑膜絨毛で覆われているので，滑液産生に関与していることは間違いない．疎生結合組織と脂肪組織からなるプルヴィナールは内部の水分によって容易に体積を変えられるので，滑液の貯蔵庫の役割もあると考えている．非荷重時に骨頭が寛骨臼から離れた状態ではプルヴィナールは膨らみ，荷重がかかって骨頭が深く入ってくると，プルヴィナールの滑液が押し出される．股関節の球状関節面がすべて軟骨で覆われているとすれば，広い関節面間に滑液を瞬時にゆきわたらせることは難しい．そこで軟骨で覆われる範囲を荷重面に限定し，臼底には滑液貯蔵庫としてプルヴィナールを配置したと解釈している．

　一方，**大腿骨頭靱帯**（図1）は先天性股関節脱臼の整復障害因子としてしばしば切除されたことを思い出す．脱臼位となった股関節ではなぜ骨頭靱帯が肥大するのかもわからないし，切除された後に何か悪影響があったかも明らかではない．しかし骨頭靱帯は無用の長物ではなく，滑液の攪拌装置の役割を果していると私は考えている．股関節運動に伴って骨頭靱帯がグルンと回ることによって，プルヴィナールから押し出された滑液を荷重関節面間に速やかにゆきわたらせているという仮説である．

　寛骨臼唇（略して臼唇あるいはリンブス）の辺縁は荷重時に大腿骨頭表面に密着する．滑液を閉じこめるバルブの役目を担っているのだろう．

　関節のアイドリング
　どの関節にも潤滑液を効率よくゆきわたらせる機構が備わっているが，故障した関節ではこの潤滑機構も障害を受けている．車のアイドリングと同様に，軸受けとしての関節にもアイドリングが必要である．立ち上がる前に関節を2-3回動かして潤滑液をゆきわたらせてやることを勧める．

12 膝関節部の痛みと歩行障害

疾患・症候名	好発年齢 10 20 30 40 50 60 70	診断のヒント	頁
変形性膝関節症	50-70	中高年の膝関節痛の原因としてもっとも頻度が高い。内反変形(O脚)が多い。歩行時に膝内側部が痛む。	134 135
膝の捻挫, 靱帯損傷	10-50	激しい外力では側副靱帯，十字靱帯，半月板損傷を疑う．限局した圧痛や不安定性を確かめる．骨折がなくても簡単に捻挫と片づけない．捻挫には靱帯損傷も含まれる．	136
半月板損傷	10-60	若年者では円板状メニスクス，青年期には外傷性損傷が多い．壮年以後は半月板の変性による．痛み，ロッキング，膝崩れが3徴候．	137
膝の関節リウマチ	20-60	関節リウマチの好発部位で，腫脹と関節水症をきたす．朝のこわばり，他の関節罹患に注意．変形性膝関節症と区別する．	138
オズグッド-シュラッター病, ジャンパー膝	10-20	オズグッド-シュラッター病では脛骨粗面が膨隆し，限局した痛みがある．ジャンパー膝では大腿四頭筋の膝蓋骨付着部に圧痛がある．膝蓋骨下端と膝蓋靱帯移行部に痛みを訴えることもある．	139
膝蓋大腿関節障害, 膝蓋骨亜脱臼, 滑膜ひだ障害	10-30	階段の昇降やしゃがみ込みに膝蓋骨周囲に痛みがあり，膝くずれを伴うことがある．膝蓋軟化症，滑膜ひだ障害，膝蓋骨亜脱臼などを想定する．X線像や関節鏡視でも異常がない例もあり，膝前部痛と言わざるをえない場合もある．	140
幼児の膝痛	10	円板状メニスクス，単純性股関節炎，二分脊椎，ペルテス病などの可能性がある．小児では股関節疾患の初発症状として膝を痛がる．	146
ベーカー膝窩嚢胞, 膝蓋前方滑液包炎	40-70	ベーカー膝窩嚢胞は膝の後ろ(膝窩部)の滑液包に滑液が貯まり，濃縮してみかん大の塊を触れる．膝蓋前方滑液包炎は膝蓋骨の前方に水が貯まる．	146
偽痛風, 結晶性滑膜炎	50-70	激痛発作の時は化膿性関節炎と紛らわしいことがある．半月板石灰化に注意．関節液中のピロリン酸結晶を検査する．	141
膝の特発性骨壊死	50-70	初期に激痛がある例が多いが，膝関節症の症状と大差ない例もある．大腿骨内側顆関節面の陥凹，硬化像に注意．	142
膝の腫瘍	10-20	骨肉腫は少年期に多く，痛みを自覚せずにかばっているので，大腿四頭筋萎縮が先行している．成人では骨巨細胞腫が多い．	146
化膿性膝関節炎, 化膿性骨髄炎	10, 40-70	高齢者では関節内薬剤注入後に起こる例が多い．急性発症と徐々に発症する例がある．小児では骨髄炎に続発する．	143
ステロイド関節症	40-60	頻回な副腎皮質ステロイド薬関節内注入の影響で起こる．神経病性関節症に類似の関節破壊がみられる．	144
離断性骨軟骨炎, 滑膜骨軟骨腫症	10-20	活発なスポーツ少年に多い．大腿骨内側顆関節面に発生する．運動後の不快感や疼痛が初発で，進行すれば，遊離体となり，嵌頓症状を起こす．滑膜骨軟骨腫症は滑膜の病気である．	145
色素性絨毛結節性滑膜炎	20-50	再発を繰り返す関節水症，とくに赤褐色の関節液をみたら本症が考えられる．関節血腫性滑膜炎や滑膜肉腫との鑑別が必要．	145
神経病性関節症	50-60	脊髄癆，脊髄空洞症など脊髄・末梢神経麻痺後に起こりうる．無痛なので関節破壊は進む．	144
膝関節の機能解剖	長い下肢を折り曲げ可能にして，安定性を保たせるために，靱帯や半月板という特殊な構造物がある．		147
膝伸筋訓練	すべての膝疾患には膝を伸ばす筋肉(大腿四頭筋)の訓練が重要である．		148
人工膝関節	人工膝関節の部品と構造．人工部品は生体の軟骨に遠く及ばない．		149
上記以外に考慮すべき疾患	有痛性分裂膝蓋骨，膝蓋下脂肪体障害，膝関節結核，痛風，骨巨細胞腫，滑膜骨軟骨腫症，血友病性関節症，特発性膝関節出血など．膝痛を主訴としながら真の病変が股関節にあることもある．		

変形性膝関節症①

症状と経過

　中高年の膝関節痛の原因としてもっとも頻度が高く，とくに女性に多い．初発症状として，膝の裏すじが張った感じ，座位からの立ち上がりが痛い，階段の昇降がつらいなどが多い．立ち上がりの第一歩がとくに痛く，歩き出してしまえば，いったん痛みが軽くなるが，歩き続けるといよいよ痛くなる．進行すれば正座やしゃがみ込みが困難あるいは不能となる．膝を完全に伸ばすことができなくなる．階段昇降時に一段ごとに両足を揃えるようになる．上りには痛みの軽い側を上段に上げ，下りは痛い側を下段に下ろすのが普通である．関節が腫れ，水が貯まる(**図12-2**)．O脚変形が明瞭となっていく(**図12-1**)．変形性という名前が付けられているが，単に膝関節症でよい．

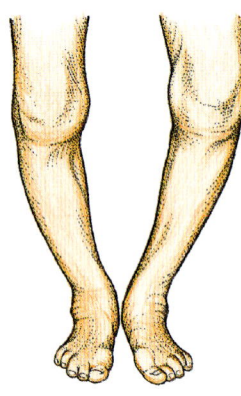

図12-1　O脚変形

図12-2　関節の水は主に膝上の袋に貯まる　膝蓋骨が浮き上がる(↕)．

病　態

　膝関節の関節軟骨がすり減る加齢変化である．軟骨がすり減ると，立位荷重時のX線像では，関節の隙間(関節裂隙)が狭くなる(**図12-3**)．昭和30年代に松本市周辺の一般住民のX線調査を行ったが，40歳以上では約30％に関節裂隙の狭小化を認めた．膝関節に加わった機械的ストレスが関与していることは間違いない．しかし女性に多いことから体質，肥満，ホルモンなどの因子が関係していることもうかがえる．膝の内側に主病変のある内側型が圧倒的に多い．破壊された軟骨や骨の細片が刺激となって滑膜炎症が起き，水が貯まる．

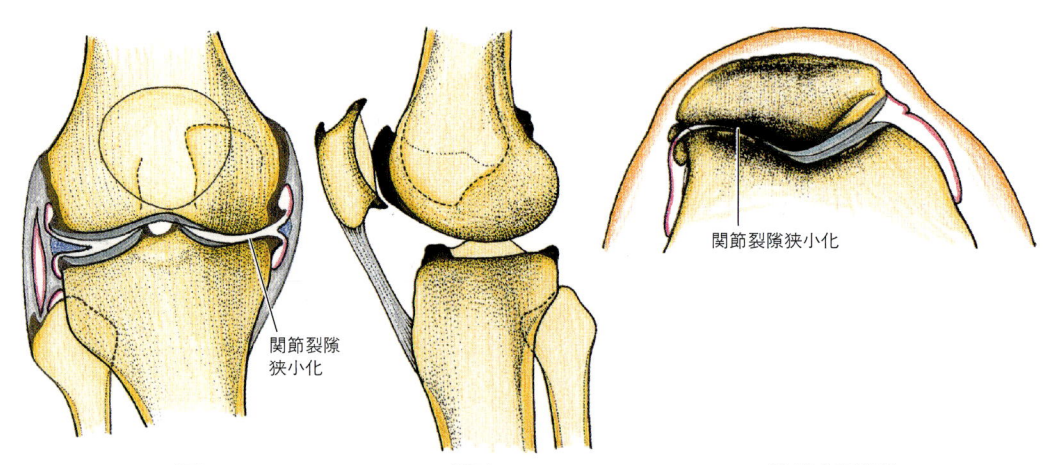

a：正面　　　　　　　b：側面　　　　　　　c：膝蓋大腿関節

図12-3　膝関節症の模式図　黒塗りは骨棘．

変形性膝関節症②

【X線分類】

Kellgrenは関節裂隙狭小化の程度に応じてgrade 0-4に分類した(図12-4).

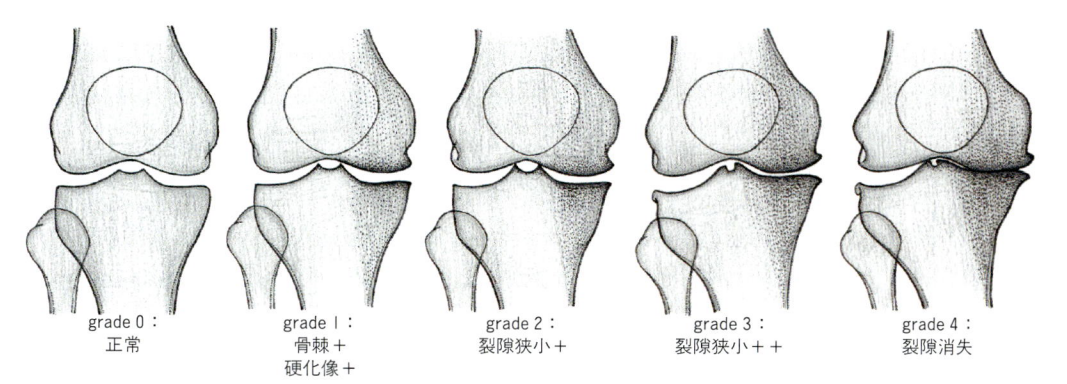

grade 0：正常　grade 1：骨棘＋硬化像＋　grade 2：裂隙狭小＋　grade 3：裂隙狭小＋＋　grade 4：裂隙消失

図12-4　膝関節症の進行度　grade 1では裂隙狭小化はなく，grade 4では裂隙が消失する．

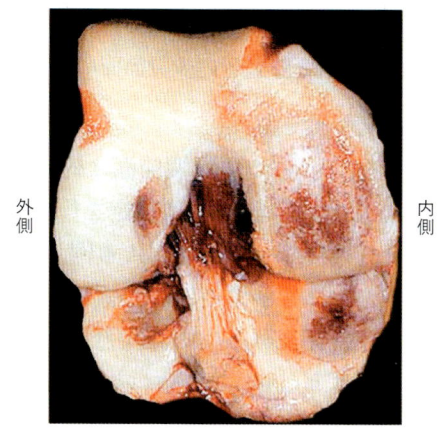

図12-5　grade 4の術中写真
内側の軟骨は完全に消失し，露出した骨面で擦り合っている．

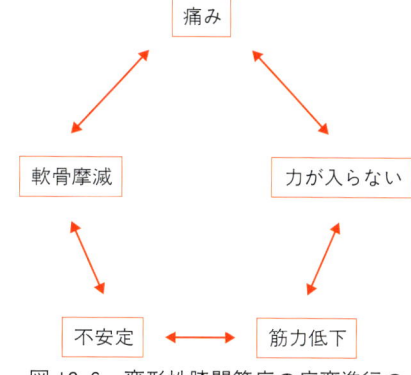

図12-6　変形性膝関節症の病変進行の悪循環　痛みがあると，かばって力を加えなくなり，その結果筋力が低下して膝は不安定となり，軟骨の摩滅が進み，さらに痛みが増強する．

【治療】

①正座や深くしゃがみ込むなどの，痛みを感じる動作を避ける．段差の解消など，生活環境を改善する．図12-6の悪循環を断ち切るために，膝を伸ばす筋力の増強訓練がもっとも重要である(148頁参照)．水腫が著明なときは膝関節穿刺，副腎皮質ステロイド薬やヒアルロン酸製剤の注入を行うが，漫然と繰り返してはならない．くさび型足底挿板は実際的に付けてみると歩きにくいものである．固いヒンジ付き装具も家庭内の日常動作では必要性が低く，軟らかいサポーター程度でよい．

②高位脛骨骨切り術：脛骨の上端でくさび型に骨を切除して下肢のアライメントを修正する手術であるが，進行例には適応されない．

③人工膝関節：末期例に適応される(149頁参照)．

膝の捻挫，靱帯損傷

【症状と経過】

　膝関節に外傷を受けたときには，骨折がなくても簡単に「いわゆる捻挫」と片づけてはならない．膝をひねって転倒したときに「ブツッ」，「ガクッ」という感じがして，直後に足が踏み立てられない場合は靱帯損傷や半月板損傷の可能性がある．サッカーやラグビーで足が相手選手に引っかかって転倒したり，スキーが何かに引っかかって転ぶ，バレーボールやバスケットボールでジャンプ後の不安定な着地などで倒れるなど，膝に介達外力が働いて受傷することが多い．

　自発痛，圧痛があり，関節が腫れて，関節内に出血する．膝関節に外反と外旋力が加わると，まず内側側副靱帯(図12-7 a)が損傷され，回旋力が大きいと前十字靱帯が損傷され(図12-7 c)，さらに半月板も損傷される．内側側副靱帯の大腿骨付着部付近が損傷することが多く，この部位に圧痛を認める．膝に外反ストレスを加えると，内側に激しい痛みを訴える．

【病　態】

　側副靱帯損傷では内反・外反ストレス，十字靱帯損傷では押し込み・引き出しストレスによる不安定性の程度によって3つの程度に分類される．

　第1度：圧痛のみで不安定性が認められないもの．第2度：靱帯の部分断裂で不安定性を認めるもの．第3度：靱帯の完全断裂で激しい不安定を認めるもの．

　しかし受傷直後で激しい痛みを訴えている患者さんに，さらに痛みを誘発するテストは慎重に行わなければならない．急激なストレスを加えるのではなく，重錘などを使って緩徐なストレスを加える．内側側副靱帯損傷ではa：外反テスト，外側側副靱帯損傷ではb：内反テスト，c：前十字靱帯損傷では引き出しテスト，後十字靱帯損傷ではd：押し込みテストが陽性となる(図12-7)．

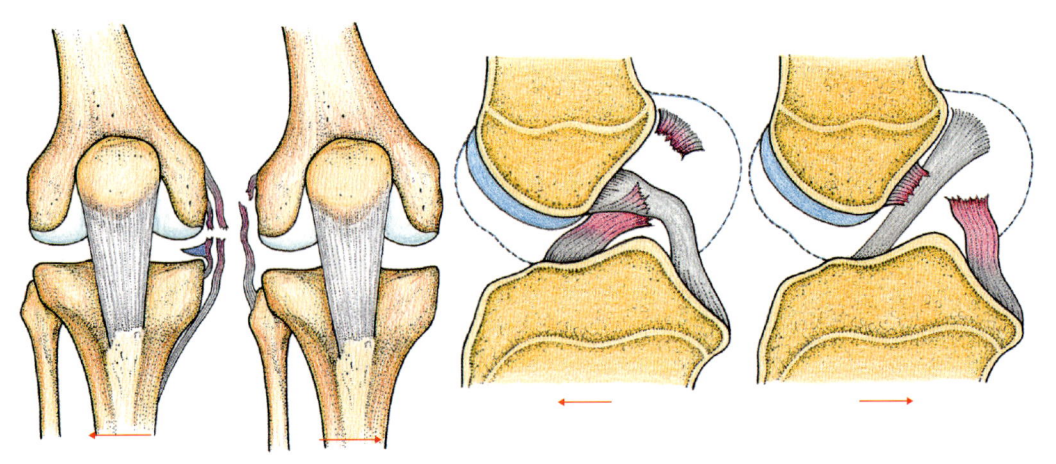

a：内側側副靱帯　　　b：外側側副靱帯　　　c：前十字靱帯　　　d：後十字靱帯

図12-7　膝の靱帯損傷

【治　療】

　①不全断裂ではギプスや装具によって保存的に治療する．②完全断裂では新鮮時に手術的に修復することもある．③陳旧例では不安定感が残り，急に膝くずれ(giving way)が起こる．各種の靱帯再建術が行われる．④新鮮例，陳旧例ともに膝伸筋訓練(148頁)が重要である．

半月板損傷

【症状と経過】
　靱帯損傷とともにスポーツ外傷として頻度が高い．ジャンプ後の着地，疾走中の急激な停止，相手との衝突などで，下肢に体重が加わった状態で膝関節に異常な回旋力が加わって損傷される．受傷直後には激しい痛みがあって踏み込めない．急性期を過ぎると次の3症状が残る．①膝の屈伸に際してコクン，ガクンという音がする〔クリック（click）〕．②立位歩行中に膝に力が入らなくなり，膝崩れ（giving way）が起こる．③膝がある角度で鍵をかけられたようにロックされる〔ロッキング（locking）〕．
　患肢をかばうので，大腿四頭筋がやせてくる．さらに関節に水が貯まる．痛みやクリックを誘発する徒手検査法によって臨床診断が付き，関節造影やMR画像によって確定診断ができる．

【病態】
　膝関節の関節面は丸く突出している大腿骨下端が水平な脛骨上端に乗っているので，軟骨面間には隙間がある．この隙間を埋めているのが半月板（メニスクス）という線維軟骨である．膝の屈伸にともなって半月板が微妙に移動して，膝のどの角度でもぴったり適合できるようになっている．半月板が損傷されると，この微妙な調整ができなくなる．ちぎれた半月板が関節面間にはまり込んだり，外れたりするたびにクリック現象が起こる．完全にはまり込むとロッキングを起こす．縦断裂，水平断裂，横断裂などに分類されている（図12-8 a,b,c）．縦断裂の破断片が大きく移動してバケツの柄のようになることがあるが，もっともロッキングを起こしやすい．
　半月板は発生途上では円板状であるが，この形状を残したままで発育する例があり，円板状メニスクス（図12-8 d）といわれる．小児期から著明なクリックが起こり，損傷されやすい．明らかな断裂がみられなくても，膝関節症では半月板が損傷されていることが多い．

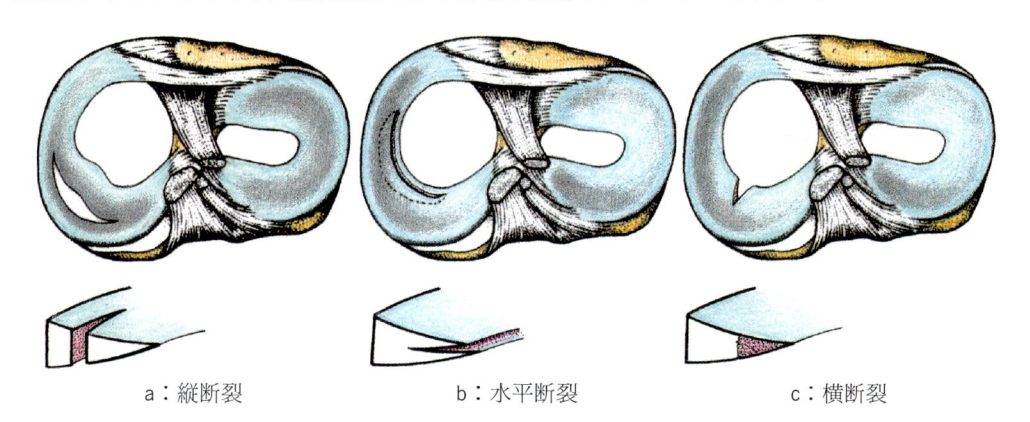

a：縦断裂　　　b：水平断裂　　　c：横断裂

【治療】
①クリックが起こる動作をできるだけ避け，膝伸筋の訓練（148頁）を行う．
②クリックと膝くずれが頻繁に起こり，大腿四頭筋がやせ，関節に水が貯まるようになれば手術の対象となる．関節鏡視下の手術により，半月板の部分切除や縫合術が行われる．

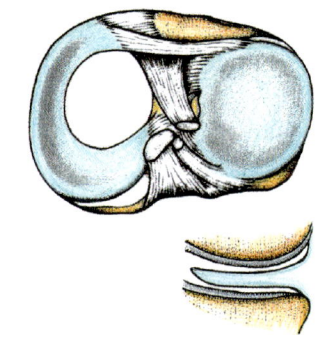

図12-8
膝半月板損傷と
円板状メニスクス　　d：円板状メニスクス

膝の関節リウマチ

【症状と経過】

　膝関節は関節リウマチ病変の好発部位である．両膝に痛みを感じ，腫れがあれば本症を疑う．20-50歳の女性に多いとされてきたが，最近は高齢発症例もみられるようになった．手関節や指の痛みと腫れと，朝のこわばりを伴うことが多い．手関節にも障害があると，手をつくことができないので立ち上がりが困難となる．膝蓋骨の上部の腫れと，大腿四頭筋の萎縮を直視下に確かめ，触診して局所熱感を確認する．膝関節の屈伸が制限され，進行すれば屈曲拘縮となる．

【病態】

　初期には骨軟骨の病変がみられないが，骨萎縮と滑膜炎症による膝関節周辺の軟部組織の腫れに注目する（図12-9 a）．中期・進行期には関節裂隙が狭くなり，辺縁びらん像や骨破壊がみられる（図12-9 b）．末期には関節裂隙が消失することが多いが，さらに骨破壊が進むとギャップが開いてぶらぶらな関節になることもある（図12-9 c）．

　中年以後では変形性膝関節症との鑑別が問題となる．①膝関節症では内側関節裂隙が狭くなることが多いが，関節リウマチでは内外両側の関節裂隙が狭くなる．②膝関節症では朝のこわばり，手関節・手指の腫れ，赤沈値の亢進がない．③関節リウマチで貯まった関節液は濁っているが，膝関節症では透明で，粘稠である．

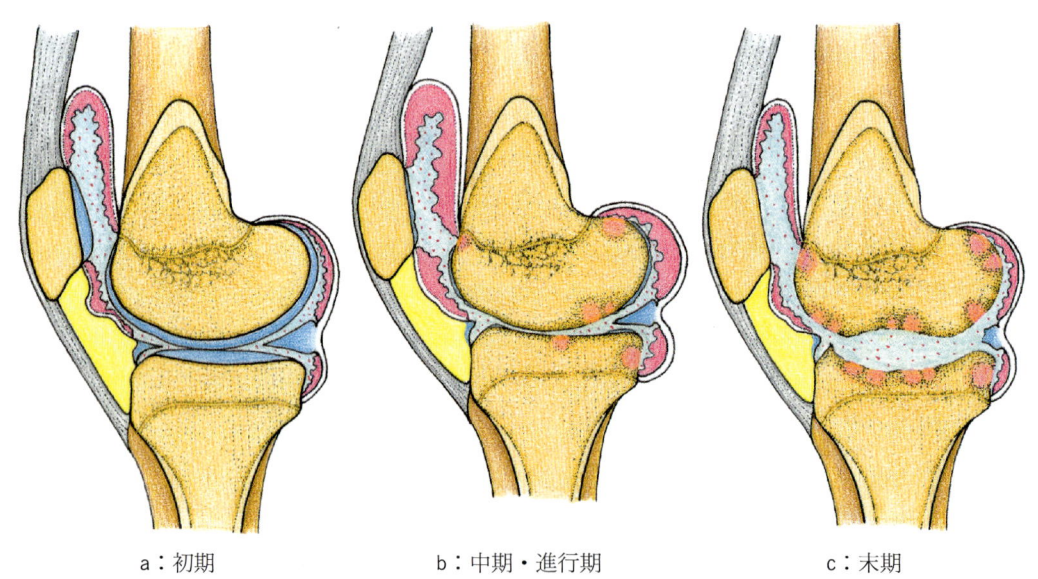

a：初期　　　　　　　b：中期・進行期　　　　　　c：末期

図12-9　リウマチ膝関節の進行模式図（側面像）

【治療】

　①抗リウマチ薬や抗炎症薬による全身管理を行う．杖や歩行補助具により負担を軽減する．②痛みと腫れが激しいときは副腎皮質ステロイド薬の関節内注入が有効であるが，漫然と繰り返してはならない．③骨破壊が軽い時期には，増殖した滑膜を取り除く滑膜切除術も行われる．④末期例には生活背景や本人の希望により人工膝関節手術を行う．

オズグッド-シュラッター病, ジャンパー膝

【 オズグッド-シュラッター病 】

▶症状と経過

小学校高学年から中学低学年で, スポーツ活動をしている男児に多い. 膝下数 cm の骨突起部 (脛骨粗面) に痛みを訴える (図12-11). 激しく運動した後や正座でこの部分を床についたときに痛い. 安静時には痛くない. 進行すれば脛骨粗面がより隆起する. 自然に治癒するが, 脛骨粗面の出っ張りを残すこともある.

▶病 態

膝を伸ばす筋肉すなわち大腿四頭筋は脛骨粗面に付着している. 脛骨粗面は11歳頃までは軟骨で, 12歳頃に骨化核が形成される. 膝蓋靱帯と骨化核との間あるいは骨化核と脛骨との間の軟骨部分は力学的弱点である. 特に成長が急伸する時期には体重が急に増える一方で軟骨形成が促進されるので, より弱点となる. ここに繰り返しのストレスが加わると, 靱帯と軟骨・骨移行部が微細な剝離損傷を受ける. その結果, 脛骨粗面に異常な骨化を起こして盛り上がる. 骨端軟骨板は15歳頃に閉鎖するので (図12-10) 自然に症状はおさまるが, 脛骨粗面の隆起を残す.

▶治 療

痛みを感じる動作を制限する. しかしスポーツなどを積極的に取り組もうとし始める年齢なので, すべてを制限するのではなく, 痛みを感じる動作を自分で見極めるように指導する.

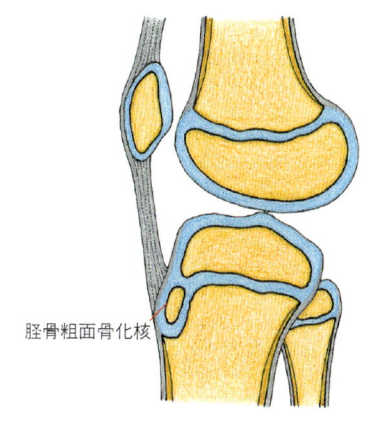

図12-10 骨端軟骨板の閉鎖年齢
大腿骨下端・脛骨上端19-21歳, 脛骨粗面13-15歳. (Lantz, Wachsmuth による)

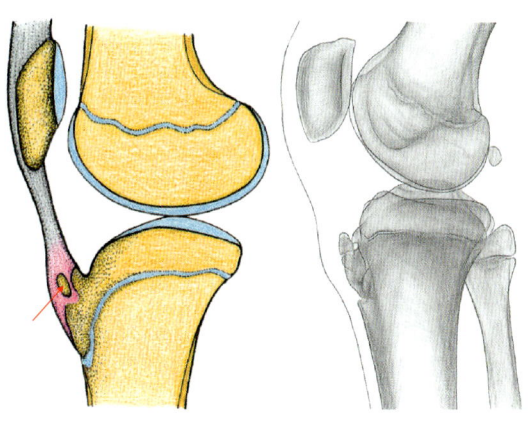

脛骨粗面骨化核

a:模式図　　b:X線像
図12-11 オズグッド-シュラッター病

【 ジャンパー膝 】

バレーボールやバスケットボールなどで飛び上がる動作を繰り返す選手に多い. 膝蓋骨の下端すなわち膝蓋腱の付着部, あるいは膝蓋骨の上端すなわち大腿四頭筋の付着部に痛みを感じる (図12-12). オズグッド-シュラッター病と同様な膝を伸ばす筋肉の使いすぎ症候群である. しかしオズグッド-シュラッター病よりも発症年齢が高い.

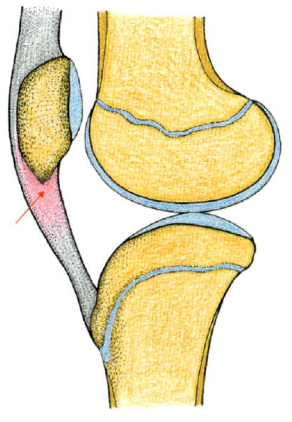

図12-12 ジャンパー膝

膝蓋大腿関節障害，膝蓋骨亜脱臼，滑膜ひだ障害

【膝蓋大腿関節障害，膝前部痛】

膝蓋骨軟化症，滑膜ひだ障害，膝蓋骨亜脱臼など膝蓋骨と大腿骨との関節障害の総称である．米国では膝前部痛(anterior knee pain)という言葉も使われているが，はっきりした病態診断がつかない膝痛を意味している．とくに階段の昇降やしゃがみ込みに痛みがあり，膝くずれ(giving way)を伴うことがある．

【膝蓋骨亜脱臼，膝蓋骨不安定症脱臼，習慣性膝蓋骨脱臼】

膝蓋骨が外れそうな不安感を訴える例，亜脱臼例，完全に脱臼する例などに分類されるが，「膝蓋骨不安定症」と総称される．10歳台に多い．膝関節を曲げていくと，膝蓋骨は大腿骨の前方関節面を滑り落ちていくが，このとき膝蓋骨が外方に偏位する傾向がある．この傾向は全身の関節が軟らかい体質(全身関節弛緩)，外反膝，大腿骨外側顆の形成不全などで強く現れる．特別な外傷が加わらなくても，容易に脱臼を繰り返す例もあり，「習慣性膝蓋骨脱臼」という(図12-14)．膝蓋骨軸写X線像によって，大腿骨外側顆前方の形成不全と膝蓋骨の外側偏位を確認する(図12-13)．

▶治　療

テーピングやサポーターで脱臼を防止する．繰り返し脱臼の頻度が高い例には，その病態に応じた手術が行われる．

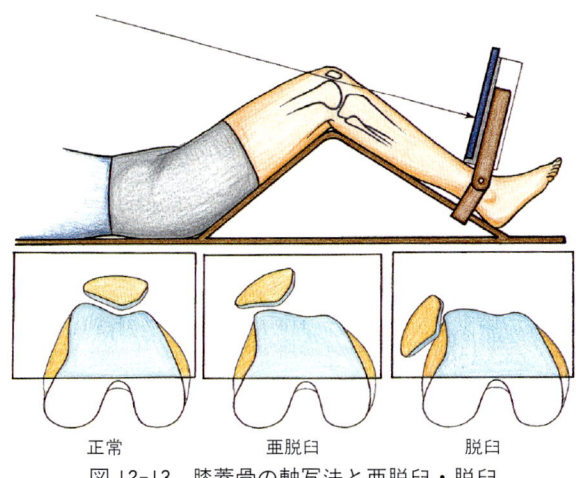

図12-13　膝蓋骨の軸写法と亜脱臼・脱臼
正常　　亜脱臼　　脱臼

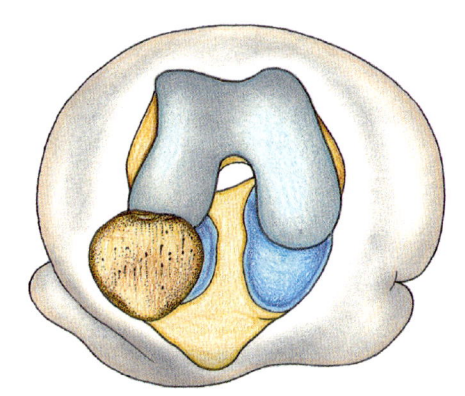

図12-14　習慣性膝蓋骨脱臼
膝屈曲位では膝蓋骨が外側に外れる．

【滑膜ひだ障害(タナ障害)】

膝関節滑膜には隔壁がある．この隔壁は薄くて障害とならないのが普通であるが，残存して肥厚し，障害となることがある．膝蓋内側滑膜ひだが肥厚して，膝蓋骨と大腿骨内側顆との間に挟まる例が多い(図12-15)．痛みや引っかかり感を訴える．

保存療法で軽快しない場合は，関節鏡下に切除する．

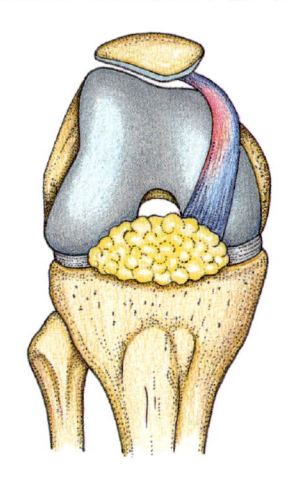

図12-15　膝蓋内側滑膜ひだ

偽痛風，結晶性滑膜炎

【症状と経過】
　高齢者が急に膝痛を訴え，膝が腫れてくる．膝関節症と比べて発症が急激であり，腫れも強く，局所熱感も伴う．貯留した関節液は濁っているので，化膿性関節炎と紛らわしいこともある．関節液を偏光顕微鏡で観察し，弱い複屈折性で棒状のピロリン酸カルシウム結晶を証明することによって診断は確定される．X線像で半月板の石灰化を認める(図12-16)．半月板石灰化があっても無症状な例が多いが，捻挫などの外傷や他の疾患や手術を契機として発症することもある．偽痛風発作の疼痛と腫れは数日〜2週間前後で軽快する．発作を繰り返すと神経病性関節症に似た骨破壊をきたすこともある．

【病　態】
　ピロリン酸カルシウム結晶(図12-17)がなぜ沈着するのかはわかっていない．恥骨結合，手関節三角線維軟骨複合体，股関節の臼唇などの線維軟骨や全身の硝子軟骨に沈着することもあり，軟骨石灰化症という．膝の偽痛風患者には骨盤や手関節のX線検査を行ったほうがよい．
　痛風でも発作性の疼痛が膝関節に起こるが，血清尿酸値が高い．また関節液中の尿酸結晶(図12-18)は強い複屈折性の針状なので，偽痛風とは鑑別できる．

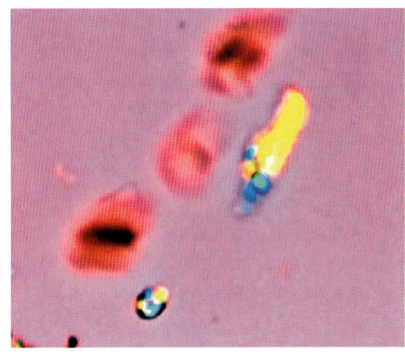

図12-17　偽痛風のピロリン酸棒状結晶

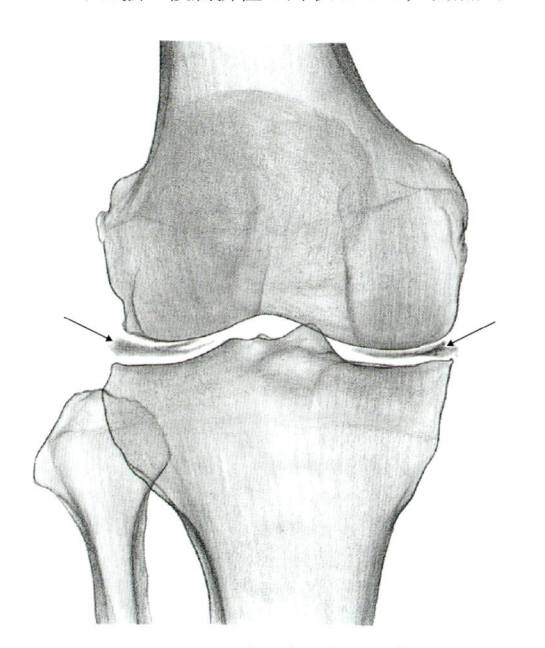

図12-16　膝の半月板石灰化

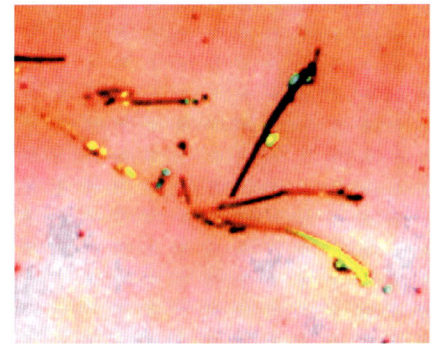

図12-18　痛風の尿酸針状結晶

【治　療】
　急性発作で腫れた関節には早急に穿刺排液して，副腎皮質ステロイド薬の注入を行う．急性症状が寛解すれば，膝関節症の治療に準じる．

【付：ステロイド結晶滑膜炎】
　関節内に注入されたステロイドの結晶が刺激となって急性滑膜炎を起こすことがある．結晶性滑膜炎の1つである．

膝の特発性骨壊死

【症状と経過】

　大腿骨内側顆の一部が血流障害のために骨が壊死してしまう病気である．60歳以上の女性に多い．急に膝が痛くなり，初期の痛みはとくに強い．この発症初期の特徴を確認できる例もあるが，できない例もある．膝の内側に強い痛みがあり，腫れや関節に水が貯まることなど，特有な初期症状がない例では膝関節症と区別できない．

　発症後1-2カ月ではX線像に変化がみられないが，MR画像によって早期診断ができる．初期のX線所見は内側顆の荷重部関節面の丸みが扁平となることである（**図12-19**）．続いて関節軟骨直下に丸い骨透亮像が現れ，その周辺は骨硬化像を呈する．関節面は陥凹し（**図12-20**），さらに関節裂隙が狭小化して膝関節症に移行する．

【病　態】

　膠原病などに対する副腎皮質ステロイド薬連用に続発するステロイド性もあるが，特発性骨壊死の原因は不明である．大腿骨頭壊死と同様に，凸面をなした関節面直下の骨髄には栄養血管進入路が限定されるという解剖学的特性が関与していると考えられている．しかし外側顆には発症せず，なぜ内側顆にのみ発症するのかはわかっていない．

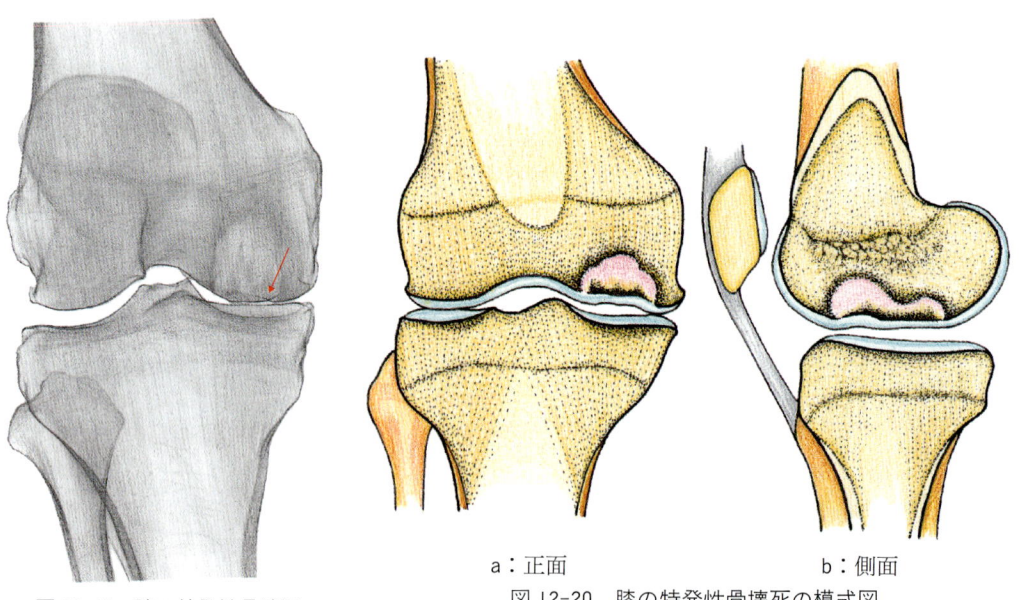

図12-19　膝の特発性骨壊死のX線像　内側顆関節面の陥凹と骨透亮像（←）．

a：正面　　　　　b：側面
図12-20　膝の特発性骨壊死の模式図

【治　療】

①壊死範囲が小さい例では自然に痛みが軽快することもある．
②範囲が大きくて，関節面が陥凹した例には高位脛骨骨切り術が行われる．
③膝関節症に移行して，激しい痛みが続く例には人工膝関節の適応を考える．

化膿性膝関節炎，化膿性骨髄炎

【化膿性膝関節炎】

▷症状と経過

　高齢者や糖尿病患者では膝関節穿刺副腎皮質ステロイド薬注入後に起こることがある．急性発症と徐々に発症する例がある．これまでは副腎皮質ステロイド薬注入後には痛みが軽快していたが，痛みが軽くならず，むしろ強くなる．そのうちに膝の腫れが現れ，局所が熱っぽくなり，動きも悪くなる．再び穿刺を受けたときの関節液は従来透明であったものが，濁ってくる．赤沈値は亢進し，CRP陽性となる．

▷病態

　X線像では軟部組織の肥厚像や関節端の周辺から虫喰い状の骨破壊像がみられる．関節液の培養ではブドウ球菌のような急性化膿性細菌が証明されることは少なく，グラム陰性菌や嫌気性細菌のことが多い．最近ではメチシリン耐性黄色ブドウ球菌(MRSA)にも注意が必要である．滑膜炎症は膝関節腔全体に及び，膝上嚢はもちろん膝窩部，内外の滑膜の谷に拡がる(図12-21)．

▷治療

　まず安静にし，関節穿刺・排液の後，抗菌薬の注入を試みる．これで寛解しない場合は持続ドレナージと装具固定を行う．滑膜の谷部にある炎症肉芽は関節運動によって刺激されるので，固定が重要である．除痛と炎症の鎮静を第一と考えるので，関節の動きはある程度犠牲にせざるをえない．さらに関節を開いて炎症肉芽と滑膜を切除する．場合により関節固定術を行う．

【化膿性骨髄炎】

　かつては小児の脛骨骨髄炎がしばしばみられた．骨髄炎の膿汁が骨膜の下を通って，膝関節腔に達し，重篤な膝関節炎を起こす(図12-22)．緊急的に切開排膿が必要である．

【人工膝関節後の感染】

　人工膝関節の術後感染では化膿性膝関節炎となる．前述の化膿性膝関節炎の治療に準じるが，異物が入っているのでより難治性である．場合によっては人工膝関節の部品の抜去が必要になる．

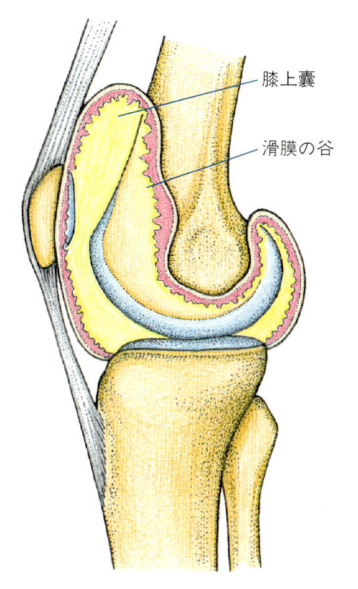

図12-21　化膿性膝関節炎　内・外側顆の側方に落ち込んでいる滑膜の谷に肉芽と膿汁が貯留する．

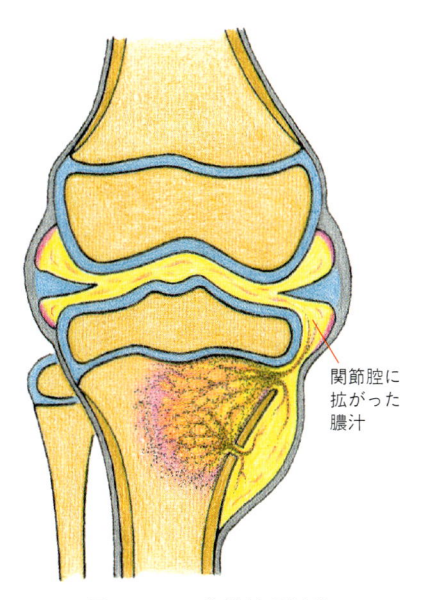

図12-22　化膿性骨髄炎

ステロイド関節症，神経病性関節症

【ステロイド関節症】

膝関節内副腎皮質ステロイド薬注入は痛みを軽くし，滑膜炎症を抑える効果がある．しかし頻回に行うと骨破壊が起こる．痛みが抑えられたために関節に無理がかかる．副腎皮質ステロイド薬は変性軟骨を修復する効果はなく，かえって軟骨変性を促進し，さらに骨を萎縮させる．関節に荷重されているとか，関節の位置など感じ取っている固有感覚の麻痺も加わって，急速な関節破壊が起こる(図12-23)．

初期には脛骨内側顆が圧潰される．外傷性の骨折と異なり，骨折片がばらばらになる傾向があり，骨膜反応もみられない．内反変形が急速に増強して患肢で立てなくなる．反応性増殖を伴わない骨破壊が急激に進むところは神経病性関節症と類似している．

▶治療

人工膝関節以外に有効な方法はない．

ただ1回の副腎皮質ステロイド薬関節内注入後に急激な痛みと腫れが起こることがある．ステロイドの結晶が刺激となって起こる結晶性滑膜炎の1つである(141頁参照)．

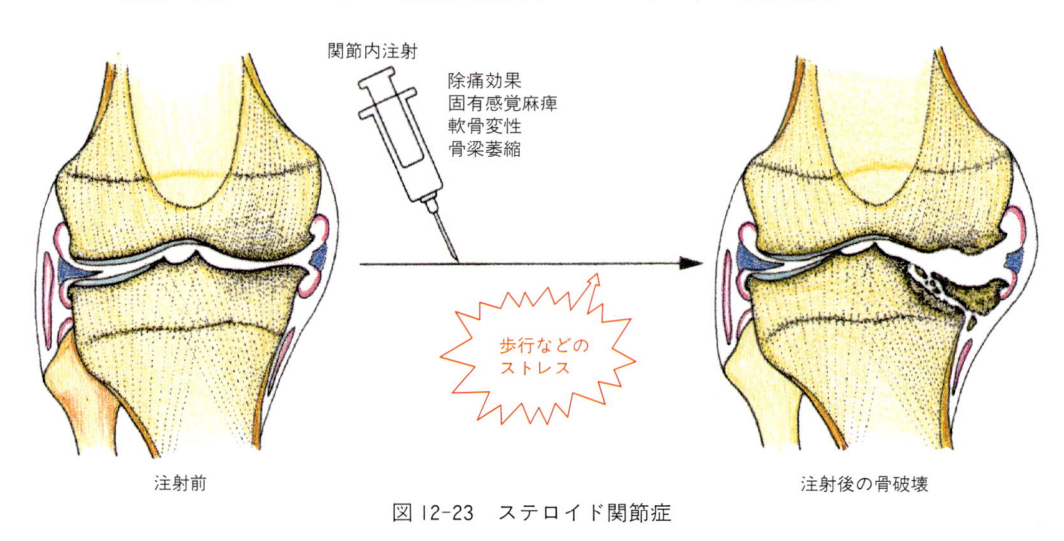

関節内注射
除痛効果
固有感覚麻痺
軟骨変性
骨梁萎縮

歩行などのストレス

注射前　　　　　注射後の骨破壊

図12-23　ステロイド関節症

【神経病性関節症】

シャルコー関節ともいわれる．脊髄癆，脊髄空洞症，脊椎破裂，重症糖尿病などによって痛覚が消失した場合に発生する．痛みをほとんど訴えないので，歩行異常や関節腫脹によって気が付く．原因がよくわからない関節水腫が続く場合にはこの病気を考える．膝関節に広範な破壊像を認め，亜脱臼となる(図12-24)．

▶治療

まず杖の使用，装具の着用を勧める．関節固定術の適応となるが，人工膝関節の適応はない．

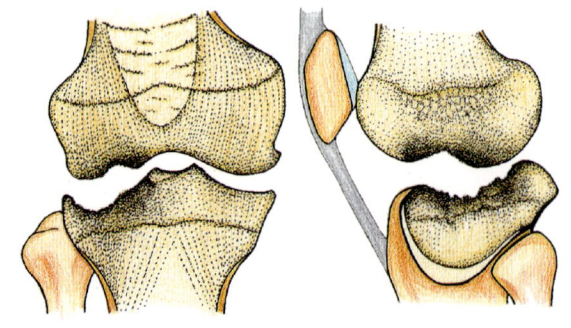

図12-24　神経病性関節症
広範な骨破壊像

離断性骨軟骨炎，色素性絨毛結節性滑膜炎，滑膜骨軟骨腫症

【離断性骨軟骨炎】

活発なスポーツ少年に多い．大腿骨内側顆の内側の骨組織が壊死となり，母床から離れてしまうので，離断性といわれる．初期には運動後の不快感や軽い痛みを訴える．進行すれば痛みが強くなり，走行や階段昇降が困難となる．離断された骨軟骨片は関節遊離体（関節ねずみ）となり，嵌頓症状を起こす．

X線像では初期には軟骨下骨の透亮像を認める．次第に透亮像の周囲に骨硬化像が現れ，ついで小骨片が遊離する（**図12-25**）．

原因はよくわかっていない．高齢者に発症する膝の特発性骨壊死は内側顆関節面全体が壊死となるが，本症では内側顆の一部だけが壊死になる理由が説明されていない．

▶治　療

遊離していない時期には壊死部を骨釘で固定する．遊離してしまった例には母床を搔爬して骨軟骨片を移植する．

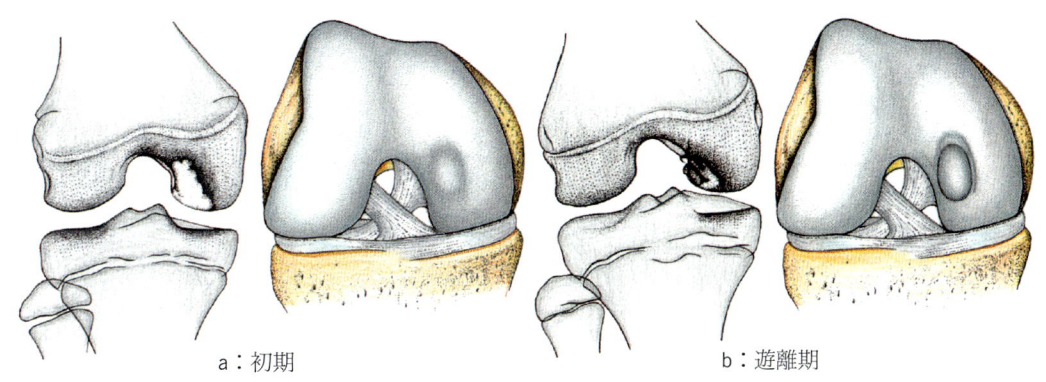

a：初期　　　　　　　　　　　　b：遊離期

図12-25　離断性骨軟骨炎のX線像と模式図

【色素性絨毛結節性滑膜炎】

成人で再発を繰り返す関節水腫，とくに赤褐色の関節液をみたらこの疾患を考える．滑膜が赤褐色の絨毛状に増殖し，その一部が結節状となる（**図12-26**）．

炎症説，腫瘍説，脂質代謝障害説などがあるが，原因不明の増殖性疾患である．関節全体に及ぶびまん型と孤立性の結節のみの限局型に分けられる．限局型は滑膜肉腫と組織所見で鑑別される．

▶治　療

滑膜切除である．

【滑膜骨軟骨腫症】

本来は軟骨を形成しない滑膜に軟骨が化生する疾患で，軟骨内に骨化が起こり，骨軟骨腫を形成する．形成された複数の骨軟骨腫が関節遊離体となる．

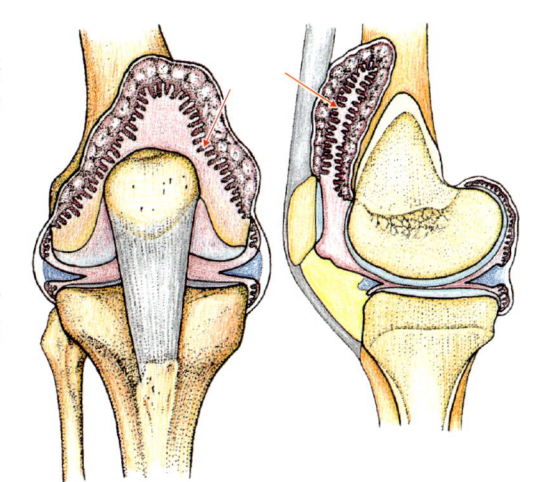

図12-26　色素性絨毛結節性滑膜炎
増殖した滑膜（←）

▶治　療

個々の遊離体を摘出するだけでは不十分で，滑膜切除が必要である．

幼児の膝痛, ベーカー膝窩嚢胞, 膝蓋前方滑液包炎, 膝の腫瘍

【幼児の膝痛】

　膝痛を訴えて受診した幼児で, 膝にはっきりした他覚的所見がみられないことが時々ある. ペルテス病, 単純性股関節炎など股関節の疾患に起因している可能性も考える. 潜在性二分脊椎に合併する終糸緊張症候群による症状も考慮しなければならない.

　次の3症状を確かめる:①夜になると膝や足が痛いというが, 膝をなでてやると寝てしまい, 朝起きると元気に飛び回っている. ②同じ姿勢を続けていられず, ちょろちょろと落ち着かない. ③おむつが外れる時期が遅れ, 幼稚園や小学校に入っても時々おねしょをする(28頁参照).

【ベーカー膝窩嚢胞】

　膝の後方にみかん大の塊がみられ, 張った感じがする(図12-27). 膝窩部にはもともと滑液包があり, 膝関節と細い管で連絡されている. 膝関節症など膝が腫れる病気では, 関節に貯まった水が滑液包に押し込まれる. 関節液が粘っこいので水分は膝関節に戻れるが, 粘っこい成分は戻れずに貯まってしまう. 穿刺するとゼリー状のものが吸引されることが多い. 自然によくなる心配のない病気で, 強く腫れたときに穿刺を受ければよい.

【膝蓋前方滑液包炎】

　膝蓋骨の前方にある滑液包に水が貯まる(図12-28).

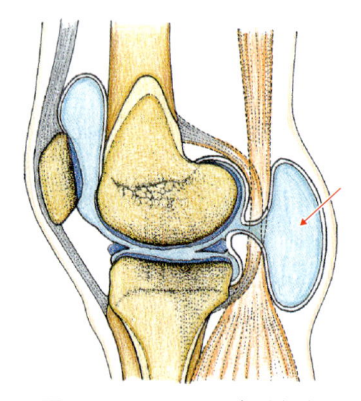

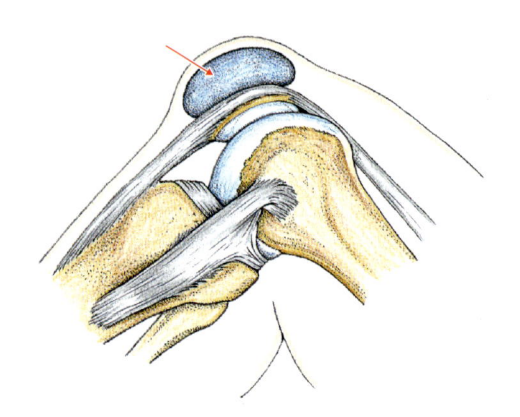

図12-27　ベーカー嚢腫(←)　　　　図12-28　膝蓋前方滑液包炎(→)

【膝の腫瘍】

　大腿骨下端と脛骨上端にはいろいろな腫瘍が発生する. 悪性腫瘍では症状が常に進行性で, 振り返ってみると痛みが月ごとに増強している.

▷骨肉腫

　少年期に好発する悪性腫瘍である. ちょっとした外傷を契機に受診して発見される例が多い. しかし初発症状として膝の痛みを感じる例は少なく, 下肢に力がよく入らないということが多い. 膝上の筋肉が衰える.

▷骨巨細胞腫

　40歳以後に多い. X線像で骨端部まで及ぶ嚢胞状の骨透明巣を認める. 良性と悪性があり, 組織学的に診断される.

▷骨軟骨腫

　骨性の隆起が脛骨上端や大腿骨下端に触れる. 良性腫瘍であるが, 多発性のこともある.

▷滑膜肉腫

　膝関節の滑膜周辺に初発する.

膝関節の機能解剖

【膝関節の基本設計】(図12-29)

　①50 kgの重量物を2脚で支え，②折れ曲げることができる設計は大変なことであるが，生体膝関節はこの難問に対応して巧妙にできている．③大腿骨下端は後方に突出していて，大きさの異なる円筒を組み合わせた多軸軸受けである．④膝を折り曲げたときに大きい筋肉を収容するスペースも確保できる．脛骨面はほぼ平坦で，大腿骨はこの上を転がるように回転する．⑤大きな膝伸筋によって安定な伸展位を保つ．

- 円筒と平面との隙間には膝半月板(図12-31)というくさび構造物が挟まっている．大腿骨関節面とともに動き，脛骨関節面との適合性を保つ．
- 突出した膝蓋骨は滑車の役割を担って，膝伸展筋の効率を高める．
- 前十字靱帯は脛骨の前方滑り出しを防ぎ，後十字靱帯は後方落ち込みを防ぐ(図12-30)．
- 内側・外側の側副靱帯は側方への動揺，すなわち内反・外反を防いでいる(図12-31)．

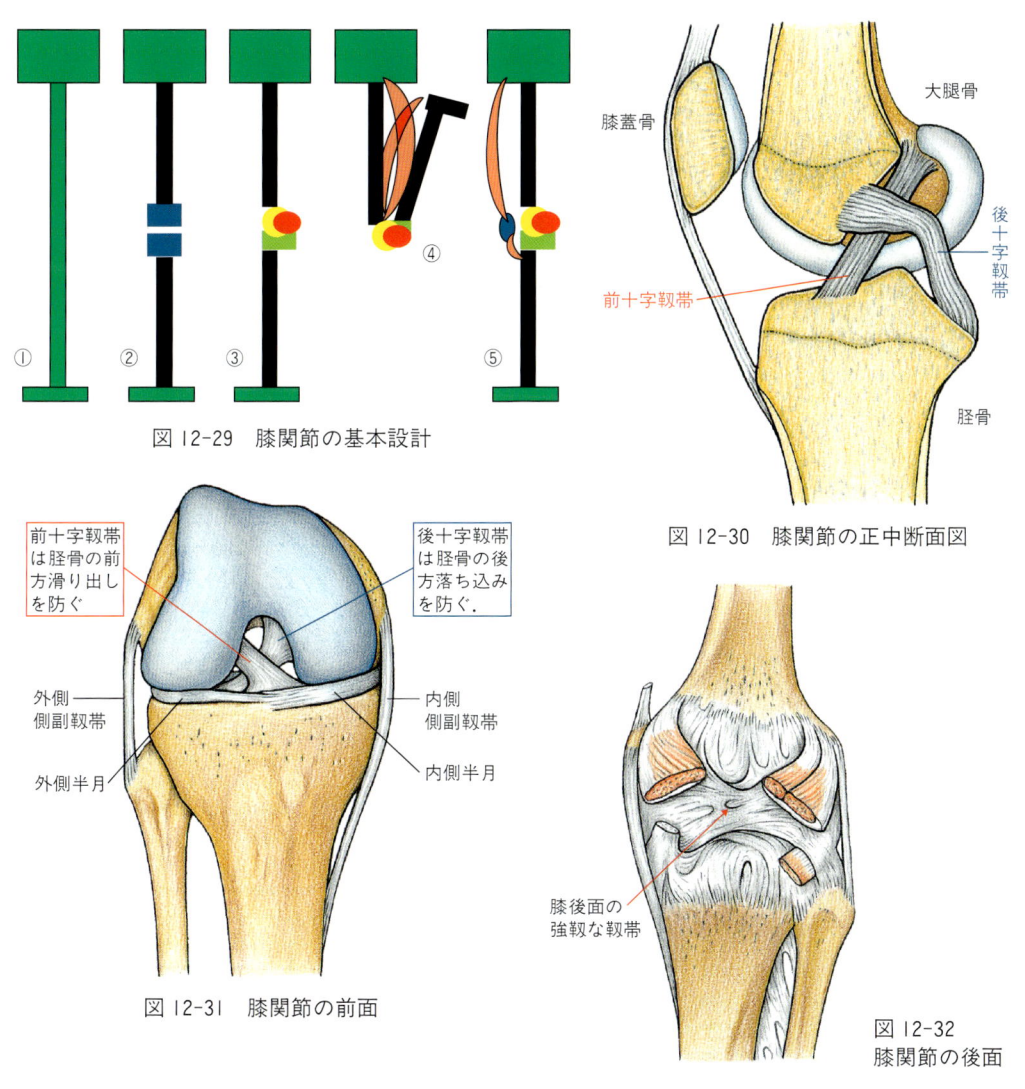

図12-29　膝関節の基本設計

図12-30　膝関節の正中断面図

図12-31　膝関節の前面

図12-32　膝関節の後面

- 膝を完全に伸ばした状態では膝後方の強靱な靱帯(→)で支える(図12-32)．力を消耗せずに立位を保てるが，膝の後ろから不意に突かれるとガクッとなる．

膝伸筋訓練

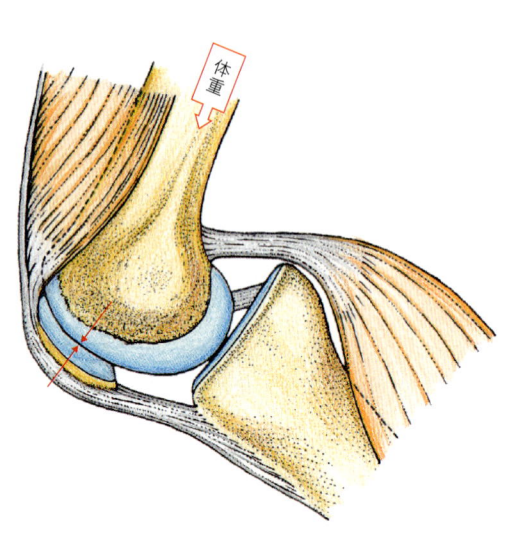

図12-33 膝屈曲位でのすべり落ち　しゃがんだ姿勢では大腿骨にかかった体重により、脛骨表面をすべり落ちる力が加わる。正常関節は氷と氷の滑りより10倍もよく滑るから、この力は非常に大きい。ここから立ち上がるときに膝を伸ばす筋肉には体重の7-8倍の力が必要である。この筋力が衰えると膝関節にはすべりやねじれの異常運動が起こって、痛みが増強する。膝を伸ばす筋力の訓練が、すべての膝疾患に対する基本的に重要な治療である。

図12-34 膝伸筋訓練の実際
・座った姿勢でも、寝た姿勢でもよい。
・筋肉内の古い血液を絞り出すつもりで。
①太ももの筋肉に力を入れて、ゆっくり膝を伸ばす。
②とくに内側の筋肉がもり上がるように。
③伸ばしたままで5秒間保つ。
④力を抜いて、足を下ろして5秒間休む。

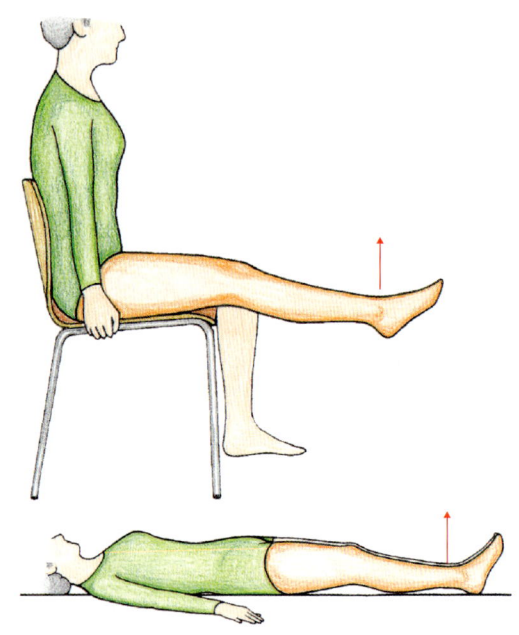

①痛みを感じるほどには行わない。膝が完全に伸びない場合は、つま先を机の下の横棒などに引っかけて、伸展角度を制限する。
②反動をつけず、ゆっくりできるだけ伸ばす。
③足首に重りは不要。

・「膝伸ばしとゆるめ」の繰り返し5回を1セットとし、1日4セットを目標とする。

日付	朝	午前	昼	午後	夕方	ねる前	備考

実行したときは○実行しなかったときは×を記入する。

人工膝関節

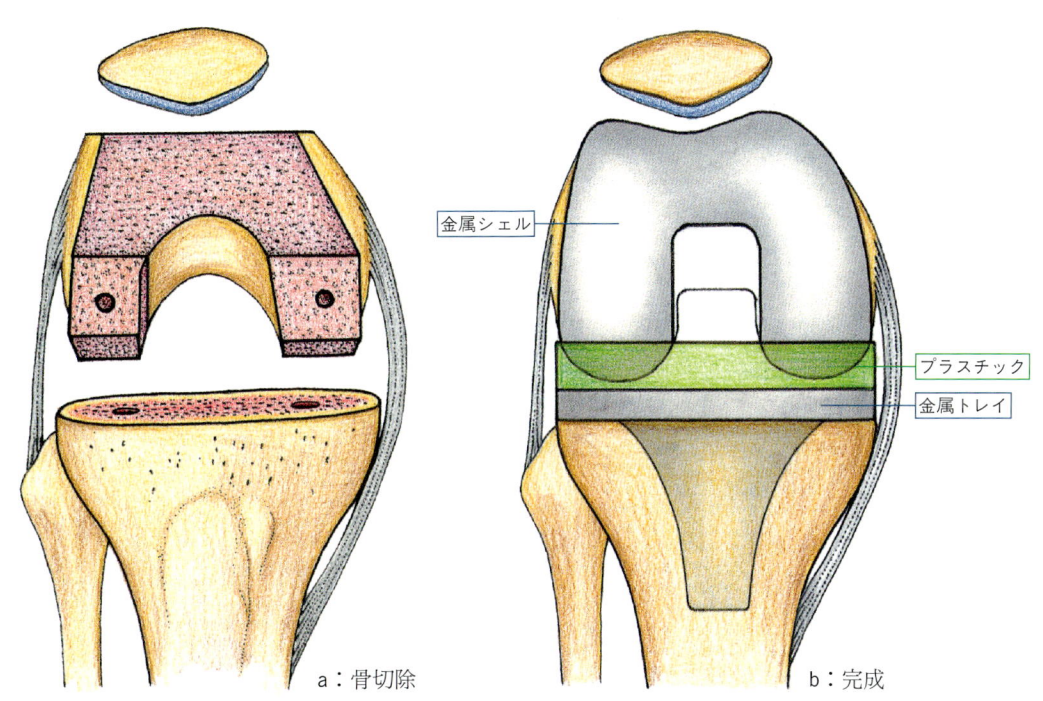

a：骨切除　　　　　　　　　　　　　　　　　　　　　b：完成

図12-35　**人工膝関節の模式図**　破壊された関節端の骨を人工膝関節の形状に合わせて削る．大腿骨側は金属，脛骨側は金属トレイに乗せたプラスチックの人工部品で入れ替える．人工関節は関節面の部品を交換しているだけであって，軟部組織を含めた真の生体関節を復元してはいない．人工部品は非親水性の単一構造材料であり，摩耗が問題となる．

軟骨の構造と人工関節の限界

　自然の神様が創造された人間の軟骨は，人間の知恵ではまだ作れない．人工関節部品は摩耗し，摩耗粉が刺激となって母床の骨が吸収される．

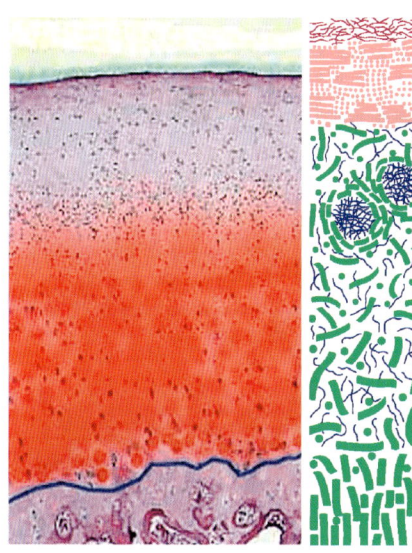

a：軟骨基質（modified from Website of The University of Western Australia）　　b：軟骨線維構造

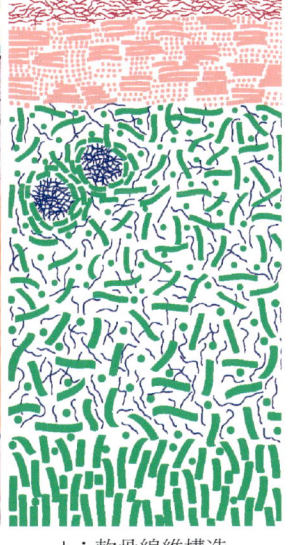

図12-36　**軟骨の内部構造**
軟骨は親水性，多孔性の機能傾斜複合材料である．糖蛋白質複合体を主成分とする軟骨基質は深層に向かって濃度が高く，圧縮応力を吸収する．表層の線維は平行に配列し，剪断応力に対抗している．生体の関節は部品交換なしに90年以上も働き続けることができる不思議な構造物である．（bはLane, J. M. and Weiss, C.: Arthritis Rheum., 18: 558, 1975より改変）

ほっと一息　人の身体の重みと関節にかかる力

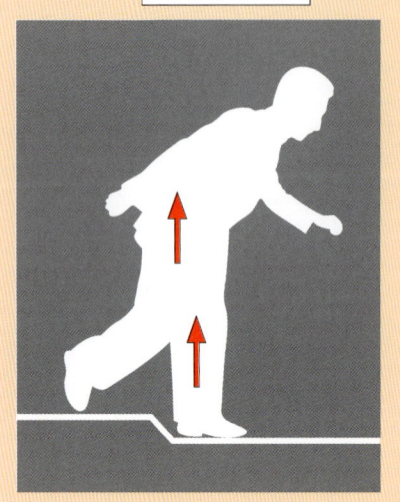

身体の重みの自己体験

- 闇夜に，わずか10 cmくらいの段差を予期せずに踏み込んだときにすごいショックを感じる（闇夜のから足）．
- これだけの衝撃力が骨関節にかかっているにもかかわらず，段差を予期していれば，ショックを感じない．
- その理由は，神経制御のもとに足先から体幹までの筋肉やすじが働き，多数の関節がこのショックを緩和しているからである．

図1　闇夜のから足

テコのつり合いと関節にかかる力

　人はバランスを保って立っていることができる．関節はぐらぐら動くものであるから，静止させるには筋肉の力が必要である．関節にかかる力は，身体の重みと静止状態でバランスをとるための筋力の総和がかかる．関節を支点にして，身体の重心位置までの距離（LW）と筋力の作動線までの距離（LM）のてこの柄の比によって筋力は決まる．LWはLMの数倍になるので，筋力は身体の重みの数倍となる（**図2**）．片脚で立ったときに股関節にかかる合力は体重の4倍となる（**図3**）．

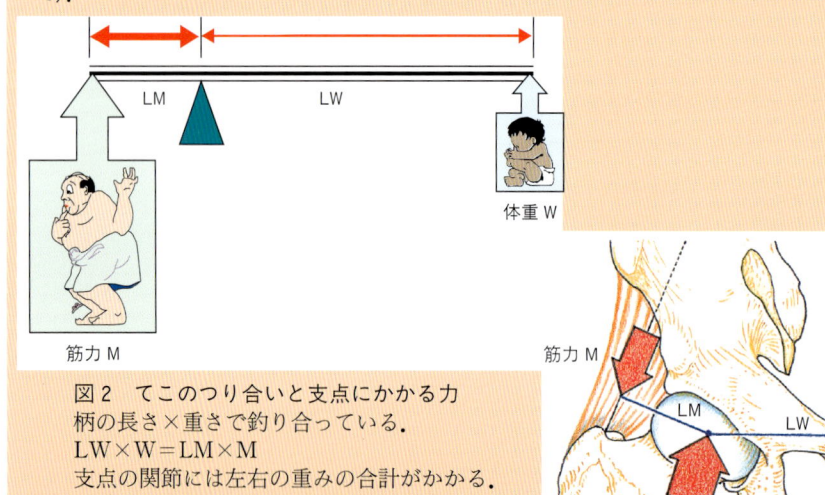

図2　てこのつり合いと支点にかかる力
柄の長さ×重さで釣り合っている．
$LW \times W = LM \times M$
支点の関節には左右の重みの合計がかかる．

図3　股関節の合力
$LM : LW = 1 : 3$
$M = 3W$
合力 $= W + M = 4W$

13 下腿の痛み

疾患・症候名	好発年齢 (10-70)	診断のヒント	頁
腰椎椎間板ヘルニア,腰部脊柱管狭窄症	20-60	腰部神経根の刺激症状に起因する痛みやしびれを下腿外側に訴える例が多い．高齢者では夜間に下腿筋のこむら返りを起こす．	17, 18, 20
扁平足障害	20-50	足が疲れやすい，下腿が張るといった訴えの原因として扁平足も考える．扁平足では前脛骨筋や後脛骨筋に負担がかかる．	171
腓骨神経麻痺	20-50	正座を続けていると足がしびれてくるが，腓骨神経麻痺が起こり始めている徴候である．さらに足関節や足趾の背屈ができなくなり，足背の感覚も鈍くなる．外傷や手術後の臥床中に発生する．	152
下腿骨疲労骨折	10-20	激しいスポーツや長距離疾走後に下腿痛を訴えたら，本症を考える．初期には明確なX線所見が出ない．脛骨の上中1/3部に起こる疾走型と，中央から中下1/3部に起こる跳躍型がある．	153
過労性脛部痛	10-20	スポーツによる使いすぎ症候群．下腿の中下位レベルの後内側部に痛みと圧痛を訴える．後脛骨筋起始部への過剰負荷，あるいは脛骨そのものへの過剰負荷と考えられている．	153
深部静脈血栓症,肺塞栓症	50-70	高齢者の下肢外傷，手術後などに下腿に有痛性の腫脹があったら，本症を考える．長期臥床，長期座位でも発症するのでエコノミークラス症候群として知られるようになった．肺塞栓症を起こせば致命的となる．	154
前脛骨区画症候群	10-30	下腿の骨折や圧挫傷後にどんどん進む激痛を訴えたら本症を考える．前脛骨区画の内圧亢進により足部への血行障害を起こす．上肢のフォルクマン拘縮に該当する．軽傷例は激しいスポーツ後に骨折なしでも発症する．	155
下腿三頭筋不全断裂	40-50	中年以後に急にスポーツをしたときに発生する．アキレス腱より少し近位の部分断裂で，肉離れと見なされることが多い．安静により回復するが，3週間くらいかかる．	155
脛骨骨幹部の腫瘍	10-20	骨幹部に疼痛を訴える腫瘍としてはユーイング肉腫，類骨骨腫があり，線維性骨異形成症も考える．	*
下腿の機能解剖		下腿骨は脛骨と腓骨である．前面には足関節と足趾を背屈させる筋群がある．後面のふくらはぎには主に下腿三頭筋すなわち腓腹筋とヒラメ筋があり，足趾を底屈させる筋肉もある．	156
上記以外に考慮すべき疾患		歩行の不安定を起こす疾患では下腿筋に過剰負荷がかかり，下腿に緊張感や痛みを訴えることもある．例えばこむら返りは腰部脊柱管狭窄症の症状である．	

＊図解頁なし

腓骨神経麻痺

【症状と経過】

正座を続けていると足がしびれてくるが，腓骨神経麻痺が起こり始めている徴候である．さらに足関節や足趾の背屈ができなくなり，足背の感覚も鈍くなる．

【病態】

腓骨神経は腓骨の上端すなわち腓骨頭のすぐ下を通って後方から前方に出てくる(図13-1)．神経が骨と接しており，表面を覆う軟部組織がほとんどないので，非常に圧迫されやすい．外傷や手術中あるいは術後に下肢が外旋位のまま寝かされていると容易に発症する．とくに高齢者では皮下脂肪が少なくなっているのでより起こりやすい．下腿にギプスや装具を装着されている患者では，これらがずれてギプスや装具の上端が腓骨神経を圧迫する．報告されていない例もあり，頻度は高い(図13-2)．

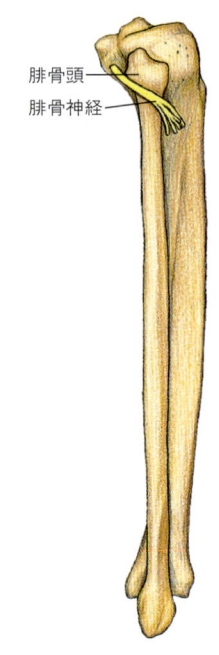

図13-1 腓骨神経の走行

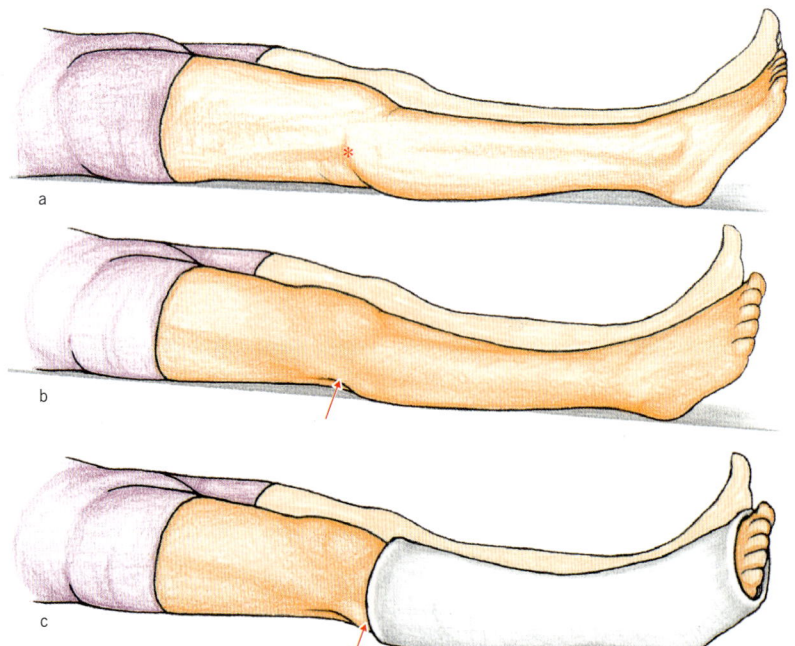

図13-2 腓骨神経麻痺の発症要因
a：足先が正面を向いている下肢中間位か内旋位では腓骨神経はふとんやマットに当たらない．
b：足先が外を向いている下肢外旋位となると，腓骨神経がふとんやマットに当たり，麻痺を起こす．
c：ギプスや装具の上端で腓骨神経を圧迫する．

【治療】

圧迫麻痺では神経軸索損傷を伴わない，一過性伝導障害のことが多い．自然経過で治癒するが，圧迫された時間が長いと，回復に要する期間も長い．足関節が背屈できないと歩行時につま先が引っかかってしまうので，装具が必要となる．

下腿骨疲労骨折，過労性脛部痛

【下腿骨疲労骨折】(図13-3)

激しい運動や長距離疾走後に下腿痛を訴えたら本症を考える．10-15歳の成長盛んな年代に多い．

骨は荷重時に撓み，非荷重時で復元している．第二次性徴期には身長・体重が急に増大するが，骨の強度はまだ十分ではない．大きい撓みが繰り返されると，骨に微小骨折が起こり，その積み重ねで骨折となる．初期はX線像に異常がはっきりしないが，2週間後には骨幹部を横断する仮骨が出現する．MR画像では初期から異常所見が明瞭である．脛骨の上中1/3部に起こるものを疾走型，中央から中下1/3に起こるものを跳躍型という．腓骨だけに発生することもある．

スポーツを一時休止し，安静にしていれば自然に治癒する．

【過労性脛部痛】(図13-4)

ランナーによく起こる下腿の痛みである．英語圏では"shin splints"といわれているが，"shin"は一般用語の「すね」に相当する．

足関節の10 cmくらい上の高さで内側に痛みを訴えることが多い．後脛骨筋の脛骨起始部に引っ張りストレスが加わって，骨膜の炎症を起こす．前脛骨筋の付着部に起こることもある．

ランニングの開始時に痛みを感じ，しばらくすると痛みは軽快するが，長く走っているとより強い痛みが現れる．翌日には痛みは消失しているが，走り出そうとすると，再び痛みを感じる．まず過重なランニングを避けることが第一である．ランニング前に十分ストレッチングを行うこと，ランニングフォーム，とくに正しい足の運び方を修得することによって予防する．痛みを我慢して無理にランニングを続けていると慢性型区画(コンパートメント)症候群を起こすこともある．

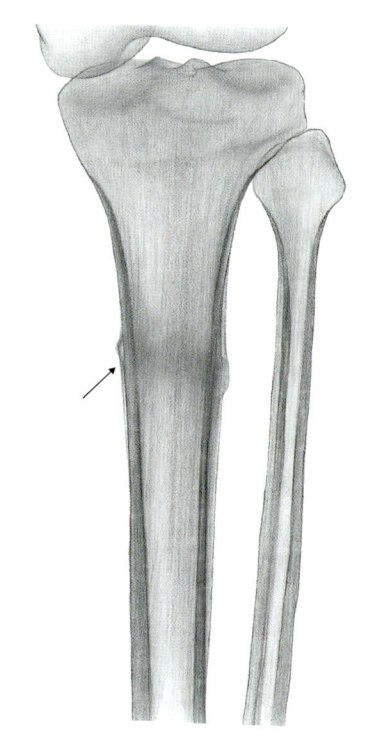

図13-3　脛骨疲労骨折

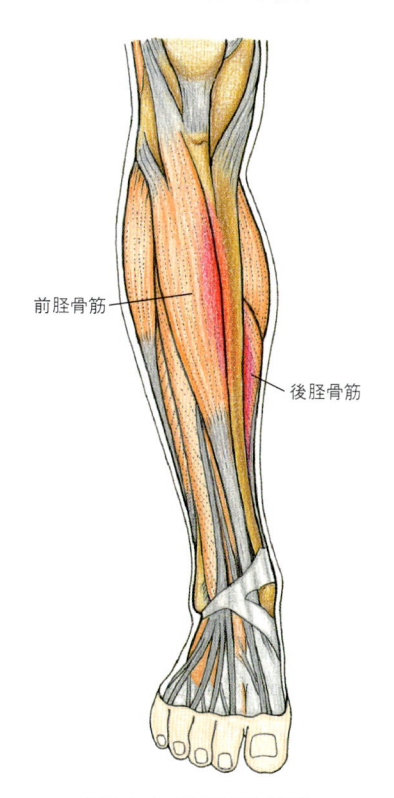

図13-4　過労性脛部痛

深部静脈血栓症，肺塞栓症

【深部静脈血栓症】

大きな外傷や手術の後や長時間座位で動けなかった後などに，下肢の静脈に血液の塊（凝血）ができる病気を深部静脈血栓症（DVT）（図13-5 a）という．血栓が刺激となって静脈の炎症を起こすので，血栓性静脈炎ともいわれる．

ふくらはぎや大腿部の痛みが初期症状であるが，これを訴えとしない場合が多い．気づかれにくい病気とされている．担当医は患者の下肢を毎日，眼で見，手で触って診察する必要がある．下肢のむくみ，軟部組織の圧痛，発赤，温度上昇などの症状が続くので，これらをチェックする．足関節を他動的に背屈させると，ふくらはぎに痛みを感じるのも症状で，ホーマンズ徴候といわれる．

臨床症状で血栓が疑われる場合は超音波や静脈造影で確認し，血液凝固因子の検査を行う．多くの血栓は自然に溶解して治癒するが，血栓が肺へ飛んで肺塞栓症を起こすことが重大問題である．整形外科の手術後に本症が発生する率は診断精度にもよるが，軽症例を含めると20数％に達するとされている．

【肺塞栓症】

下肢に形成された血栓が，心臓を通って，肺動脈に詰まってしまう状態を肺塞栓症（PE）（図13-5 b）という．手術後1-2週で歩き始めた頃に，突然に発症する．急激な胸の痛み，呼吸困難，喀血などの症状をみるが，急激な胸痛と同時に蒼白となって急死する場合もある．深部静脈血栓症の患者に対しては肺塞栓症のリスクを考え，血中酸素濃度の検査，肺のX線撮影・CTやシンチグラフィーを行う．致命的な肺塞栓症は欧米では0.5％といわれている．

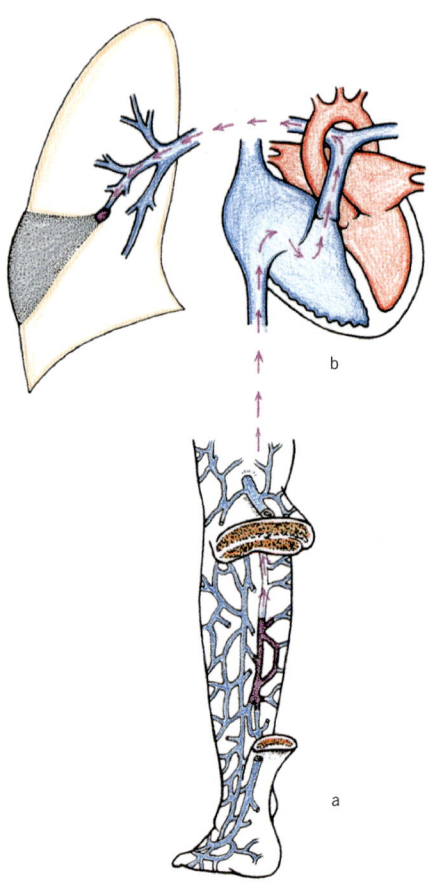

図13-5 深部静脈血栓症と肺塞栓症

【患者説明と予防】

いわゆる「エコノミークラス症候群」として，この疾患群についての関心が喚起された．これまで日本における本症の発生頻度は低かったが，高齢化と食生活の欧米化によって，今後は頻度が高くなると予測されている．肺塞栓症の合併リスクは術前説明に不可欠となっているが，患者に過剰な心配をかけてはならない．筆者は人工股関節手術後の合併率は1,000例に2-3例と説明している．本症発生には体質が関与している．深部静脈血栓症の既往や家系内発生がある症例は最高リスクであり，心脈管病，悪性腫瘍，肥満，糖尿病もリスクである．下肢の静脈血が心臓に還流するには下肢の筋肉の収縮が重要な役割を果たしている．術前から臥位での足関節屈伸と膝伸展の訓練を行い，術後覚醒直後からこれらの自動運動を行わせることが予防の基本である．リスクの程度に応じて，弾性ストッキング，間欠的空気圧迫法，抗凝血薬療法などが行われる．

前脛骨区画症候群，下腿三頭筋不全断裂

前脛骨区画症候群（コンパートメント症候群）

　下腿の前方にある前脛骨筋，長母趾伸筋，長趾伸筋および前脛骨動静脈，腓骨神経は1つの区画（コンパートメント）内に収められている（**図13-6**）．この区画は脛骨，腓骨，骨間膜および比較的厚い筋膜で被われている．脛骨骨折や深部の挫滅創では，区画の内圧が高まり，静脈が圧迫される．静脈還流が障害されて，さらに内圧が高まるという悪循環の結果，区画内の筋肉，血管，神経の阻血障害をきたす．

　初期症状はうずく痛みであるが，足趾の他動運動で痛みが増強し，圧痛も広範囲にみられる．痛みと腫れが刻々と激しくなり，足関節や足趾を動かせなくなる．ギプス固定されている場合はギプスを切割し，患肢を挙上位とする．血圧計を応用して区画内圧を測定し，内圧が40 mmHg以上であれば，緊急に筋膜切開を行う．

　スポーツなどの過剰訓練を繰り返すことによって起こる慢性型の筋区画症候群もある．後区画に痛みを訴えることが多い．過労性脛部痛を無視してトレーニングを続けた結果発症する．

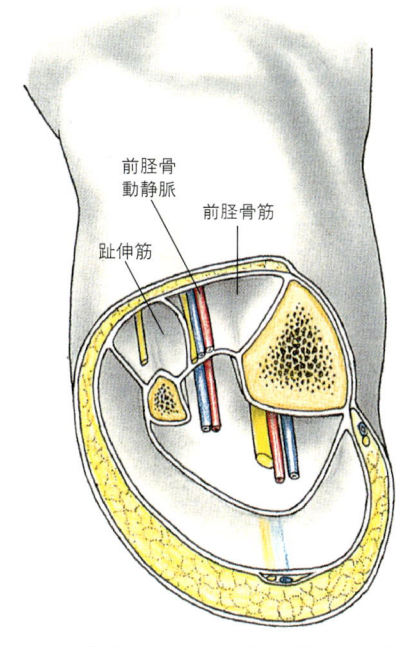

図13-6　前脛骨区画症候群：下腿中央部断面

下腿三頭筋不全断裂

　ジャンプや着地で踏ん張ったときに，下腿後面にビリッとした痛みを感じることがある．中年以降に急にスポーツを再開した場合に多い．限局性の圧痛があり，つま先立ちが困難となる．アキレス腱よりは近位の腓腹筋の筋腱移行部が部分的に断裂している（**図13-7**）．安静により回復するが，3週間くらいかかる．

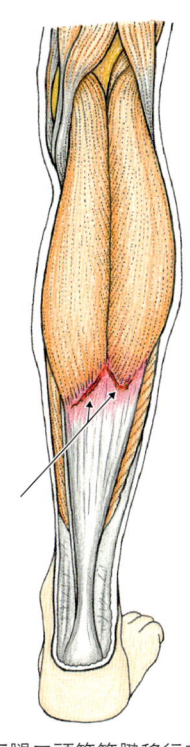

図13-7　下腿三頭筋筋腱移行部の不全断裂

下腿の機能解剖

下腿の骨と筋肉（図13-8）

　膝から下，足関節までを下腿という．内側が脛骨で皮膚の直下に触れ，向こうずねともいい，太い骨で体重を支える．近位前方に**脛骨粗面**という隆起があり，膝蓋腱が付着している．外側は細い腓骨で，近位端には腸脛靱帯が付着し，遠位端は外くるぶし（外果）となって足関節の安定に役立っている．**腓骨神経**は腓骨頭直下を廻って前面に出てくるが，圧迫障害を受けやすい．下腿前面には足関節や足趾を背屈させる筋肉がある．下腿後面には足関節や足趾を底屈させる筋肉がある．後面近位の内外に筋腹がもり上がっているのが**腓腹筋**で，大腿骨下端から起始している．腓腹筋の下層にある**ヒラメ筋**と合わせて**下腿三頭筋**という．これら3つの筋肉の腱が**アキレス腱**で，踵骨に付着している．

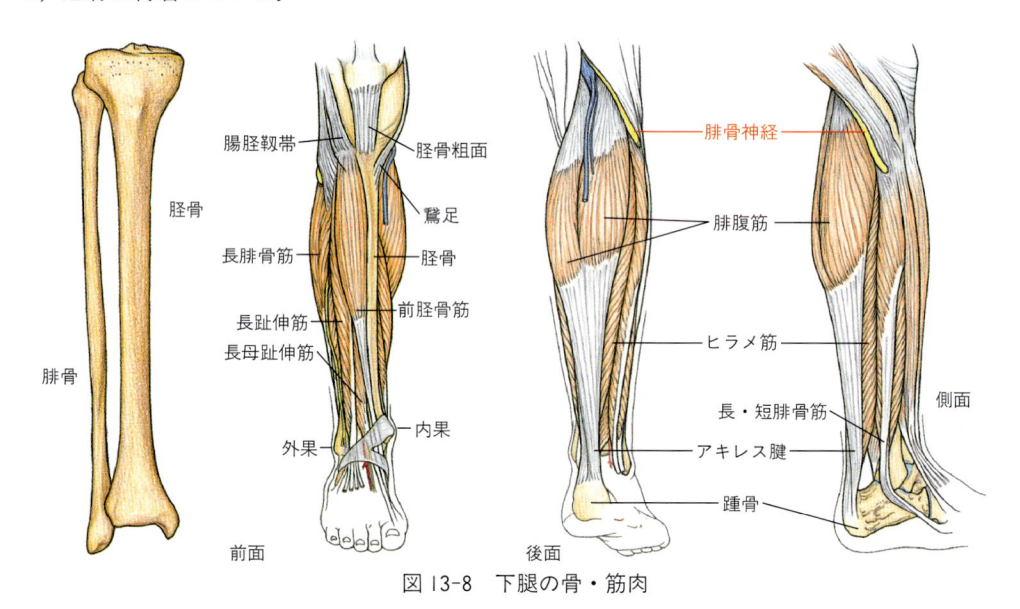

図13-8　下腿の骨・筋肉

下腿の筋区画（図13-9）

　下腿の筋群はしっかりした筋膜，筋間中隔，骨間膜で包まれていて，前方（伸筋），側方（腓側），後方（屈側）のコンパートメントに分かれている．出血・浮腫によってコンパートメントの内圧が亢進して区画（コンパートメント）症候群を発症する．

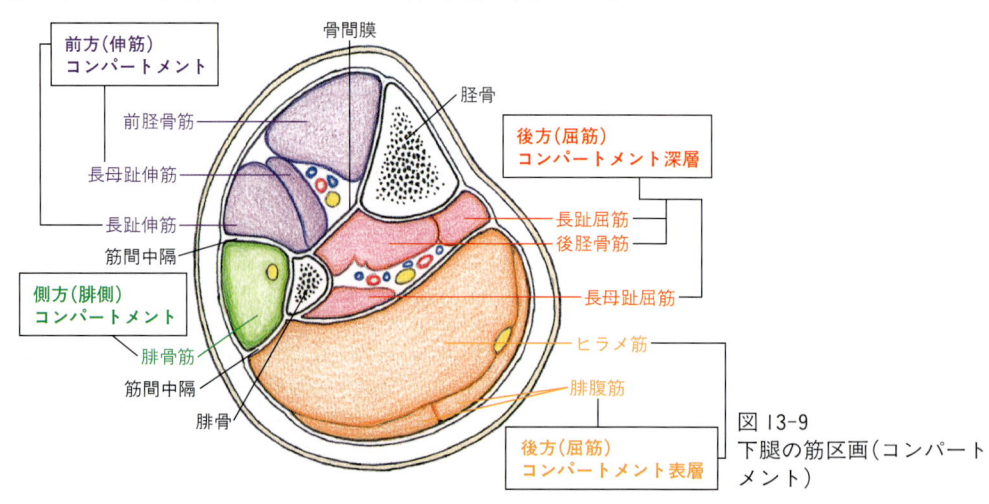

図13-9　下腿の筋区画（コンパートメント）

14 足関節部，踵部の疼痛と歩行障害

疾患・症候名	好発年齢 (10-70)	診断のヒント	頁
足関節捻挫，靱帯損傷	10〜60	足関節はくじきやすい．いわゆる捻挫と靱帯損傷を伴うものがある．前脛腓靱帯，前距腓靱帯の圧痛と不安定性をよく調べる．	158
果部骨折	10〜60	スポーツ外傷や交通事故によって頻発する骨折．高齢者では転倒によっても容易に骨折となる．	159
アキレス腱周囲炎・滑液包炎	20〜60	使いすぎにより足関節後方に痛みを訴える．アキレス腱周囲の炎症，アキレス腱と踵骨間の滑液包の炎症が起こる．	160
足の関節リウマチ	20〜60	関節リウマチの好発部位．手関節，指などの関節罹患，朝のこわばりに注目．	169
アキレス腱断裂	30〜50	後ろからボールが当たった，蹴られたような感じがしたと訴える．アキレス腱断裂があっても，非荷重時の足関節の底屈は可能である．	160
変形性足関節症	40〜60	外傷後の足関節関節面不適合や不安定性に続発する例が多い．明らかな原因がなく，両側性に発症する例もある．	161
痛風，偽痛風	30〜60	急激な疼痛発作が特徴．足関節周囲の腱鞘滑膜に発生することがある．血中尿酸値上昇があれば痛風，軟骨石灰化があれば偽痛風．	170
先天性内反足，麻痺性内反尖足	10〜50	足変形により突出した外果などが装具や靴に当たって痛みを訴える．片麻痺による内反尖足は頻度が高い．先天性内反足で痛みを訴えるのはまれ．	162
足関節不安定症，習慣性足関節亜脱臼	20〜40	でこぼこ道を歩いたりしたときに容易に足関節捻挫を繰り返す．前距腓靱帯，踵腓靱帯の弛緩がある．	161
足根管症候群	30〜50	内くるぶしの下に圧痛があり，足底部への放散痛を伴う．脛骨神経の絞扼障害である．	162
踵骨骨折	30〜60	踵骨骨折後に距骨下関節の不適合が残存して起こる関節症．足根管症候群の原因にもなる．	163
踵骨棘，足底腱膜炎	20〜60	踵骨の内側底面に付着する足底腱膜に，繰り返しの牽引力が加わって発症する．骨棘形成を認めることがある．	163
踵骨骨端症	10	10歳前後の男児に多く，踵の後方に痛みを訴える．踵骨結節部の骨端症(セバー病)とされている．自然に治癒する．	163
足関節・踵の骨と関節		足関節は脛骨と腓骨遠位端でできるほぞ穴に距骨が収まっている．距骨と踵骨との間の関節は距骨下関節といわれ，複雑な可動域を持っている．	164
足関節・踵の腱と靱帯		下腿から足と足趾にいく多数の腱が集まり，腱鞘や支帯を滑車として方向転換している．安定性を補強するための靱帯が発達している．	165
上記以外に考慮すべき疾患		足根骨癒合症，距骨の離断性骨軟骨炎，踵骨骨嚢腫，腓骨筋腱脱臼(実際には出たり入ったりのスナッピング)，外果部滑液包炎など．種々な原因による扁平足や内反尖足などの足部変形も足関節部痛の原因になる．	

足関節捻挫，靱帯損傷

【症状と経過】

"足をくじいた，足をひねった"という外傷は非常に多い．つま先が何かに引っかかって，外くるぶしが地面に付く方向，すなわち足裏が反対側に向くようにねじられることがもっとも多く，内反損傷という．足関節の外側・前方の靱帯や関節包が引き延ばされ，外力が激しければ靱帯の断裂を起こす．足関節が腫れ，外くるぶしの前外側に運動時痛と圧痛を認める．明らかな靱帯断裂では足関節の不安定性を生じ，歩行困難となる．

【病　態】

足関節の可動域は背屈と底屈に限定されているが，多数の関節の組み合わせからなる足部は複合された運動ができる．つまずいたときには足関節の底屈，足部の内がえしと内転が強制される場合が多い．この時に足関節の外側に張っている前距腓靱帯と前脛腓靱帯が引き伸ばされて断裂する（図14-1 a）．さらに内がえしの外力が強ければ踵腓靱帯が断裂する（図14-1 b）．不安定性の程度を確かめる目的で，局所麻酔下にストレスX線撮影を行うと，距骨の異常な傾きと前方引き出しの程度が確認できる．

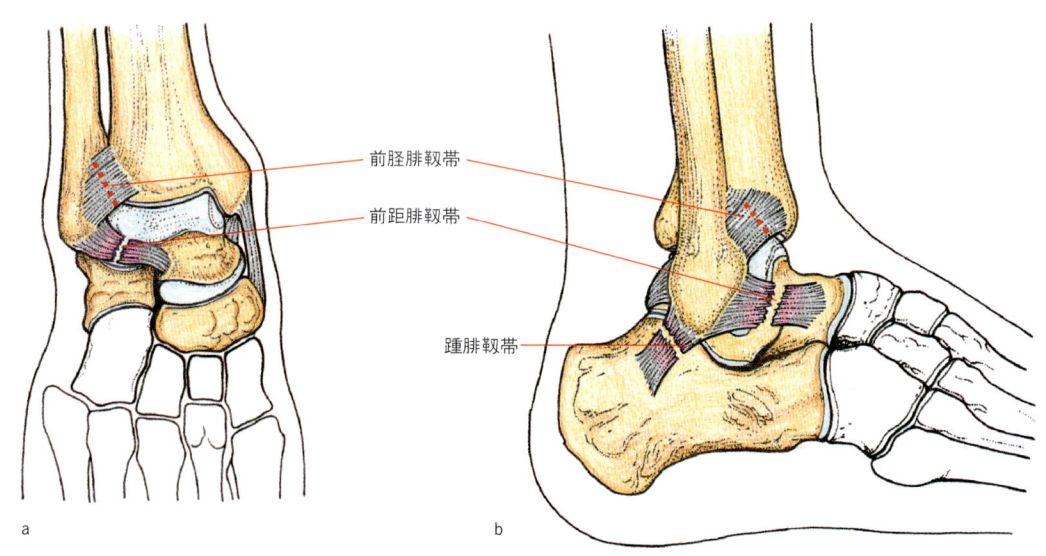

図14-1　足関節部の靱帯損傷

【治　療】

- 初期には局所の冷却と圧迫包帯を行い，患肢を挙上位とする．
- 軽症例には下腿から中足部までテーピング固定を行う．
- 重症例には約3-6週間のギプス固定が必要である．ギプス除去直後には関節拘縮が残っていて一見安定したように思われるが，凸凹道の歩行，正座，スポーツへの復帰は慎重を要する．
- 再び捻挫を繰り返すと，靱帯が緩んで習慣性足関節亜脱臼となる．ギプス除去後も不安定性の強い例や習慣性となった例には，患者さんの活動性も考慮にいれて，靱帯再建術が行われる．

果部骨折

【症状と経過】
　スポーツ外傷や交通事故によって頻発する骨折である．高齢者では転倒によっても容易に骨折する．かつてはスキー骨折の代表的な骨折であった．スキーの先端が雪にとられた状態で転倒すると，足関節には異常な外旋力が加わり内くるぶしの骨折，脛腓靱帯の断裂，さらに腓骨骨折を起こす．膝下まで覆うスキー靴が使用されるようになってから，スキーによる骨折は減少したが，サッカーやラグビーなどでは同様な機序による骨折が多い．足関節に激しい痛みがあって，踏み立てることができない．足関節が腫れてきて，皮下出血が現れる．

【病　態】
　足関節は脛骨内果と腓骨外果に囲まれたほぞ穴の中に距骨が収まっていて，これら3つの骨は靱帯によって結合されている．この構造によって足関節は横への揺れと回旋が防止されている．正常の足関節には外転・内転運動はないが，異常な外力が働くと，外転・内転方向にも動かされる（図14-2）．また足部の内転は距骨の内旋，足部の外転は距骨の外旋という異常運動を起こす．
　外旋骨折がもっとも多く，外果の螺旋骨折，内果の横骨折，前脛腓靱帯の断裂が起こる（図14-3）．内転骨折では内果の骨折と外果先端部の剝離骨折が起こる．外転骨折では前脛腓靱帯の断裂，数 cm 近位での腓骨骨折，三角靱帯の断裂あるいは内果の剝離骨折が起こる．

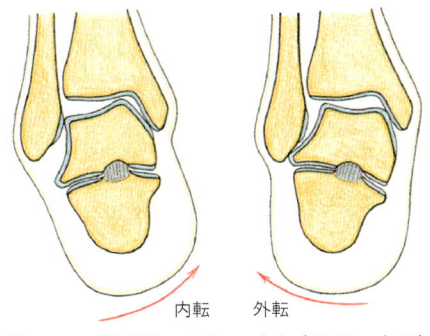

図14-2　足関節の外転・内転（外反・内反）

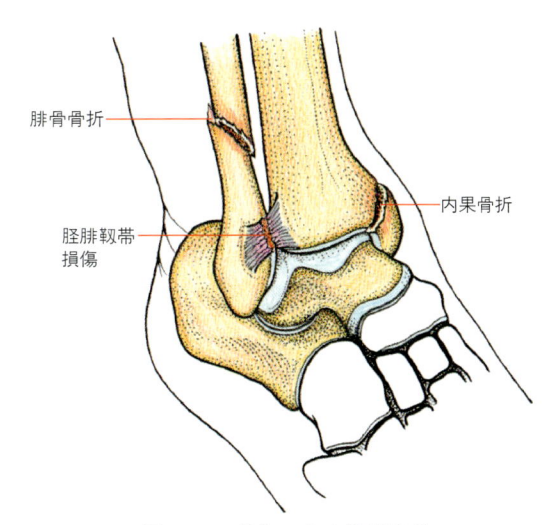

図14-3　外旋による果部骨折

【治　療】
・脛骨と距骨との関節面の適合を修復することが治療の要点である．距骨と外果・内果の内面との隙間に注意して判断する．
・関節面の適合が保たれていて，転位の少ない果部骨折ではギプス固定を行う．
・転位がある例には手術が必要で，各種の内固定法が用いられる．前脛腓靱帯断裂が高度で遠位脛腓関節が離開している例にはねじ釘の貫通固定が行われるが，6週後には抜去しなければならない．

【脛骨天蓋骨折】
　脛骨遠位端を天蓋（plafond，pylon）と呼ぶ．高所からの落下などでは，この部位に粉砕骨折が起こるが，関節面の修復が困難な骨折である．

アキレス腱周囲炎・滑液包炎，アキレス腱断裂

【アキレス腱周囲炎・滑液包炎】

足の使いすぎによってアキレス腱付着部に痛みと腫れを起こす(図14-4)．アキレス腱周囲炎はアキレス腱とその周囲組織(パラテノン)との間の摩擦が繰り返されることによって発症する．アキレス腱付着部には表層と深層に2つの滑液包がある．表層の滑液包は皮膚とアキレス腱との間にあり，靴の後縁が当たって刺激される．深層の滑液包はアキレス腱と踵骨との間にあり，踵骨の後上縁にできた骨棘によって刺激される．

▶治　療

局所の安静が基本で，足底挿板や靴の交換を試みる．局所麻酔薬と副腎皮質ステロイド薬の局所注射が有効である．

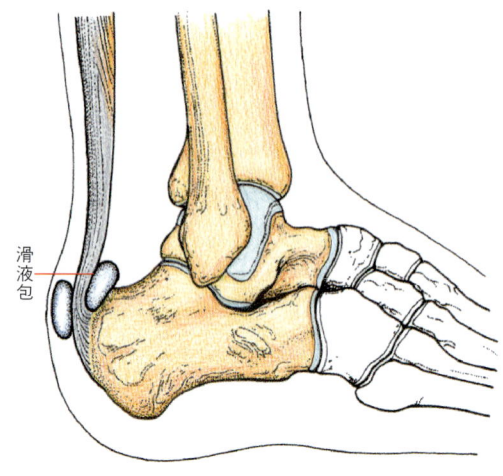

図14-4　アキレス腱周囲炎，表層・深層の滑液包炎

【アキレス腱断裂】

"野球で一塁に駆け込もうとしたときに，一塁に送球されたボールが足に当たったと感じた"と説明する例が多い．またふだんはあまりスポーツを行っていない中年の人が運動会などで急に走り出した場合にも多い．最近は女性のテニス愛好者にもよくみられる．"アキレス腱部を後ろから蹴られた"，"ぶちっと音がした"という訴えも多い(図14-5)．

アキレス腱断裂があっても非荷重時の足関節底屈は可能である．しかし足の踏みかえしができないので，引きずって歩く．アキレス腱付着部より数cm近位に凹みを触れ，圧痛がある．下腿三頭筋を握ると，正常では足関節が軽く底屈するが，この現象がみられなくなる．

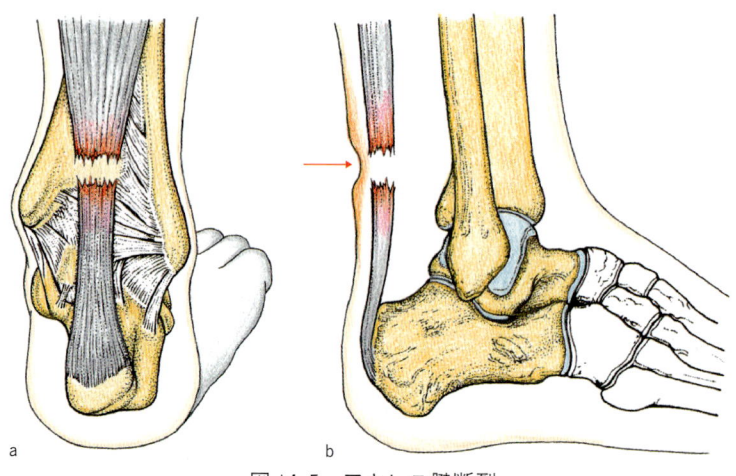

図14-5　アキレス腱断裂

▶治　療

- ばさばさになったアキレス腱断端を揃えて，重ね合わせ，縫合する手術が確実である．尖足位で3週間ギプス固定後に，直角位のギプスに巻き替えて，歩行を開始するのが標準的である．
- 手術せずに，尖足位でギプス固定する方法もある．ばさばさになった断端を揃える操作がないので，固定期間は6-8週必要であり，再断裂のリスクも大きい．

変形性足関節症，足関節不安定症，習慣性足関節亜脱臼

【変形性足関節症】

足関節の脱臼骨折後に関節面の不適合性が残った例や，習慣性足関節亜脱臼例が高齢になって発症することが多い(図14-6)．距骨壊死に続発する例，とくに誘因なしに両側に発症する例もある．足関節の痛み，腫れを訴え，内反変形のために歩行が不安定になる，可動域が制限され，正座が不能になる．

X線像では関節裂隙の狭小化，骨囊胞形成，骨棘形成がみられる．

▷治　療

サポーターや装具で保存的に治療する．進行例には足関節固定術が行われる．

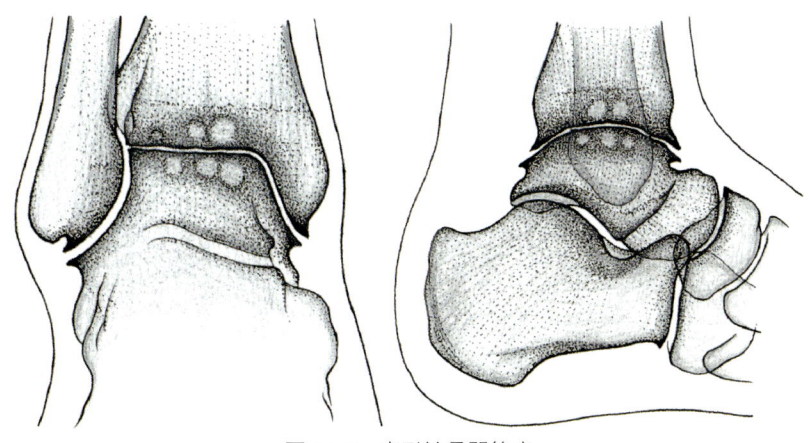

図14-6　変形性足関節症

【足関節不安定症，習慣性足関節亜脱臼】

でこぼこ道を歩いたりしたときに容易に足関節捻挫を繰り返す．初回の足関節捻挫や靱帯損傷後に靱帯の緩んだ状態が残った場合に多い．全身性の関節弛緩傾向も関与している．内反ストレス，前方押し出しストレスを加えたX線撮影で距骨の傾きと前方移動度によって確認する(図14-7)．

▷治　療

サポーターや装具で保存的に治療する．不安定性の著しい例には靱帯再建術を行う．

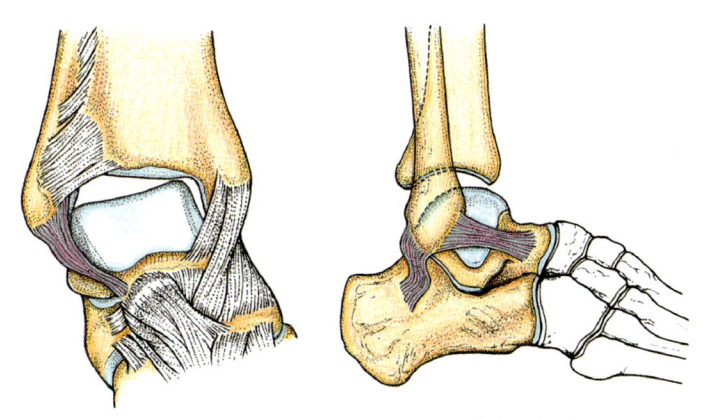

a：内反不安定性　　　　b：前方不安定性

図14-7　習慣性足関節亜脱臼

先天性内反足，麻痺性内反尖足，足根管症候群

【先天性内反足】

生下時からみられる変形であるが，その例数は少ない．変形が残れば成長後に疼痛を訴える．生直後から熟知した専門医の治療が必要である．

【麻痺性内反尖足】

脳血管障害による片麻痺で内反尖足を起こす頻度は高い．脳性麻痺による内反尖足もある．歩行困難を訴え，突出した外くるぶしに痛みを訴えることもある（図14-8）．

▶治　療

足の構造・機能をよく知っている整形外科医が関与すべき変形である．短下肢装具がよく用いられるが，腱移行術などの手術対象になる例もある．

【足根管症候群】

内くるぶしの下に限局性の圧痛があり，足底部から足趾にかけての放散痛を訴える．足底に感覚障害を認める（図14-9）．

内くるぶしの直下には足趾の屈筋腱と神経・血管が通っているトンネルがある．この部位で脛骨神経が締め付けられて（←）起こる絞扼神経障害である．

特定の原因が不明な特発性もあるが，ガングリオンによる圧迫が原因となっていることが多い．踵骨骨折の変形も誘因となる．まれではあるが足根骨癒合症による骨性隆起による例もある．

▶治　療

副腎皮質ステロイド薬の局所注射を試みる．圧迫要因が明らかな例には手術も行われる．

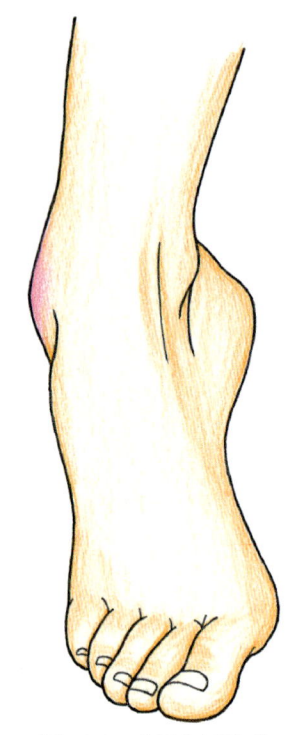

図14-8　内反尖足変形

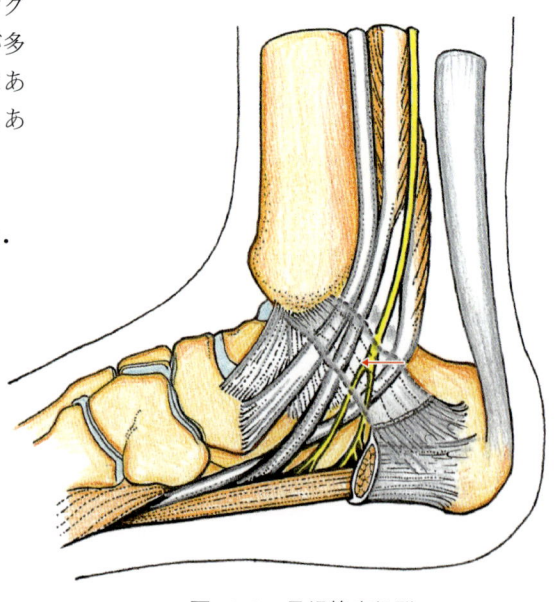

図14-9　足根管症候群

踵骨骨折，踵骨骨端症，踵骨棘，足底腱膜炎

【踵骨骨折】

踵骨骨折は高所からの落下によって起こる(図14-10)．踵骨の関節面が落ち込むので，これを正しく整復しなければならない．整復が不完全な場合には距踵関節の適合性が不良となり，痛みの原因となる．また内側に突出した骨片によって足根管症候群を起こす．

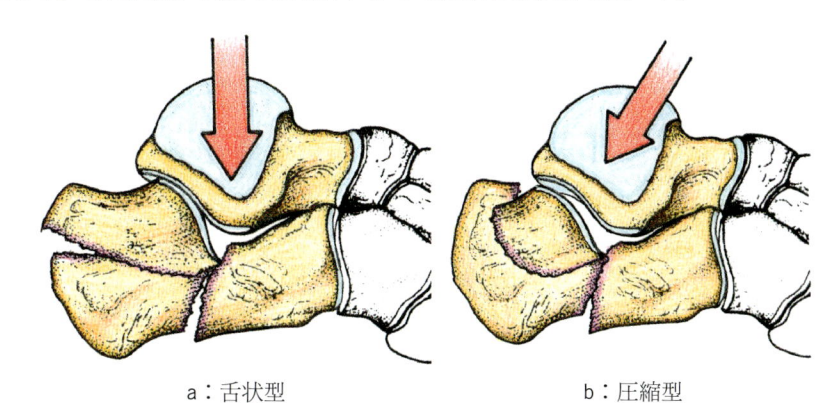

a：舌状型　　b：圧縮型

図14-10　踵骨骨折

【踵骨棘・足底腱膜炎】

踵の下に痛みを訴える．踵骨の内側底面に付着する足底腱膜に繰り返して牽引力が加わって起こる．腱膜付着部の機械的炎症や滑液包炎と考えられている(図14-11)．X線像で踵骨の底面前方に骨棘を認めることがあるが(図14-12)，これが直接の原因であるという確証はない．

▶治　療

副腎皮質ステロイド薬の局所注射も有効である．痛みを感じる部分をくりぬいた足底挿板で免荷する．

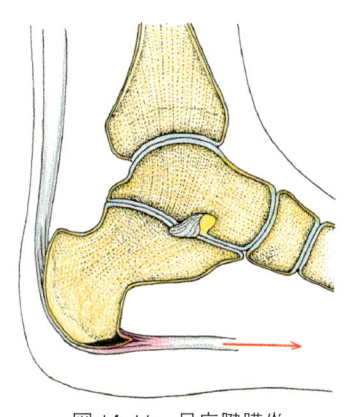

図14-11　足底腱膜炎

図14-12　踵骨棘

【踵骨骨端症】

10歳前後の男子に多い．踵の後方に痛みを訴える．X線像で踵骨結節部の骨化核が断片化していることがあるので，骨端症の一種とされている(セバー病)(図14-13)．自然に治癒する．

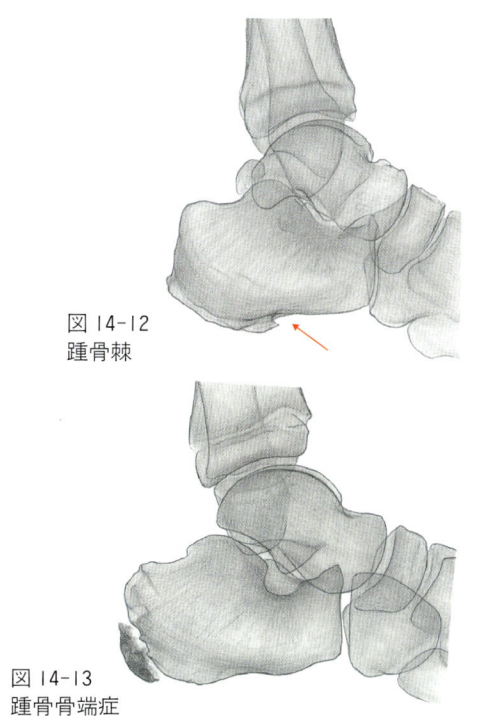

図14-13　踵骨骨端症

足関節・踵の骨と関節(図14-14,15)

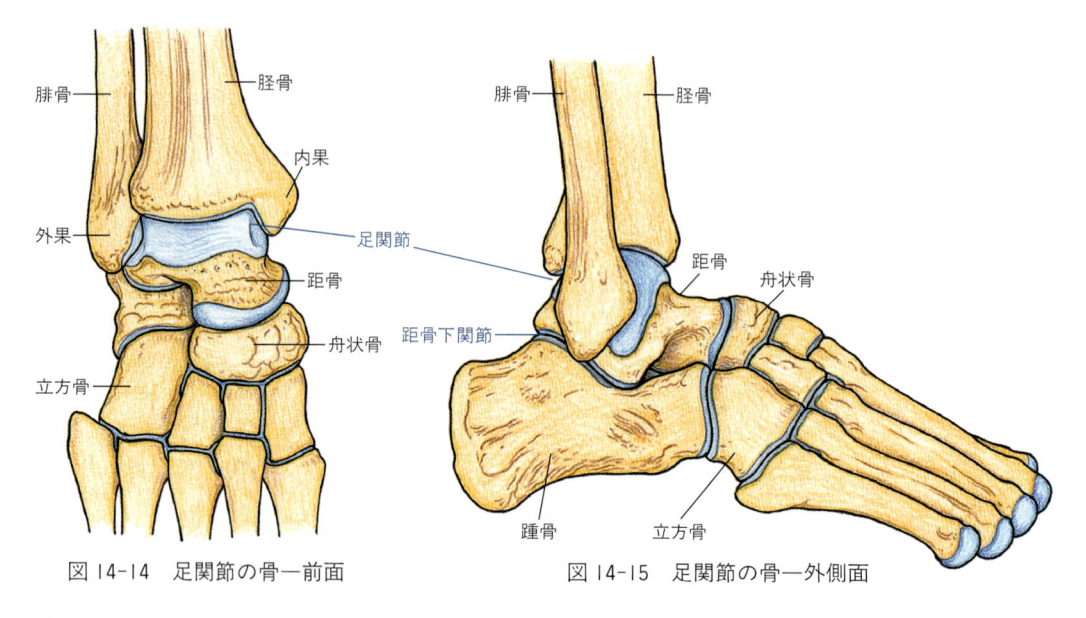

図14-14　足関節の骨—前面

図14-15　足関節の骨—外側面

【足関節】
　足全体で受けた荷重を下腿に伝達する重要な関節である．脛骨下端と腓骨下端がほぞ穴のようになっており，この中に距骨が収まっている．距骨の関節面は円柱状で，運動は背屈と底屈にほぼ限定されている．内くるぶし(内果)と外くるぶし(外果)によって距骨の横倒れ，すなわち内反・外反を防止している．距骨の前方部分は横幅が広くなっているので，背屈位ではほとんど固定された状態となり，立位での安定性を保たせている．底屈位では距骨とほぞ穴の間に少し余裕ができて，わずかの回旋運動ができる．距骨は固い回転軸で距骨体部には血管の侵入する余地がなく，距骨頸部からの血行に依存しているので，距骨骨折では壊死を起こしやすい．

【距骨下関節】
　距骨と踵骨との間の関節である．踵骨は海綿骨が豊富で応力に対応した骨梁アーチを形成し，衝撃荷重を吸収している．距骨の前方は舟状骨と，踵骨の前方には立方骨と関節を形成している．

【足関節と距骨下関節の可動域】(図14-16)
　背屈・底屈は主に足関節で行われる．距骨下関節は，後，中，前方の3関節面を持ち，a：底屈，b：内かえし，c：内転の複合運動を可能にしている．たとえばあぐらをかくときに必要な運動である．

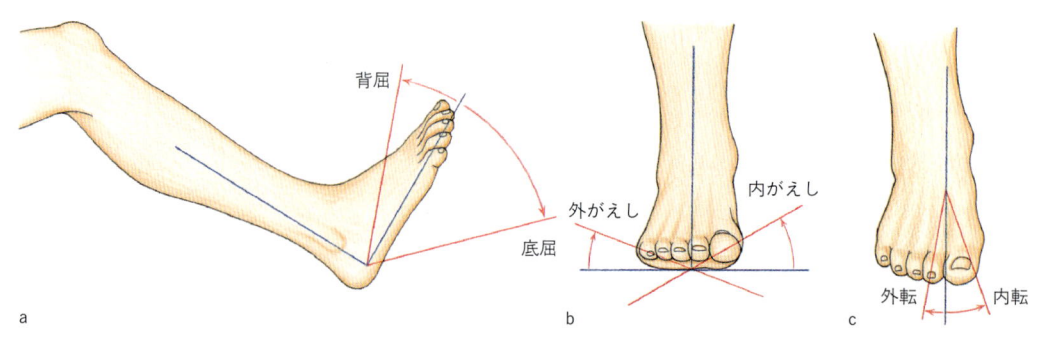

図14-16　足関節と距骨下関節の可動域

足関節・踵の腱と靱帯

【足関節，距骨下関節の靱帯】(図14-17)

　足関節の前方に前脛腓靱帯，後方に後脛腓靱帯があって，脛骨と腓骨を結合している．前側方に前距腓靱帯，後側方に後距腓靱帯，さらに側方の深層に踵腓靱帯があって，足関節と距骨下関節の内反を防止している．内側には幅の広い三角靱帯があって外反を防止している．踵骨が内側に倒れるのを内反，外側に倒れるのを外反という．

　距骨を取り巻くほぞ穴という骨自体の形状によって，足関節および距骨下関節の横倒れを防ぐ構造になっているが，さらに上記の靱帯によって補強されている．二本足で凸凹面を歩いたり，高所から着地したりしても，ぐらつかない構造になっている．しかし過剰な外力が加わればこれらの靱帯も損傷される．

【足関節周囲の腱】(図14-18,19)

　足くびは下肢の中でもっとも細い．足・足趾へ行くすべての腱はくるぶしや腱鞘・支帯を滑車として垂直方向から水平方向へ方向転換している．足背の前脛骨筋，母趾伸筋，長趾伸筋は**伸筋支帯**によって浮き上がらないように固定されている．外側の長・短腓骨筋は**腓骨筋支帯**，内側の後脛骨筋，長母趾屈筋，長趾屈筋は**屈筋支帯**によってそれぞれカバーされている．腓骨筋支帯が緩んで腓骨筋腱脱臼を起こすことがあるが，その他の腱脱臼はみられない．滑車と腱との間の摩擦を緩和するために滑膜性腱鞘もよく発達している．

　後脛骨動脈と脛骨神経は内くるぶしの下のトンネルを通っているが，この部分の摩擦刺激などによって足根管症候群を起こす．

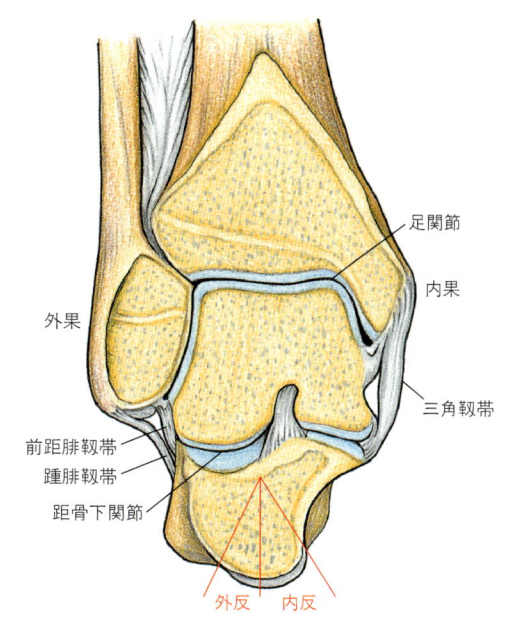

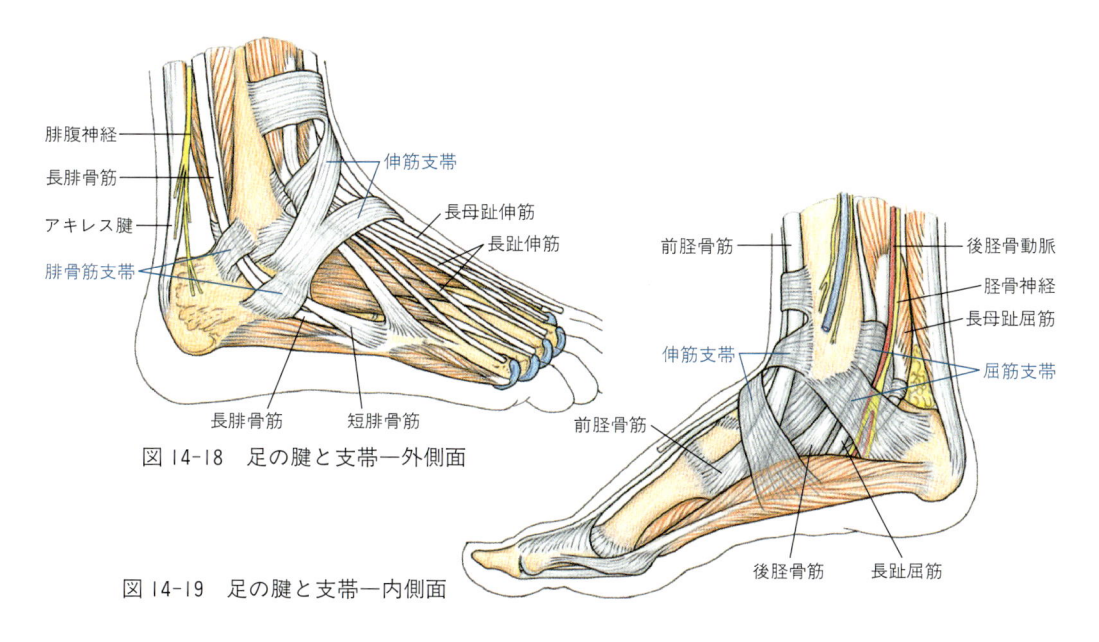

図14-17　足関節，踵の靱帯

図14-18　足の腱と支帯—外側面

図14-19　足の腱と支帯—内側面

ほっと一息　失ったものをかぞえるな　残ったものを生かそう

　JA長野厚生連鹿教湯三才山病院の玄関脇に"失ったものをかぞえるな　残ったものを生かそう"と書かれた碑石が置いてある(図)．この病院の前身は長野県医師会立奥鹿教湯温泉病院であった．谷間を整地して病院が建てられたが，そのとき大きな岩石がごろごろ掘り出された．昭和40(1965)年の開院を記念して，1つの石に碑文が刻み込まれた．

　碑文はパラリンピックの創始者Sir Ludwig Guttman先生の言葉である．リハビリテーション専門病院をめざした奥鹿教湯温泉病院の基本理念として選択された．リハビリテーションの日本語訳が決定しないまま，1963年に日本リハビリテーション医学会が発足した．"リハビリテーションとは何か？"が混沌としていた時代に，わかりやすい理念を掲げられた病院開設当初の関係者に敬意を表する．厚生連鹿教湯三才山病院となった現在でも，患者指導の重要な言葉として利用させていただいている．

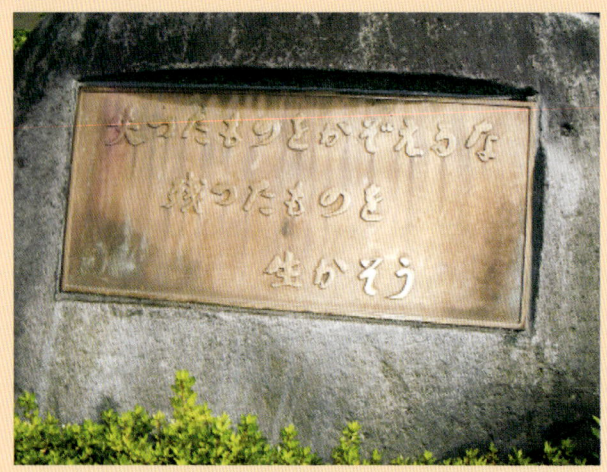

図　鹿教湯三才山病院玄関脇の碑石

　Guttman先生は1899年，ポーランドに生まれた．ワルシャワのJewish Hospitalの神経外科医であったが，ナチスのユダヤ人迫害を逃れて英国に移住した．1944年にロンドン郊外のStoke-Mandevilleにある脊髄損傷センター長に迎えられた．1948年に第1回 Stoke Mandeville Games(身体障害者スポーツ競技会)を開始し，1952年に国際化された．1956年メルボルンオリンピックのときから国際オリンピック委員会で承認された．1960年ローマオリンピックからパラリンピックと呼ばれるようになった．先生には英国王室からSirの称号が与えられ，1980年に没した．

15 足・足ゆび(趾)の疼痛

疾患・症候名	好発年齢 10 20 30 40 50 60 70	診断のヒント	頁
外反母趾	40-50	足の親指が小指側に曲がる変形．中足骨は内側に拡がるので，親指の付け根が突出する形となる．靴に当たってバニオン(滑液包の腫脹)を形成し，痛くなる．女性に多い．靴下や靴が影響する．	168
足の関節リウマチ	20-60	関節そのものの痛みのほかに，外反母趾変形によるバニオン，鉤爪変形よる胼胝(たこ)を形成する．	169
痛風，偽痛風	40-60	母趾中足趾節関節に発作性の激痛を訴える男性には，まず本症を考える．血清尿酸値を調べる．	170
第5中足骨基底部骨折	50-70	高齢女性の足部捻挫ではしばしばこの骨折がみられる．足部外側の腫脹と圧痛に注目．	174
扁平足	10, 20, 40-50	小児扁平足は痛みはなく，自然治癒する．学童期以後の扁平足は長時間の立位が誘因となる．中年期の肥満と筋力低下により，後脛骨筋機能不全が原因で起こる．	171
有痛性外脛骨	10-20	足舟状骨の内側にできる過剰骨の突出．10-15歳くらいで，スポーツ後に痛みを訴える．扁平足を伴う．	171
鉤爪趾, ハンマー足ゆび, 槌趾	40-60	足ゆびの屈曲変形．RAや片麻痺患者によくみられる．脳性麻痺，二分脊椎，シャルコー・マリー・トゥース病にも合併する．胼胝(たこ)を形成し，その部が痛い．先が詰まった靴によっても起こる．	172
中足骨疲労骨折	10-20	中足骨の疲労骨折で，発育期に多い．長距離歩行やスポーツ過重練習が誘因となる．行軍骨折ともいう．	173
強剛母趾	30-50	母趾中足趾節関節の関節症．中足趾節関節の疼痛，肥厚，屈曲拘縮がみられる．男性に多い．痛風との鑑別が必要．	173
モートン病	40-50	第3, 4中足骨間で趾神経が圧迫されて起こる絞扼性神経障害．足指先に放散する痛みがある．中年以後の女性に多い．	173
陥入爪, 爪下外骨腫, たこ, 底まめ	20-50	足爪の側縁が皮膚にくい込み，炎症を起こして痛くなるのが嵌入爪．爪の下の末節骨が慢性圧迫刺激によって骨増殖するのが爪下外骨腫．足の底にできる皮膚の肥厚に胼胝(たこ)と底まめがある．	175
第2ケーラー病	10-20	第2中足骨骨頭の無腐性壊死．思春期の女性に多く，中足骨頭部の疼痛，腫脹を訴える．フライバーグ病ともいわれる．	174
第1ケーラー病	10	4-8歳の男児に好発し，足舟状骨に一致して運動痛と圧痛を訴える．舟状骨の一過性骨壊死で自然治癒する．	174
足・足ゆびの機能解剖①		複雑な足の骨と関節．荷重支持に重要な縦横のアーチ．	176
足・足ゆびの機能解剖②		足背・足底の血管，神経．足底腱膜，足部に筋腹を持つ筋肉，靱帯の構造．	177
上記以外に考慮すべき疾患		閉塞性動脈硬化症，閉塞性血栓血管炎，バージャー病などの血流障害による足痛．今後多くなると思われる糖尿病性足部障害に留意．第1中足骨種子骨痛．鶏眼(うおのめ)は皮膚疾患であるが，足痛の原因として頻度が高い．	

外反母趾

【症状と経過】

足の親指，すなわち第1足趾が小指，すなわち第5足趾の方向に曲がる変形である．小指側への運動を外反というので外反母趾と名付けられている．中年以降の女性に多い．10歳台に発症する例もあるが，母親や祖母にも発症していることが多い．足袋や鼻緒の付いた履き物を常用していた時代には，症状の訴えがなかった．靴や靴下を履いて長時間の立位を保つことが関与しており，とくに先が尖ったハイヒールが影響するとされている．親指の付け根すなわち中足趾節関節が内方に突出し，靴と擦れ合って滑液包の炎症を起こし，痛みを訴える．バニオンといわれているが(図15-1 a)，ラテン語の"bunio"(突出)が語源である．進行例では第2足趾と重なってしまう．

【病　態】

扁平足では縦のアーチのみならず，横のアーチも扁平になる．これを開張足という(図15-2)．その結果，中足骨が内方に開いてくる(図15-1 b)のが外反母趾のもともとの要因である．中足趾節関節より先が外反する．扁平足は遺伝的体質が関与しているので，外反母趾も遺伝的要因が関係している．このような体質の人に靴や靴下などの後天的要因が加わって発症する．関節リウマチにも合併する．

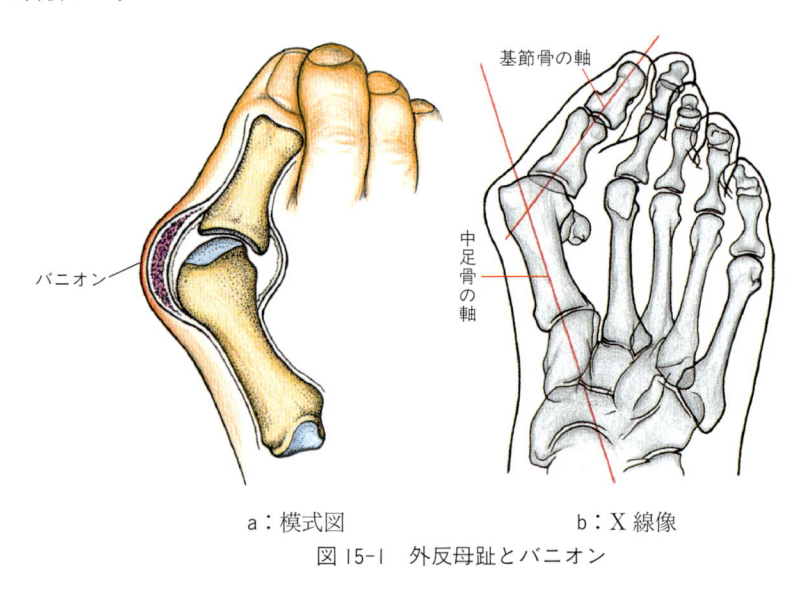

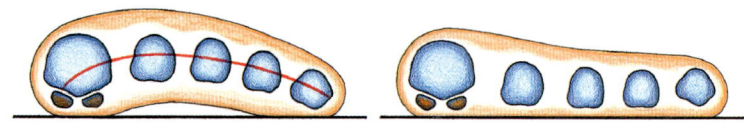

a：模式図　　　　b：X線像

図15-1　外反母趾とバニオン

a：正常　　　　b：開張足

図15-2　前足部の横軸アーチ

【治　療】

①先が尖った靴や靴下を履かないようにし，足ゆびの自動運動を行って予防する．前足部の横軸アーチを支える足底挿板を使用したり，親指と第2足趾間を広げる装具を使用する．

②バニオンを伴って痛みが強い例には手術を行う．突出した中足骨頭を切除し，軟部組織の緊張バランスを再建する方法，中足骨を骨切りして方向を矯正する方法など，変形の程度に応じて多彩な手術が行われている．

足の関節リウマチ

【症状と経過】

　足関節・足は関節リウマチ病変の好発部位である．両側の足首(図 15-3 a)や足ゆび(図 15-3 b)に痛みを感じ，腫れがあれば本症を疑う．20-50 歳の女性に多いとされてきたが，最近は高齢発症例もみられるようになった．手関節や指の痛みと腫れと，朝のこわばりを伴うことが多い．触診して局所熱感を確認する．痛みのために歩行，階段昇降やしゃがみ込みが困難となる．内反尖足，扁平足，外反母趾，槌趾，足底の胼胝(たこ)などの変形が現れる．

【病態】

　病理変化は他の関節と同じで，初期には軟部組織の炎症，中期には周辺の骨破壊，末期には関節軟骨消失，関節端の骨破壊と進行する．

　足は体重を支えて移動するという重要な役割を持っている．破壊された関節にも筋力が加わるが，その力の走行が狂ってしまうので，いろいろな変形が起こる．前足部の横軸アーチが落ち込み，外反母趾(図 15-4 a)となり，第1足趾の中足趾節関節が内側に突出してバニオンを形成する．他の足ゆびでも中足趾節関節が破壊されて押さえが効かなくなり，趾節間関節が屈曲して槌趾，鉤爪変形(図 15-4 b)を起こしたり，足ゆびが重なったりする．中足趾節関節の底部が突出して，痛いたこを形成する(図 15-4 c)．

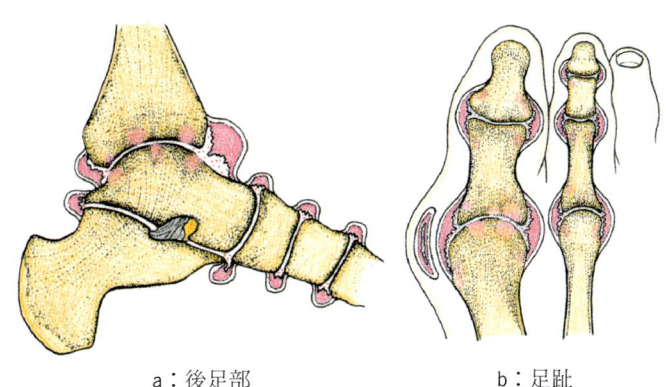

a：後足部　　　b：足趾

図 15-3　足関節・足の関節リウマチ模式図

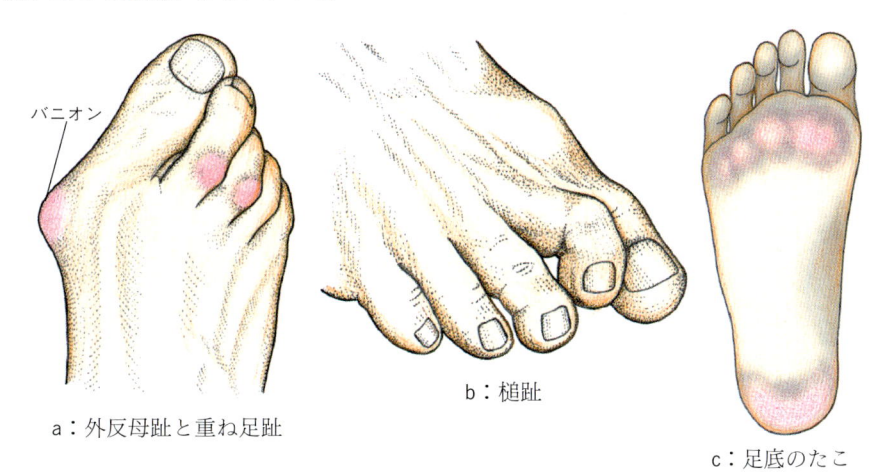

a：外反母趾と重ね足趾　　b：槌趾　　c：足底のたこ

図 15-4　足関節・足の関節リウマチの主な変形

【治療】

①抗リウマチ薬や抗炎症薬による全身管理を行う．杖や歩行補助具，靴の改良などにより負担を軽減する．痛みと腫れが激しいときは副腎皮質ステロイド薬の関節内注入が有効であるが，漫然と繰り返してはならない．

②歩行に支障をきたした例には，中足骨頭切除などの手術が行われる．

痛風，偽痛風

【痛風】

▶症状と経過

中年以降の男性に多い．夜間に足の母趾の付け根に急激な痛みが襲うのが定型的痛風発作である．ねずみにかじられるような痛み，戸の開け閉めでもひびく激痛と訴える．発赤と腫脹が現れる（図15-5）．痛風発作は足関節周辺や膝関節にも起こる．運動負荷や過食・過飲が契機になることもある．激痛は数日で軽快するが，繰り返して発作が起こる．血清尿酸値が高い．

▶病態

初期にはX線所見に何も現れないが，進行すると関節端部の骨内に穴を打ち抜いたような透明巣がみられる（図15-6）．この穴のなかには尿酸結晶が蓄積しており，これが関節腔内に破れると発作を起こす．

▶治療

激痛は数日で軽快するが，繰り返して発作が起こる．血清尿酸値を定期的に測定して，コントロールすることが基本である．発作が起こりそうだという前兆があるが，医師に指摘されてはじめて"そう言われれば，あれか"と気が付く患者もいる．抗炎症・鎮痛薬は発作の初期に使用するのが効果的なので，前兆に留意する習慣が重要である．

長期経過では腎障害を起こすので，尿検査も定期的に行う．

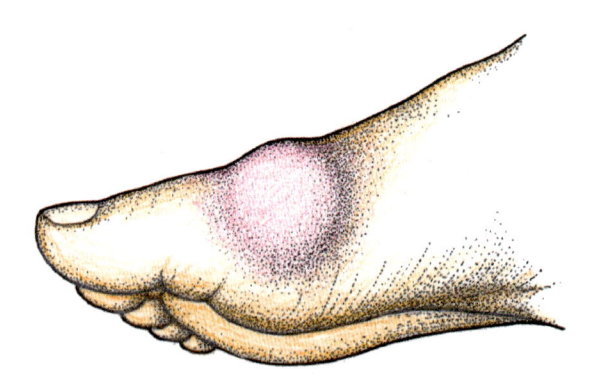

図15-5 痛風発作で腫脹，発赤した母趾

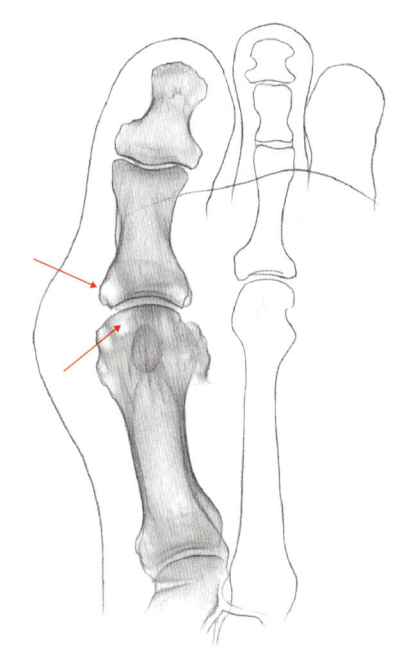

図15-6 痛風のX線像
→は骨端部の打ち抜き像．

【偽痛風】

足関節や足ゆびに偽痛風が起こることはまれである．

扁平足，有痛性外脛骨

【扁平足】

▶症状と経過

足の土踏まずの部分が落ち込んで，立位となったときに土踏まずが床に付いてしまう状態である（図15-7）．下腿から足全体の疲れやすさ，張りや軽い痛みを訴える．無症状な例も多い．立位荷重時の足をみれば扁平足の有無は容易にわかるが，足部側面X線像で確認する．女性，とくに立位作業を継続する人，全身の関節が軟らかい体質の人，体重が重い人に多い．子どもの足は扁平足ぎみにみえるが，発育にしたがって正常となるのが普通である．

▶病　態

足は踵から中足部まで11個の骨が組み合わさってできている．中足部が高く，踵と前足部が低いアーチを形成している（図15-8）．これを縦軸アーチというが，荷重を緩和するクッションの役割がある．個々の骨を結合するすじが軟らかい体質，すなわち全身性関節弛緩傾向が扁平足発症に関与している．中年期の肥満と筋力低下により，後脛骨筋機能不全が原因で起こる．筋力以上の体重がかかるとアーチが低くなる．

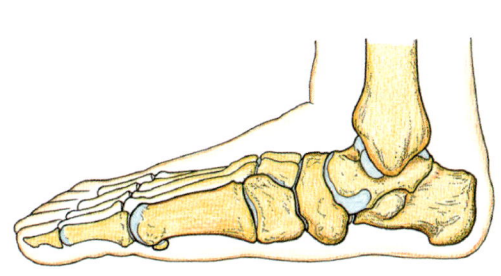

図15-7　扁平足

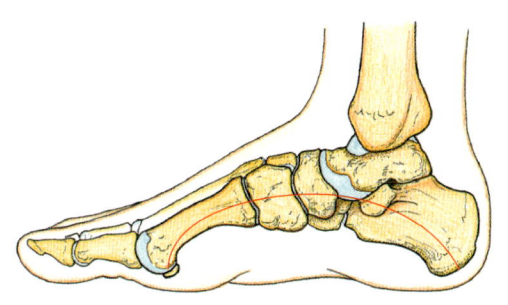

図15-8　正常足の縦軸アーチ

▶治　療

つま先立ち運動ではアーチを巻き上げる現象が起こることを利用して，つま先立ち訓練を行う．アーチ支持の付いた靴や足底挿板を使用する．

【有痛性外脛骨】

中足部の内側に骨が突出していて，その部位に痛みを訴えることがある．X線像で舟状骨の内側に小骨片を認める（図15-9）．これは後脛骨筋腱内にある過剰骨で，その頻度は約15%とされている．扁平足と合併することが多い．

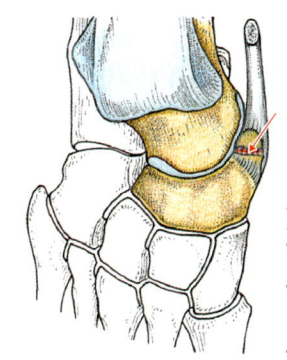

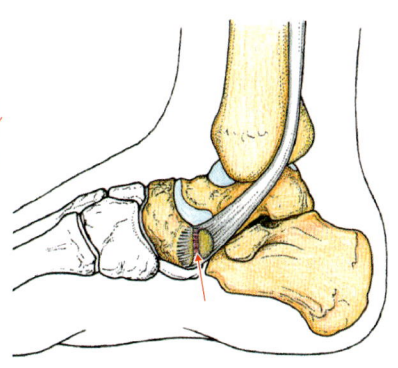

▶先天性扁平足

垂直距骨ともいわれる難治性の変形で，多発性関節拘縮に合併する．

a：背底像　　　b：側面像

図15-9　外脛骨

▶足根骨癒合症

距骨と踵骨が癒合している先天奇形で，扁平足を合併する．

鉤爪趾，ハンマー足ゆび，槌趾

足のゆびが曲がってしまう変形は日常よくみかけるが，屈曲・伸展拘縮を起こしている関節の部位によって名称が異なる．突出した中足骨骨頭，近位趾節間関節背側および足趾の先端に胼胝(たこ)や，底まめ，鶏眼(うおのめ)ができて，痛みを訴える．

【鉤爪趾】

趾節間関節で屈曲し，中足趾節関節で伸展して鉤爪のように変形する(図15-10 a)．脳卒中片麻痺，関節リウマチに合併することが多く，脊髄麻痺や末梢神経麻痺で足趾内在筋不全によっても発生する．特発性凹足の合併する例は家系内発症が認められる．

【ハンマー足ゆび】

近位趾節間関節で屈曲し，遠位趾節間関節で伸展位をとる(図15-10 b)．横軸アーチの落ち込み，外反母趾に合併する．足ゆびに合わない靴，とくにハイヒールが原因とされている(図15-11)．

【槌趾(マレット足ゆび)】

遠位趾節間関節だけが屈曲拘縮となる(図15-10 c)．他の足ゆびの鉤爪趾やハンマー足ゆび変形に合併してみられるが，その頻度は低い．

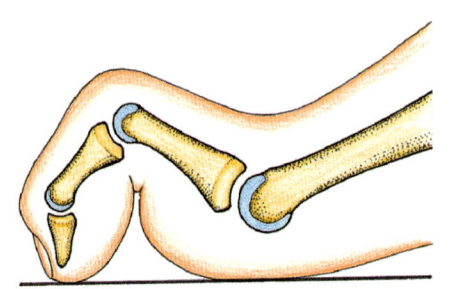

a：鉤爪趾

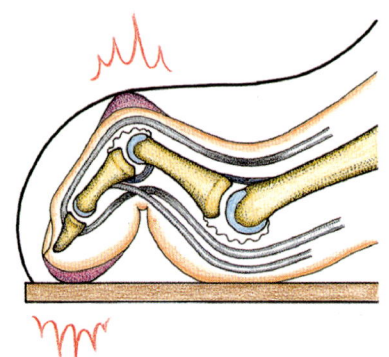

b：ハンマー足ゆび

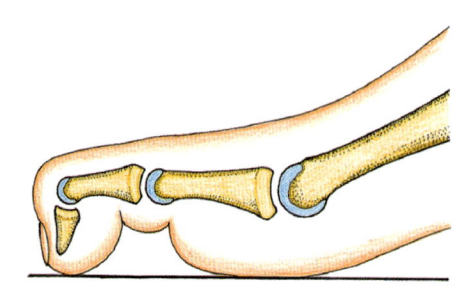

c：槌趾

図15-10　足ゆびの変形

【予防と治療】

① ハイヒールの靴を避け(図15-11)，足に合った靴を選ぶ．横軸アーチ支えの足底挿板を使用する．
② 痛みが強くて，歩行に支障のある固定された変形には各種の手術が行われる．

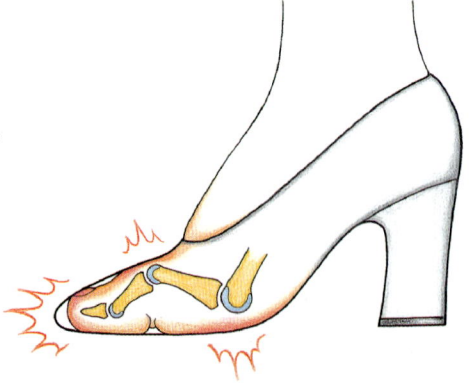

図15-11　靴による足ゆびの変形

中足骨疲労骨折，モートン病，強剛母趾

【中足骨疲労骨折】

長距離歩行やスポーツ過重練習が誘因となる．発育期のスポーツ選手に多い．かつては軍隊の行軍後に発症したので，行軍骨折ともいわれた．若い時期のスポーツを再開した中年女性にもみられる．中足部に痛みと腫れを訴える．第2・第3中足骨に多く，骨折部に圧痛を認める．早期例ではX線像に異常がみられないことがあるが，2-3週後に骨折線や紡錘型の仮骨形成が現れる（図15-12）．

▶治療

スポーツを休止して，安静を保つだけで治癒する．

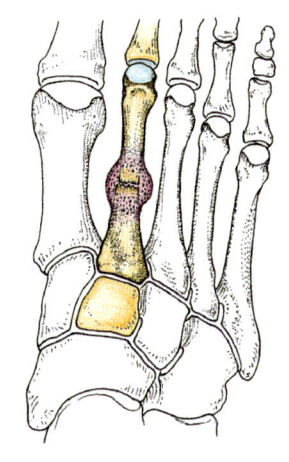

図15-12 中足骨疲労骨折

【モートン病】

第3・第4中足骨間で足ゆびへいく神経が圧迫されて起こる絞扼神経障害である．足ゆびの先に放散する鋭い痛みを訴え，中足骨間に圧痛を認める．進行すれば神経腫を形成する（図15-13）．

▶治療

横軸アーチ支持のパッドを使用する．難治例には神経腫切除も行われる．

【強剛母趾】

足親指の中足趾節関節の変形性関節症である．中年以降の男性に多い．正常歩行では中足趾節関節は30-40°背屈しているが，本症では背屈できなくなるので（図15-14），歩行障害を起こす．

X線像では関節裂隙が狭小となり（図15-15），背側に大きな骨棘が形成される．痛いたこが形成され親指が太くなる．

▶治療

靴底が舟底型の靴を使用する．

図15-13 モートン病

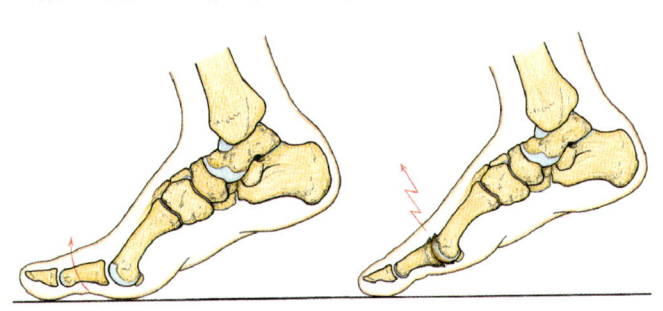

図15-14 正常歩行と強剛母趾歩行

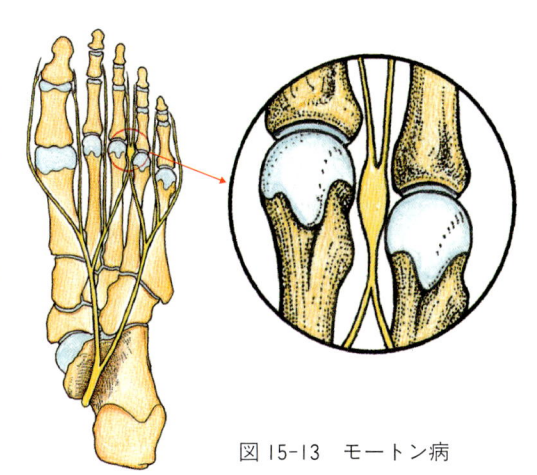

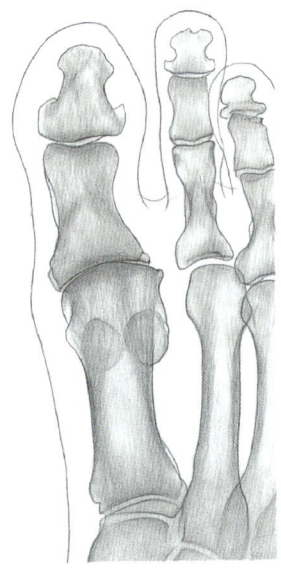

図15-15 強剛母趾X線像

第5中足骨基底部骨折，第2ケーラー病，第1ケーラー病

【第5中足骨基底部骨折】

　高齢者では第5中足骨基底部が容易に骨折する．足をちょっとひねっただけと思っていても，足の外側に痛みが強く，足を踏みつけられないことがある．足の外側に出っ張っている骨（↘）に限局性の圧痛があれば第5中足骨基底部骨折である（図15-16）．足全体が腫れる．X線撮影を行って確認する．注意して観察しなければ，見落とすおそれがある．

▶治　療

　痛みが激しい場合はギプスや足底板で固定する．

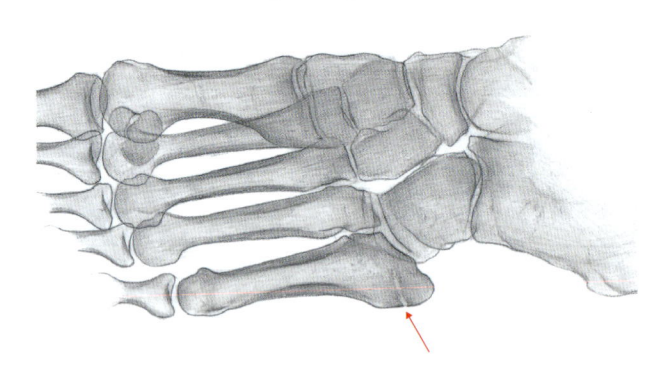

図15-16　第5中足骨基底部骨折

【第2ケーラー病】

　フライバーグ病とも言われる．思春期の女性に多く，第2足趾の中足趾節関節に痛みと腫れを訴える．第2中足骨の骨頭無腐性壊死であるが（↘），その原因は不明である（図15-17）．

▶治　療

　横軸アーチを付けた足底板で保存的に治療する．関節症に移行し，骨棘が突出した場合には，骨棘を切除する．

【第1ケーラー病】

　足の痛みを訴える4-8歳の男児のX線像で，足舟状骨の扁平化と骨硬化像を認めることがある（図15-18）．足舟状骨の骨化の過程でみられ（↗↙），一過性に痛みを訴えるが，自然に治癒する．

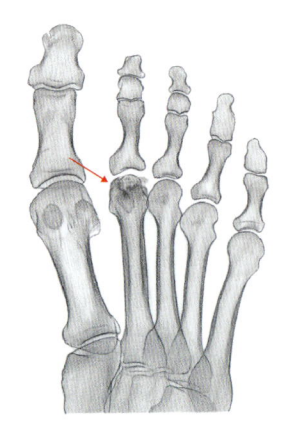

図15-17　第2ケーラー病

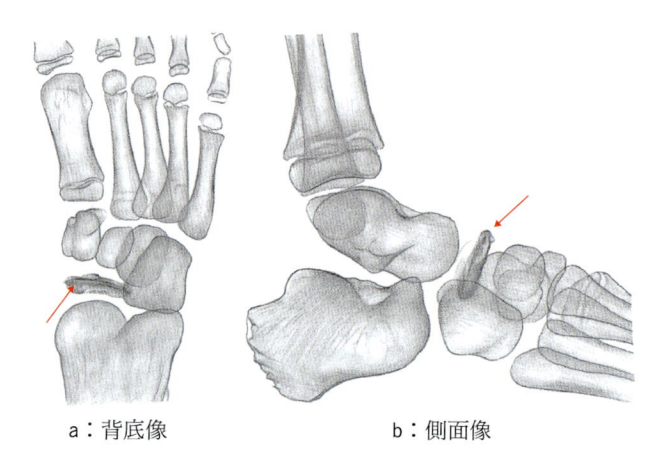

図15-18　第1ケーラー病
a：背底像　　b：側面像

陥入爪，爪下外骨腫，たこ，底まめ

【陥入爪】

足の爪の側縁が皮膚にくい込み，炎症を起こす疾患である（図15-19）．深爪や窮屈な靴が原因とされる．

▶治療

爪を清潔に保つ．炎症が強い例には爪の部分切除も必要になる．

【爪下外骨腫】

爪の下の末節骨に異常増殖が起こり，爪を押し上げるため痛みが生じる（図15-20）．圧迫壊死に陥った皮膚と爪に炎症をきたす．骨幹端の外骨腫に似ているが，異常刺激に対する反応性増殖と考えられている．

▶治療

爪を清潔に保つ．大きくなり，炎症が治まらなければ手術して切除する．

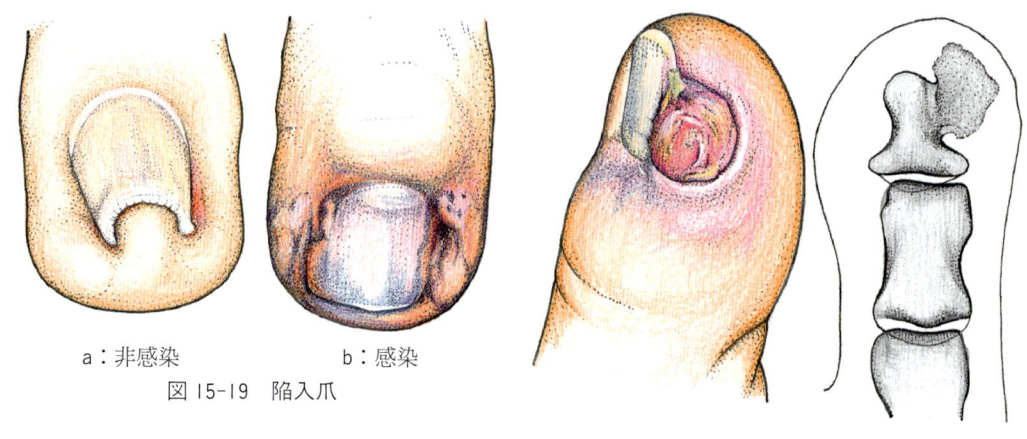

a：非感染　　b：感染
図15-19　陥入爪

a：外観　　b：X線像
図15-20　爪下外骨腫

【たこ，底まめ】

変形した足趾では，靴や床に当たった皮膚の角質が肥厚して，たこや底まめができる（図15-21）．たこは正常皮膚との境界が不鮮明で，真皮内に到達していない．底まめは肥厚した角質が真皮内まで嵌入しているもので，中心部の半透明な芯が魚の目に似ているので，鶏眼（うおのめ）ともいわれる．たこの底に発生した骨棘が刺激となっていることがあるが，この場合は骨棘の切除が必要となる．

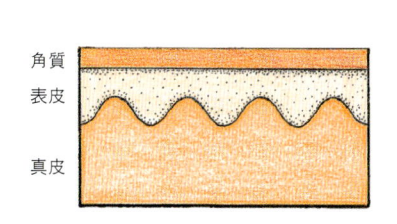

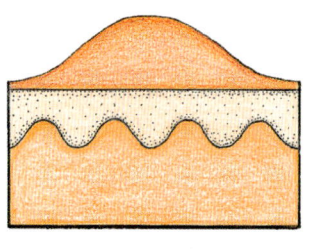

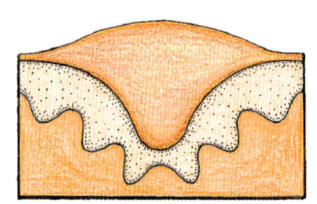

角質
表皮
真皮

a：正常　　b：たこ　　c：底まめ
図15-21　たこと底まめの皮膚断面

足・足ゆびの機能解剖①

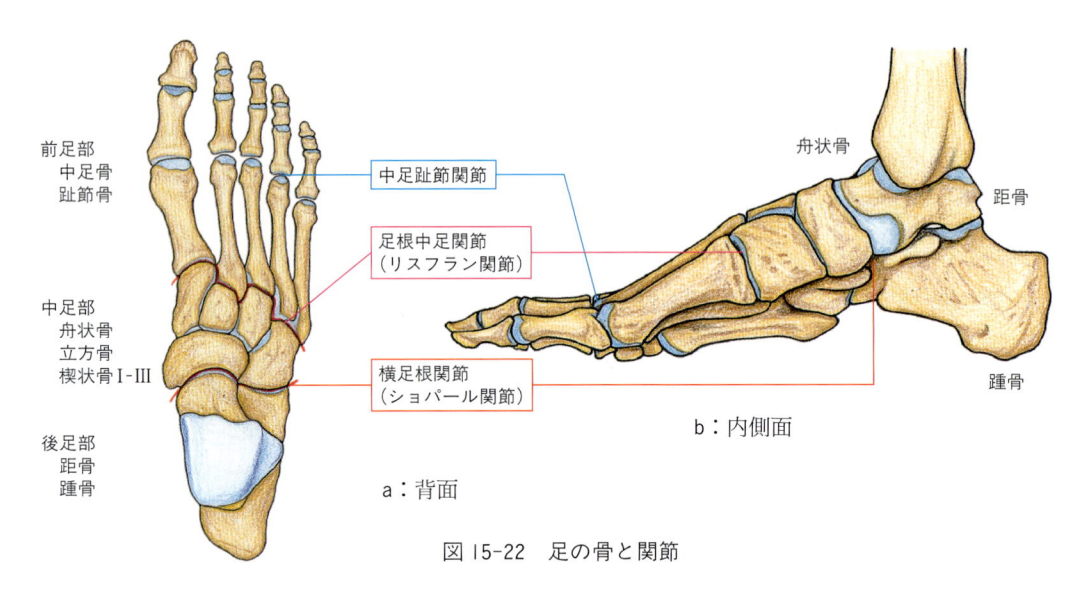

図 15-22 足の骨と関節

a：背面
b：内側面

前足部
　中足骨
　趾節骨

中足部
　舟状骨
　立方骨
　楔状骨 I-III

後足部
　距骨
　踵骨

中足趾節関節
足根中足関節（リスフラン関節）
横足根関節（ショパール関節）

舟状骨
距骨
踵骨

骨と関節 （図 15-22）

足と足ゆびは合計 26 個の骨が組み合わされている．

▷ **横足根関節（ショパール関節）**

距骨と舟状骨との間の関節，すなわち内側半分は前方凸になっている．踵骨と立方骨との間の関節，すなわち外側半分は後方凸になっている．この凹凸の形状により安定性が保たれている．

▷ **足根中足関節（リスフラン関節）**

第Ⅰ，Ⅱ，Ⅲ楔状骨および立方骨と中足骨との間の関節である．第2中足骨の基底部がほぞ状に楔状骨間にはまり込んでいて，足根中足関節の安定性が保たれている．

▷ **中足指節間関節**

足ゆびの付け根の関節である．床を踏みきるときに，この関節が背屈されることが重要である．

足のアーチ （図 15-23）

人の足が他の動物と異なっている特徴は中足部が高いアーチを形成していることである．次の3本のアーチによる立体構造を構築している．(A-C)：第1中足骨骨頭から踵骨に達する内側縦アーチ．(B-C)：第5中足骨骨頭から踵骨に達する外側縦アーチ．(A-B)：横に並んだ5本の中足骨の形成する横アーチ．

その結果，足は踵骨，第1中足骨骨頭，第5中足骨骨頭の3点支持で安定させると同時に足底の衝撃を緩衝させている．足ゆびが接床して，踏み返すときに，足底の筋肉や腱膜が緊張してアーチの弯曲が増強される．巻き上げ機現象といわれ，体重移動を円滑にする重要な機構である．

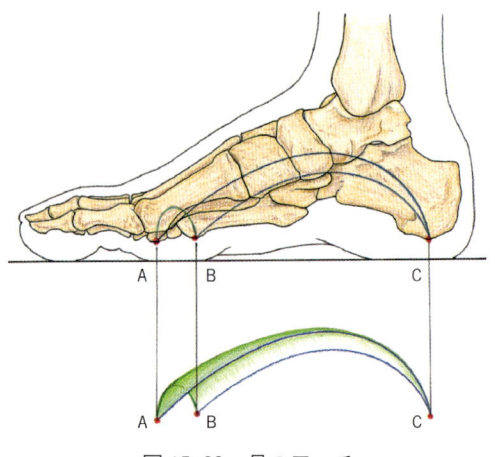

図 15-23 足のアーチ

足・足ゆびの機能解剖②

【筋肉と腱】(図15-24)

　a：足背には足関節と足ゆびを背屈する腱があり，扇状に拡がって足ゆびに達している．足背動脈とたくさんの静脈がある．踏み込んだときに圧迫が加わらない足背に静脈が配置されているのは生体の妙である．

　b：足底表層には足底腱膜がある．踵骨から中足骨骨頭にかけて扇状に拡がっている．非常に強靱な腱膜で足のアーチを保持している．

　c：足底深層には足根骨や中足骨から足ゆびに達する種々の筋肉があり，基本的には手指と類似した運動ができる構造になっている．これらの筋肉は足のアーチを能動的に保持する役割をになっている．足底の深部には足底動脈と足底神経があるが，足のアーチの下をくぐるように配置されている．

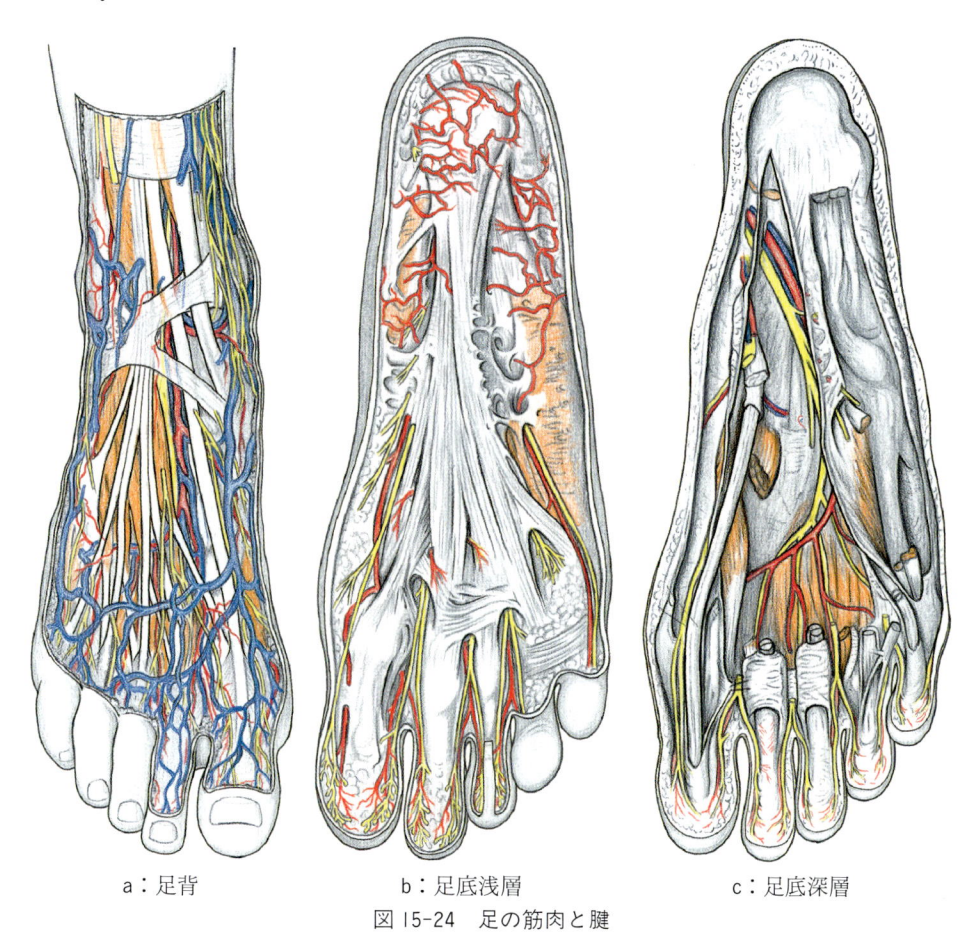

　　　　a：足背　　　　　　b：足底浅層　　　　　c：足底深層
図15-24　足の筋肉と腱

▷付　記

　かつて妊婦の「つわり」を軽減する薬として用いられたサリドマイドの副作用により，手が口に届かないほど小さい異常児が生まれ社会問題となった．この子どもたちの足は，箸を持ったり書字ができるように発達した．裸足で凸凹道を歩いたり，砂場で遊ぶことが少なくなった現代っ子の足の筋肉の発達はおぼつかない．背が高くて足もとが不安定な現代っ子が高齢に達したとき，容易に転びやすくなるであろう．骨粗鬆症もからんで大腿骨頸部骨折や転子部骨折のリスクが非常に高くなることが心配である．

ほっと一息 "自分の家族の一人と思って患者さんに対応せよ"といわれるが，果たして正しいか？

"患者さんが自分の親・子や兄弟・姉妹と思って対応せよ！"といわれるが，果たして正しいだろうか？　私は次の3点の理由で正しくないと思っている．

1. "家族に対する心情と同じ心情を患者さんに傾注せよ"ということは，一見もっともなようである．しかしすべての患者さんにこの心情を持ち続けることは容易ではない．心情や感情には起伏の波を伴うから，ある患者さんにはとても親切であるが，ある患者さんには不親切な対応に陥る可能性がある．患者さんは医療の大事な利用者すなわちお客さまであると考えて，ステディに対応すべきものと考える．

2. 卒業生諸君はこれから医療担当のプロフェッショナルになるのであるから，プロとしての厳しさを自覚しなければならない．芸能・スポーツ関係のプロはもちろん，銀行窓口，デパート売り場，スチュワーデスなどなど，お客さま相手の職業人は裏で泣いたり不機嫌であったりしても，仕事の場では笑顔で丁寧に対応する訓練を受け，それが身に付いている．これからの医療担当者には専門の知識と技術の習得はもちろん，プロとしての接遇態度を身につけることが要求されている．

3. 家族というものの中味を吟味すると，家族構成，居住環境，教育・職業，生活時間配分，嗜好・趣味などを含めた個人の生き甲斐を承知しており，また気性や感情もわかっている人といえる．患者さんを診療する場合には少なくとも家族構成，居住環境，教育・職業，生活時間配分，嗜好・趣味などの生活背景を理解しておかなければならない．病歴の記載欄に家族歴がトップに配置されていることがあるが，いきなり家族歴を聞き出すのは妥当でなく，患者さんとのラポール(rapport)すなわち信頼関係が形成されてから聞き出すべきものである．この意味で家族歴よりも家族構成，職業や居住環境など生活背景記述欄が重視されなければならない．

結び

プロの一員に加わる諸君は，同僚であり，競争相手になるわけである．教えを請わない競争相手に無理に教えるほど，相手は甘くない．私は医者になってちょうど50年経った．その老医からの「はなむけ」として**"医者の生涯を通じてまったく同じ患者さんは二度といない，生涯唯一の患者さんである"**と告げて，卒業祝いとする．

（2004年3月25日　信州大学医学部卒業祝賀会での祝辞）

索 引

欧文

A
acute stiff neck　5
ankylosing spondylitis　127
anterior knee pain　140
ape hand　61
axonotmesis　62

B
bamboo spine　39

C
carpal tunnel　102
carrying angle　89
causalgia　113
clawfinger　60,85
click　137
cubital tunnel　60,85

D
dead arm sign　72
derangement　5
Drachenshuß　16
drop arm sign　68
drop hand　62

F
finger pulp　112

G
ganglion　96
giving way　136,137,140
grind test　109
gunstock deformity　89

H
hanging cast　67
Hexenshuß　16
Hüftlendenstrecksteife　35,40

L
Little Leaguer's shoulder　75
locking　137
loose shoulder　72
Looser zone　44

N
neck stiffness　2

neurapraxia　62
neurotmesis　62

O
O脚変形　134
observation hip　126
omovertebral bone　41
os odontoideum　57

P
painful arc sign　70
plafond　159
pylon　159

R
root avulsion injury　63
rotator cuff　76

S
shin splints　153
shoulder-hand syndrome　113
stiff shoulder　2

T
traumatic dystrophy　113
triangular fibrocartilage complex, TFCC　100

和文

あ
アイロン体操　66,77
アキレス腱周囲炎・滑液包炎　157,**160**
アキレス腱断裂　157,**160**
亜脱臼，環軸椎　8
悪性腫瘍　154
悪性リンパ腫　51
足・足ゆびの機能解剖　167,**176**,**177**
足関節・踵
　── の腱と靱帯　157,**165**
　── の骨と関節　157,**164**
足関節不安定症　157,**161**
圧迫骨折，腰椎の　21

い
椅子挙上テスト　80
一次性股関節症　118
一過性伝導障害　62

う

運動障害　57
　──，上肢の　64
運動麻痺　56

え

エコノミークラス症候群　154
エルブ-デュシェンヌ Erb-Duchenne 麻痺　63
円背　21, 35, **36**
炎症性斜頸　1, **11**
遠位指節間関節症　105, **107**

お

オズグッド-シュラッター Osgood-Schlatter 病　133, **139**
押し込みテスト　136
黄色靱帯骨化症　47, **50**

か

ガングリオン　96, 162
下位型麻痺　63
下肢伸展挙上　117, 131
下肢伸展挙上制限　18
下肢の脱力　58
下肢麻痺　54
下垂ギプス　67
下垂手　62
下腿骨疲労骨折　151, **153**
下腿三頭筋不全断裂　151, **155**
下腿の機能解剖　151, **156**
化膿性炎症，指先部の　105, **112**
化膿性肩関節炎　65
化膿性関節炎　141
化膿性骨髄炎　133, **143**
化膿性脊椎炎　15, **27**
化膿性膝関節炎　133, **143**
果部骨折　157, **159**
過労性脛部痛　151, **153**
噛み込み異常，椎間関節の　5
改構層　44
海綿状血管腫　51
開張足　168
階段状変形　23
階段変形，肩の　69
外傷性肩関節脱臼　65, **71**
外傷性脊髄損傷　47, **49**
外側側副靱帯損傷　136
外反テスト　136
外反肘　79, **89**
外反母趾　167, **168**, 169, 172
外偏角　79, **89**
鉤爪趾　167, **172**
鉤爪指　60, 85
片麻痺　162, 172

肩関節周囲炎　65, **66**
肩関節前方不安定症　75
肩関節脱臼　71, 72
肩こり　1, **2**, 9, 36, 48
肩関節の機能解剖　65, **76**
喀血　154
滑液包炎　163
滑膜骨軟骨腫症　133, **145**
滑膜肉腫　146
滑膜ひだ障害　133, **140**
肝がん　45
陥入爪　167, **175**
嵌頓症状　86, 145
間欠性跛行　20
寛骨臼底突出症　117, **123**
感覚障害　56, 57
　──，上肢の　59, 64
関節ねずみ　86, 145
関節遊離体　79, 86, 145
関節リウマチ　57, 168, 172
　──，足の　157, 167, **169**
　──，肩の　65, **73**
　──，頸椎の　1, 8
　──，股関節の　117, **123**
　──，手指の　105, **108**
　──，手関節の　91, **93**
　──，膝の　133, **138**
　──，肘の　79, **84**
　── の診断基準　93
環軸椎亜脱臼　8
環軸椎回旋固定　11
環椎後頭骨癒合症　57
眼振　57

き

キーンベック Kienböck 病　91, **97**
キアリ Chiari 奇形　52, **57**
ギャップ　69
ギヨン Guyon 管　60, 102
ぎっくり腰　16, 18
亀背　58
機能解剖
　──，足・足ゆびの　167, **176**, 177
　──，下腿の　151, **156**
　──，肩関節の　65, **76**
　──，頸椎の　12
　──，股関節の　117, **128**
　──，手指の　105, **115**, 116
　──，膝関節の　133, **147**
　──，腰椎の　15, **29**
偽痛風　100, 133, **141**, 157, 167, **170**
逆コーレス Colles 骨折　94
休息，頸部の　1, **14**
急性化膿性股関節炎　117, **126**
急性頸部痛・可動制限　5

索引　181

狭窄性腱鞘炎　91,**92**
狭心症　46
胸郭出口症候群　1,**9**,59
胸椎圧迫骨折　43,**44**
胸椎カリエス　58
胸椎後縦靱帯骨化症　47,**50**
胸痛　39,154
胸部圧迫感　6
胸部帯状痛　56
胸部痛　127
胸壁痛　46
胸腰髄損傷　49
胸肋鎖骨肥厚症　43,**46**
強剛母指　105,**111**
強剛母趾　167,**173**
強直性脊椎炎　15,**26**,35,**39**,43,**46**
強直性脊椎関節炎　117,**127**
強直性脊椎骨増殖症　7,15,**26**
棘突起癒合　41
近位指節間関節症　105,**107**
筋萎縮　56
筋萎縮性側索硬化症　47,**56**,64
筋力強化運動，腹筋・背筋の　33
筋力低下　56
　　──，肩の　70,75

く

クリック　137
クリッペル-ファイル Klippel-Feil 症候群
　　　　　　　　　　　　35,41,57
くも膜下出血　54,55
くる病　57
区画症候群　153,155,156
頸肩腕症候群　1,**2**,59
頸肩腕痛　10

け

ケーラー Köhler 病　167,**174**
けいれん　56
脛骨骨幹部の腫瘍　151
脛骨骨髄炎　143
脛骨天蓋骨折　159
痙性斜頸　1,**11**,35,**38**
頸髄損傷　49,64
頸椎カラー　10,48,52
頸椎後縦靱帯骨化症　1,**7**,59
頸椎症　41
頸椎症性神経根症　59
頸椎症性脊髄症　47,**48**
頸椎椎間板ヘルニア　1,**4**,59
頸椎捻挫　1,**6**
頸椎の機能解剖　1,12
頸椎病変，中・下位の　8
頸痛　2,9,48
頸部脊椎症　1,**3**

鶏眼（うおのめ）　172,175
血管芽腫　51
血管腫　55
血栓症　55
血栓性静脈炎　154
結核性脊椎炎　15,**27**,47,**58**
結晶性滑膜炎　133,**141**,144
結晶誘発性滑液包炎　74
月状骨軟化症　91,**97**
肩腱板　76
肩腱板損傷　65,**68**
肩甲骨挙上体操　9
肩甲骨高位症　35,**41**
肩甲脊椎骨　41
肩鎖関節脱臼　65,**69**
肩峰下インピンジメント症候群　65,**70**
牽引　4,48
腱鞘炎　61,92,95

こ

コーレス Colles 骨折　91,**94**
コルセット　18,23,32
コンパートメント症候群　153,155,156
ゴルフ肘　79,**82**
こわばり，肩の　70,75
子どものばね指　105,**111**
呼吸困難　154
股関節結核　117,**127**
股関節症　118,119,120
股関節にかかる力　117,**130**
股関節の機能解剖　128
五十肩　65,**66**
甲状腺がん　45
行軍骨折　173
虹彩網様体炎　39
後頭骨発育異常　57
後十字靱帯損傷　136
後縦靱帯骨化　7
後縦靱帯骨化症　55
　　──，胸椎　47,**50**
　　──，頸椎　7
高位麻痺　62
硬膜下出血　55
硬膜外腫瘍　51
硬膜動静脈瘻　54
硬膜内髄外腫瘍　51
構音障害　57
膠原病　55
腰曲がり　24,36
骨化核出現年齢，肘の　79,**90**
骨巨細胞腫　146
骨粗鬆症　15,**21**,**22**,35,**36**,177
骨端症　163
骨端線閉鎖年齢，肘の　79,**90**
骨端軟骨板の閉鎖年齢，膝の　139

骨軟化症　44
骨軟骨腫　146
骨肉腫　146
骨盤・大腿骨の腫瘍性疾患　117

さ

サリドマイド　177
作業姿勢の工夫　1,**14**
作業動作，腰を守る　15,31
坐骨神経痛　19,20,24
猿手　61
三角巾　67
三角線維軟骨複合体損傷　91,**100**
三叉神経痛　56

し

シャルコー Charcot 関節　144
シュプレンゲル Sprengel 変形　35,**41**
ショイエルマン Scheuermann 病　35,**40**
ショパール Chopart 関節　176
ジャンパー膝　133,**139**
しびれ
　――，足の　20,152
　――，腕や手の　2,9,48
　――，指の　60,61,81,85,95
子宮がん　45
四肢麻痺　49,55
指腹　112
脂肪腫　51
脂肪塞栓症　55
視力障害　56
歯突起形成異常　47,**57**
自律神経障害　55
色素性絨毛結節性滑膜炎　133,**145**
軸索断裂　62
膝蓋骨亜脱臼　133,**140**
膝蓋骨軟化症　140
膝蓋骨不安定症　140
膝蓋前方滑液包炎　133,**146**
膝蓋大腿関節障害　133,**140**
斜頸　1,**11**,35,**38**
尺骨神経麻痺　59,**60**,81,85
尺骨突き上げ症候群　91,**100**,101
尺骨プラスバリアント　101
手根管　91,**102**
手根管症候群　59,**61**,91,**95**,102
手根不安定症　91,**101**
手指の機能解剖　105,**115**,116
手舟状骨偽関節　91,**99**
手背ガングリオン　91,**96**
終糸緊張症候群　15,**28**,146
習慣性足関節亜脱臼　157,**161**
習慣性肩関節脱臼　65,**72**
習慣性膝蓋骨脱臼　140
銃身変形　89

小脳運動失調　57
掌蹠膿疱症　46
踵骨棘　157,**163**
踵骨骨折　157,**163**
踵骨骨端症　157,**163**
上位型麻痺　63
上皮腫　51
上方関節唇損傷　75
上腕骨顆上骨折　79,**87**
上腕骨外顆骨折　79,**88**
上腕骨外側上顆炎　79,**80**
上腕骨近位端骨折　65,**67**
上腕骨内側上顆炎　79,**82**
上腕二頭筋長頭腱炎　68
上腕二頭筋長頭腱断裂　65,**74**
心奇形　41
心脈管病　154
神経根症状　48
神経根引き抜き損傷　63
神経鞘腫　51
神経断裂　62
神経病性関節症　133,141,**144**
深部静脈血栓症（DVT）　151,**154**
人工股関節　117,**132**
人工膝関節　133,**149**
　――の術後感染　143
靱帯損傷
　――，膝の　133,**136**
　――，足関節の　157,**158**
腎がん　45
腎奇形　41

す

スケールよじ登り体操　77
スコッチ犬の首輪　23
ステロイド関節症　133,**144**
ステロイド結晶滑膜炎　141
ストレッチング，頚部の　1,**13**
スミス Smith 骨折　94
スワンネック変形　108,110
ズデック Sudeck 骨萎縮　94,105,**113**
頭蓋底陥入症　47,**57**
頭痛　6,57
水疱　45
垂直距骨　171
髄内腫瘍　51
髄内動静脈奇形　54
髄膜腫　51

せ

セッティング訓練　5,6
　――，頚部の　1,**13**
セバー Sever 病　163
正中神経麻痺　59,**61**
成人のばね指　105,**106**

成長痛　28
青年性亀背　35,40
星状細胞腫　51
脊髄圧迫症状　3
脊髄空洞症　47,**52**,59,64,144
脊髄係留症候群　15,**28**
脊髄硬膜外血腫　47,**55**
脊髄硬膜動静脈瘻　54
脊髄実質内出血　55
脊髄腫瘍　47,**51**
脊髄症　48
脊髄症状　48
脊髄卒中　47,**55**
脊髄損傷，外傷性　47,**49**
脊髄動静脈奇形　47,**54**,55
脊髄内出血　54
脊髄半側麻痺　58
脊髄不全麻痺　45
脊髄麻痺　54,55,58,172
脊髄瘻　144
脊柱側弯　41
脊柱側弯症　35,**37**
脊柱不撓性　27
脊椎圧迫骨折　36
脊椎カリエス　27,58
脊椎過敏症　45
脊椎腫瘍　55,57
脊椎破裂　144
脊椎不撓性　58
脊椎分離症　15,**23**
石灰性腱板炎　65,**74**
石灰性肩峰下滑液包炎　65,**74**
仙腸関節痛　39
先天性筋性斜頚　1,**11**,35,**38**
先天性頚椎癒合症　41
先天性股関節脱臼　117,**120**
先天性骨性斜頚　35,**38**
先天性内反足　157,**162**
先天性扁平足　171
潜水病　55
全型麻痺　63
前脛骨区画症候群　151,**155**
前股関節症　117,**120**
前斜角筋症候群　9
前十字靱帯損傷　136
前脊髄動脈閉塞症候群　47,**55**
前立腺がん　25,45

そ

爪下外骨腫　167,**175**
足根管症候群　157,**162**,163,165
足根骨癒合症　171
足底腱膜炎　157,**163**
側弯症　37
底まめ　167,172,**175**

た

タナ障害　140
ダウン Down 症候群　57
たこ（胼胝）　167,169,172,**175**
多発性関節拘縮　171
多発性硬化症　47,**56**
体重減少　25
帯状疱疹　43,**45**
大腿骨頚部骨折　21,22,117,**121**,177
大腿骨転子部骨折　21,22,117,**121**,177
大腿骨頭壊死症　117,**122**
大腿骨頭すべり症　117,118,**125**
大転子結核　117,**127**
大動脈閉鎖不全　39
第1ケーラー Köhler 病　167,**174**
第2ケーラー Köhler 病　167,**174**
第5中足骨基底部骨折　167,**174**
竹節脊柱　39
単純性股関節炎　117,**126**,146
弾性ストッキング　154

ち

治療体操，肩の　65,66,73,**77**
中足骨疲労骨折　167,**173**
肘内障　79,**83**
肘部管症候群　59,**60**,79,81,**85**
腸腰筋膿瘍　15,**27**
直腸がん　45

つ

つま先立ち訓練　171
突き指　105,**110**
対麻痺　49,55,58
椎間板ヘルニア　16,37,55
　——，頚椎　4,**59**
　——，腰椎　15,**17**,18
椎間板変性症　26
槌指　105,**110**
槌趾　167,169,**172**
痛風　157,167,**170**
杖の効用　130
爪周囲炎　112

て

ティーツェ Tietze 病　43,**46**
テニス肘　79,**80**
デュジェリーヌ-クルンプケ Dejerine-Klumpke 麻痺　63
デュピュイトラン Dupuytren 拘縮　105,**114**
手関節
　——の運動　91,**103**
　——の骨と関節　91,**102**
手関節結核　91
手関節症　97

手関節症，変形性　91, **98**
手内在筋麻痺　64
低位麻痺　62
天蓋（脛骨遠位端）　159
転移性頚椎腫瘍　1, **10**
転移性脊椎腫瘍　15, **25**, 43, **45**
電撃痛
　——，頚部や背部の　58
　——，背部の　56

と

トムゼン Thomsen テスト　80
ドゥ・ケルバン de Quervain 病　91, **92**
ドラゴンの一突き　16
ドレーマン Drehmann 徴候　125
トレンデレンブルク Trendelenburg 現象　125
投球肩障害　65, **75**
糖尿病　144, 154
頭重　6
橈骨遠位端骨折　91, **94**
橈骨神経麻痺　59, **62**
動静脈奇形　54
動脈硬化　55
動脈瘤　55
動揺肩　72
突発性骨壊死，膝の　133, **142**

な

内側側副靱帯損傷　136
内軟骨腫　105, **114**
内反尖足　169
内反足　162
内反テスト　136
内反肘　79, **89**
軟骨石灰化症　141

に

にぎり母指　105, **111**
二次性股関節症　118
二分脊椎，潜在性　28
乳がん　45, 51

ね

ネックカラー　4, 6, 8
寝違え　1, **5**
捻挫
　——，足関節　157, **158**, 161
　——，膝の　133, **136**

の

脳性麻痺　162

は

ハンマー足ゆび　167, **172**
バートン Barton 骨折　94

バウマン Baumann 角　87
バストバンド　44
バニオン　168, 169
バレー・リエウ Barré-Liéou 症候群　6
バンカート Bankart 損傷　72
パジェット Paget 病　57
パンコースト Pancoast 腫瘍　1, 10
パラテノン　160
ばね指
　——，子どもの　105, **111**
　——，成人の　105, **106**
ばね様固定，肩の　71
吐き気　6
破壊性脊柱関節症　1, **10**
破壊性脊椎関節症　47, **52**
馬尾腫瘍　15, **25**
背痛　43, **45**
背部痛　22, 55
肺炎　39
肺がん　10, 45, 51
肺塞栓症（PE）　151, **154**
発育性股関節脱臼　120
反射性交感神経性ジストロフィー（RSD）
　　　　　　　　　　　　94, 105, **113**
反復性肩関節脱臼　65, **72**
半月板損傷　133, 136, **137**
半椎　41

ひ

ヒル-サックス Hill-Sachs 損傷　72
ピアノキーサイン　69, **93**
ひっかかり感，肩の　75
引き出しテスト　136
肥満　15, **30**, 154
非外傷性肩不安定症　72
腓骨神経麻痺　151, **152**
膝関節炎　143
膝関節症　134, 142
膝関節の機能解剖　133, **147**
膝くずれ　136, 137, 140
膝伸筋訓練　133, **148**
膝前部痛　140
膝痛，幼児の　133, **146**
膝の腫瘍　133, **146**
肘外偏角（肘外反角）　89
肘の解剖　79, **89**
肘の発育　79, **90**
瘭疽　112

ふ

ファレン Phalen テスト　95
フィンケルシュタイン Finkelstein テスト　92
フォルクマン Volkmann 拘縮　87
フライバーグ Freiberg 病　174
プルヴィナール　128, **132**

フロマン Froment 徴候　60, 85
ブシャール Bouchard 結節　105, **107**
ブラウン-セカール Brown-Séquard 症候群　58
プラスバリアント　100
不安定感, 頚椎の　10
不全麻痺, 下肢の　50
振り子運動, 腕の　67
浮腫性紅斑　45
腹帯　32
分娩麻痺　59, **63**
分回し運動, 指の　109
分離性脊椎すべり症　15, **23**

へ

ヘバーデン Heberden 結節　105, **107**, 109
ベーカー Baker 膝窩嚢胞　133, **146**
ペルテス Perthes 病　118, 117, **124**, 146
変形性足関節症　157, **161**
変形性股関節症　117, **118**, **119**, 122, 124, 125
変形性脊椎症　15, **19**, 26
変形性手関節症　91, **98**
変形性膝関節症　133, **134**, **135**
変形性肘関節症　79, **81**
変形性腰椎症　37
変性脊椎すべり症　15, **23**
扁平足　151, 167, 169, **171**

ほ

ホーマンズ Homans 徴候　154
ホルネル Horner 症候群　10
ボタン穴変形　105, 108, **114**
ポット Pott 麻痺　47, 58
歩行不安定　3
母指手根中手関節症　105, 107, **109**
放散痛, 下肢の　25
放射線脊髄障害　47, **58**
傍脊髄動静脈瘻　54
棒球体操　77
膀胱直腸障害　54, 55, 56

ま

マグレガー McGregor 線　57
マニプレーション　5
マレット足ゆび　172
麻痺, 下肢の　25
麻痺筋の萎縮　64
麻痺性内反尖足　157, **162**
魔女の一突き　16
末梢神経麻痺　172
慢性型区画症候群　153

み・む

耳鳴り　6
むくみ

────, 下肢の　154
────, 妊娠時の　92, 95
むち打ち損傷　1, **6**

め・も

メニスクス　137
めまい　6, 57
モートン Morton 病　167, **173**

や

夜間痛, 肩の　68, 70, 74
野球肩　65, **75**
野球肘　79, **82**

ゆ

有痛弧徴候　70
有痛性外脛骨　167, **171**

よ

幼児の膝痛　133, **146**
腰仙部痛　26
腰椎股関節伸展拘縮　35, **40**
腰椎椎間板ヘルニア　15, **17**, **18**, 151
腰椎にかかる力　15, 30
腰椎の機能解剖　15, **29**
腰痛　15, **30**, 127
腰痛緩和体操　15, 20, 33
腰痛症　15, **16**
腰背痛　39
腰部脊柱管狭窄症　15, **20**, 24, 151

ら

ライト Wright テスト　9
ラセーグ Lasègue 徴候　18

り

リーメンビューゲル　120
リウマチ肘　84
リスフラン Lisfranc 関節　176
リトルリーガーズショルダー　75
離断性骨軟骨炎　79, 81, 82, **86**, 133, **145**

る・れ・ろ

ルース Roos テスト　9
ルシュカ Luschka 関節　3, 12
レルミット Lhermitte 徴候　56
ロッキング　86, 137
肋骨骨折　43, **44**
肋鎖症候群　9

わ

鷲手　85
腕神経叢麻痺　59, **63**

CD-ROM 操作ガイド

【はじめに】
「図で説く整形外科疾患─外来診療のヒント付属CD-ROM」は書籍に収録されている全項目および図版を収録しており書籍データを十分にご活用いただけます．

【ご注意】
①本製品は書籍の付録として添付されているCD-ROMのため，ユーザー登録・ユーザーサポートの対象外とさせていただいております．ご了承ください．
②本製品はWindows，Macintoshのハイブリッド版です．本製品のすべての内容をハードディスクにコピーして利用することはできません．
③本製品は同時に1台のコンピュータシステムでしか使用することはできません．LANには対応しておりません．
④本製品の内容は著作権により保護されており，一部または全部を無断転載することは禁止されています．
⑤本製品の内容に関しては将来予告なしに変更することがあります．
⑥本製品は内容について万全を期して作成いたしましたが，万一不審な点や誤り，記載漏れなどお気づきのことがありましたらご連絡ください．
⑦本CD-ROMに記載されている診断法・治療法に関しては，出版時点における最新の情報に基づき，正確を期するよう，著者，編集者ならびに出版社は，それぞれ最善の努力を払っています．しかし，医学，医療の進歩からみて，記載された内容があらゆる点において正確かつ完全であると保証するものではありません．
　したがって実際の診断法・治療法で，熟知していない，あるいは汎用されていない新薬をはじめとする医薬品の使用，検査の測定および判読にあたっては，まず医薬品添付文書や機器および試薬の説明書で確認のうえ，常に最新のデータに当たり，本書に記載された内容が正確であるか，読者ご自身で細心の注意を払われることを要望いたします．
⑧本CD-ROM記載の診断法・治療法・医薬品・検査法・疾患への適応などが，その後の医学研究ならびに医療の進歩により本書発行後に変更された場合，その診断法・治療法・医薬品・検査法・疾患への適応などによる不測の事故に対して，著者，編集者ならびに出版社は，その責を負いかねます．
⑨Windowsは米国Microsoft Corporationの登録商標です．
⑩Apple，Macintosh，Mac OSなどの名称はApple Computer, Inc.の登録商標です．
⑪本製品の表示ソフトには，Adobe® Reader®を使用しています．Adobe® Reader®はAdobe Systems Incorporated（アドビシステムズ社）の登録商標です．本CD-ROMにはAdobe® Reader®は入っておりません．Adobe® Reader®のインストールされていないコンピュータをご使用の場合はAdobe® Reader®をダウンロードしてご使用下さい．インストールに際しての詳細はアドビシステムズ社のホームページ（http://www.adobe.co.jp）をご参照下さい．

【動作環境】
▷ **Windows（2005年9月現在）**
- Intel® Pentium® プロセッサ
- Microsoft® Windows 2000 Service Pack 2，Windows XP ProfessionalまたはHome Edition，Windows XP Tablet PC Edition
- 128 MB以上のRAM

- ハードディスクに最大 90 MB（言語に依存）の空き容量が必要
- Microsoft Internet Explorer 5.5 以降

▷ **Macintosh（2005 年 9 月現在）**
- PowerPC® G3 プロセッサ以降
- Mac OS X v.10.2.8 または 10.3
- 128 MB 以上の RAM
- ハードディスクに最大 125 MB（言語に依存）の空き容量が必要

【閲覧について】
① 左枠の「しおり」タブをクリックすると，目次と第1章から第15章のタイトルが表示されます．タイトルの行頭にある ＋ をクリックすると，一覧表に含まれる各疾患名が表示されます．この病名をクリックすると，各疾患が右枠に表示されます．
② 右枠には各章の疾患一覧表が表示され，症候・疾患名をクリックすると各ページが表示されます．ディスプレー上での表示が小さい場合には，拡大表示でご覧ください．各ページに掲載している図をクリックすると，その図だけを拡大したページが表示されます．
③ 左枠の「ページ」タブをクリックすると，すべてのページのサムネイルが表示されます．サムネイルをクリックすると右枠にそのページが表示されます．

【その他】
- ヘルプファイルを見るには，フレーム表示に対応したインターネットブラウザが必要です．